全国高职高专卫生部规划教材
供医疗美容技术专业用

美容牙科技术

主　编　张秀华
副主编　张　蓉　于　江
编　委（按姓氏笔画排列）
于　江（大连医科大学美容医学院）
左恩俊（大连医科大学口腔医学院）
刘斌钰（山西大同大学医学院）
张　蓉（成都中医药大学）
张秀华（温州医学院）
陈　翼（江西宜春学院美容医学院）
郑敏玲（温州医学院口腔学院）

人民卫生出版社

图书在版编目（CIP）数据

美容牙科技术/张秀华主编. —北京：人民卫生出版社，2010.7

ISBN 978-7-117-13000-4

Ⅰ.①美… Ⅱ.①张… Ⅲ.①牙-美容术-高等学校：技术学校-教材 Ⅳ.①R783

中国版本图书馆 CIP 数据核字(2010)第 093458 号

门户网：www.pmph.com	出版物查询、网上书店
卫人网：www.ipmph.com	护士、医师、药师、中医师、卫生资格考试培训

美容牙科技术

主　　编：张秀华
出版发行：人民卫生出版社（中继线 010-59780011）
地　　址：北京市朝阳区潘家园南里 19 号
邮　　编：100021
E - mail：pmph @ pmph. com
购书热线：010-59787592　010-59787584　010-65264830
印　　刷：三河市国英印务有限公司
经　　销：新华书店
开　　本：787×1092　1/16　　**印张：**15
字　　数：365 千字
版　　次：2010 年 7 月第 1 版　　2024 年 12 月第 1 版第 11 次印刷
标准书号：ISBN 978-7-117-13000-4/R・13001
定价(含光盘)：31. 00 元

出版说明

全国高职高专医疗美容技术专业卫生部规划教材于2009年3月启动编写，主干教材共13种。编写原则是以专业培养目标为导向，以职业技能培养为根本，力求体现高职高专教育的特色，内容以"必需，实用"为度，特别强调基本技能的培养，力求将相关内容写细、写透，使学生毕业后能独立、正确处理与专业相关的临床常见实际问题。

依据目前高职院校实际开设的课程以及课时数情况确定教材的种类及字数。为了增强学习效果，《美容人体解剖学》、《美容皮肤治疗技术》、《美容牙科技术》、《医疗美容技术》、《美容中医技术》、《美容医学造型艺术设计》教材配了视听内容丰富的光盘；《医学美学概论》、《美容人体解剖学》、《美容皮肤治疗技术》、《美容中医技术》、《美容化妆品》、《美容医学造型艺术设计》教材配有实训教程；《医疗美容技术》、《美容医学伦理学》教材配有学习指导及习题集。

教材的主编和编者是来自全国各地教学一线的专家学者。在卫生部教材办公室和全国高职高专相关医学类教材评审委员会的组织和指导下，对编写内容的科学性、适用性进行了反复的修改，对教材的体例和形式也进行了规范，以便于师生在教学中参考。

教材目录

医学美学概论	主　编	欧阳学平	副主编　段　渠　王诗晗
美容人体解剖学	主　编	王向义	副主编　章培军　王　岩
美容心理学	主　编	张渝成	副主编　李丽华　兰小彬
美容药物学	主　编	秦红兵	副主编　吴正平　张景云
美容外科学概论	主　编	黎　冻	副主编　顾劲松　吕金陵
美容皮肤治疗技术	主　编	边二堂	副主编　温树田　胡晓军
美容牙科技术	主　编	张秀华	副主编　张　蓉　于　江
医疗美容技术	主　编	裘名宜	副主编　陈彔彔　孙林潮
美容中医技术	主　编	刘　宁　聂　莉	副主编　江　琼　王德敬
美容化妆品	主　编	黄丽娃	副主编　李发胜　张春娜
美容医学造型艺术设计	主　编	于　江	副主编　张秀丽　奚晶晶
美容医学伦理学	主　编	奚　红	副主编　李春巧　刘月岩
美容营养学	主　编	晏志勇	副主编　柴茂山　徐　凤　李雪飞

前言

随着国民经济的高速发展，人民群众生活水平和文化素质的不断提高，人们对美的追求也越来越迫切和普遍。同时，对医疗卫生服务技术也提出了更高的要求。就口腔医疗服务来说，简单恢复牙齿的形态和咀嚼功能，已远远不能满足就医者的需求。因此，及时编写一本指导和规范美容技术执业人员技能训练的教材显得十分必要。

《美容牙科技术》是在全国高等医药教材建设研究会的领导下，由卫生部教材办公室和人民卫生出版社组织编写的全国高职高专医疗美容技术专业卫生部规划教材。本教材的编写遵循思想性、科学性、先进性、启发性和适用性原则，结合医疗美容技术专业人才培养目标，采取理论联系实际、循序渐进、由浅入深的方法，具有图文并茂，可读性强和可操作性强的特点。

本教材共十二章，主要内容有美容牙科美学基础知识、损容性牙科疾病美容治疗技术、牙科种植美容技术、牙体或牙列缺损缺失美容修复、牙颌畸形的美容正畸治疗及美容牙科保健等，共50学时。虽然本教材的重点是放在操作技能的训练上，但仍强调教材内容的基本理论、基本知识和基本技能。我们的编写原则是，以美学医学为基础，规范技术操作规程，强化口腔操作技能，培养和提高学生动手能力和创新能力。

本教材供全国高职高专三年制医疗美容技术专业教育使用，也可供从事医疗美容技术工作和牙科技术工作的专业人员及口腔医务工作者学习参考。

参加本教材的编者们都是长期从事本专业医、教、研工作，具有扎实的基础理论知识和丰富的临床经验的优秀中青年专家；本教材配套教学光盘由大连医科大学美容医学院于江教授负责制作完成；本教材在编写过程中得到了人民卫生出版社李向东编审的精心指导，同时还得到了温州医学院高云云、黄建静、吴琬、黄羽平等研究生的帮助，在此一并致以诚挚的谢意。

本书为一版教材，参考资料较少，尚有挂一漏万之处，我们希望在教学的实践中逐步完善、提高。

张秀华

2010年3月

目　录

第一章 绪论

美是人类本能的追求，它与人类社会相伴始终，令人神往。大千世界，人们都欣赏美、喜爱美。凡有人类的地方，人们就不断地创造美，塑造和修饰人体美。

关于美的概念，古罗马的哲学家普罗丁认为“美就是完善”；英国经验主义美学家博克认为“美是愉快”。关于美学的内容与框架是德国古典哲学家鲍姆嘉通在《诗的哲学沉思》(1750 年)一书中首先提出的，并进行了全面系统地构建。因此国际上公认美学为独立学科是从鲍姆嘉通建树后才正式形成。

我国《说文解字》一书中有“羊大为美”和“羊人为美”的解释。“羊大为美”指美是羊与大构成，以示羊长得肥大强壮为美。因为肥大的羊，无论从视觉或是味觉，都能给人以特别快适的感受；“羊人为美”。“大像人形”，“大，人也”，即羊和人加在一起就是美。我们的祖先之所以把“羊”和“大”或“人”组合起来创造出“美”字(图 1-1)，可能是源于上古时代原始部落发达的养羊业和畜牧狩猎劳动对人类重要的价值和贡献。羊肉、羊奶醇香可口；羊皮、羊毛御寒上品；天寒地冻，穿上暖洋洋的羊皮袄，钻进厚实的羊毛毡房，来一碗热腾腾的羊肉汤；原始人狩猎或巫术礼仪活动经常披着羊皮或头插羊角、戴上羊面具载歌载舞，可想而知有多么甜蜜的感受。这种心理上的愉悦、高亢和兴奋、满足，就是美的象征。

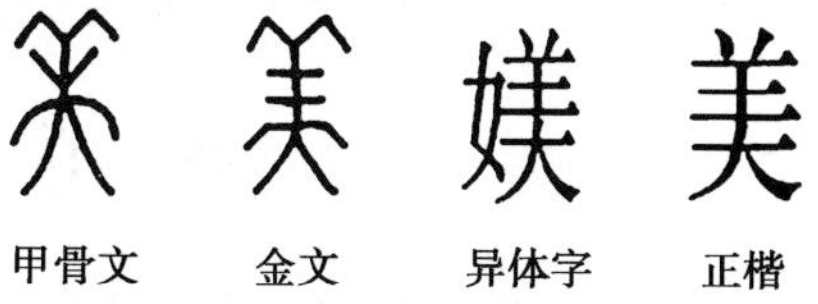

图 1-1 古代汉字“美”的不同文体

我国古代不少思想家，如老子、孔子、庄子在谈及美时，常把美和善(道德)联系起来，认为美是一种和谐。汉语羊·祥·善·美，其字体结构和内在含义紧密联系；古希腊语美·善不分，同为一词。古今中外对“美”的来源和这些解释，无一不体现了美以人为本，以求真求善为中心的特点。美离不开人的功利需要，离不开人的社会劳动实践。离开了人类，美就无意义可言。

美容“cosmetics”一词最早源于古希腊的“kosmetikos”，意为“修饰”。由于原始人对人体认识智能的局限，在其萌芽早期，人们将审美和生命的表达与图腾崇拜、宗教礼仪交融在一起作为人体审美的基础；并以裸体、奇特的饰品、文刺齿饰、穿耳带环作为审美的情趣；将动物的骨片、象牙、羽毛、贝壳等制成挂件作为饰物；用黑锑粉末描眉染眉、用铅画眼线、绿孔雀石画眼影以及剃发簇发等各种方式以资美容。古埃及著名王后 Nefertiti 墓中被发掘出的精美化妆盒中有香水瓶、青铜镜等，这些现保存于大英博物馆的精美艺术品，充分证明了当时美容的盛行和美容技术发展已略具雏形。

医学美学是以医学审美为核心，结合医学和美学各种技术手段，从生理、心理、社会适应性以及对人体美多层次系统地进行维护、修复、塑造，深入研究医学领域中美学现象及其规律的新兴医学交叉学科。它贯穿于医学理论，临床医学、美容医学、预防保健、美容技术等，乃至整个医学领域。

医学人体美是医学美学的核心内容，是以人体美学理论和医学审美思想为指导，坚持科学、技术、美学三要素，充分应用技术和艺术结合的原则，在塑造出个性美的形体和容貌的同时，实现人在健康状态下的形式结构、生理功能、心理过程和社会适应性等方面的协调、匀称、和谐的高度统一。

临床医学各分科以器官或功能为中心，美容医学则以体表器官功能完整的艺术美为核心。美容医学之所以区别于其他的临床医学，关键在于它所含美学要素的多寡。它塑造的不但是美丽，而且是具有魅力的人。例如美容外科隆鼻、隆胸、高超的换肤技术和牙齿修复及牙科种植技术等，医学美容师通过独特的智慧和灵巧的双手精心细致雕琢，如果只注重科学要素和技术要素而忽略了美学要素，就不可能把人体最优秀的美，不露痕迹地展现出来，那么所谓的医学美学或美容医学就难以名副其实了。

美容牙科技术是以口腔医学、口腔医学美学、口腔美容医学、口腔材料学、殆学、生物力学、工程技术学等学科为基础，从美学和美容角度，应用医学手段和美学原理，以"增进牙齿和口腔颌面部外在美感、满足求美就医者对口腔功能和美观的双重需要"为目的，强调以形式美理论和造型艺术规律为指导的技术操作。

美容牙科技术起源于20世纪20年代的"好莱坞牙医学"。经过数十年基础理论研究和临床实践，如今，这门专业技术已成为美容牙科学重要的组成部分。

第一节　美容牙科技术概述

美容牙科技术以牙齿（主要是前牙）缺损、缺失的修复；着色牙美白；牙齿错殆畸形矫正及颜面部畸形或缺陷的美容治疗等为主要内容。其美容牙科修复体（人工制作的义齿等装置）和矫治器（治疗牙颌畸形或保持矫治效果的装置）的临床设计和操作，通常由医师完成；技工的设计和制作则由技师负责。这就意味着作为美容牙科技术专业人员，不仅需要学习和掌握牙齿的生理解剖、形态、大小、质地、色泽、排列、咬合关系等基本知识，而且还应该重视自身的美学修养，熟练运用美学和口腔医学美学知识，让医学审美意识牢牢植根于美容牙科技术实践之中，才能与口腔美容临床医师通力合作，实现医技之间和医患之间和谐统一。

一、美容牙科技术定义

美容牙科技术是指以口腔医学美学和口腔美容医学基础理论为指导，以制作修复体和正畸矫正器为主要美学手段，美容治疗牙齿及口腔颌面部损容性疾患，增进牙齿生理功能和美容美感，以提高人的整体生命活力和生命质量为目的，维护和提高人体牙齿健美和容貌美的一门牙科专业工艺技术。与传统的牙科学相比，它不仅仅是治疗牙齿疾病、消除症状、减轻病痛、恢复功能，而且更强调治疗过程的审美效应和治疗结果的美学评价，使疗效达到一个更高的层次和境界。

二、美容牙科技术的工作内容

美容牙科技术主要包括：美容洁牙技术、光固化美牙技术、牙齿美白技术、牙体缺损或缺失和牙列缺失修复体的制作技术、牙齿缺失种植技术、正畸矫治器和正畸效果保持器制作技术等。同时，还涉及模型代型制作技术、雕刻技术、熔模技术、义齿修复体支架弯制技术、排牙技术、铸造技术、锤造技术、焊接技术、义齿修形技术、调𬌗技术、磨光抛光技术、CAD/CAM 技术（计算机辅助技术与计算机辅助制作）等。

随着时代的发展和口腔医学现代化步伐的加快，美容牙科技术将更加先进细化，工作内容将更加丰富。例如，牙体缺损嵌体（图 1-2）、牙贴面（图 1-3）、桩核冠（图 1-4）修复体的制作；金属烤瓷固定桥桥体（图 1-5）、金属固定桥桥体（图 1-6）的制作；牙体缺失固定修复体、可摘局部义齿、种植义齿（图 1-7）的制作；牙列缺失全口义齿等修复体的制作；颌面部缺损修复体的制作技术；正畸𬌗垫式活动矫治器、螺旋器分裂基托矫治器、平面或斜面导板矫治器、功能性矫治器和方丝弓固定矫治器矫治弓丝的弯制及口外矫形力装置的制作技术；正畸治疗可摘式保持器、修复体式保持器的制作技术；牙周疾病美容修复治疗固定或活动式夹板的制作技术等。

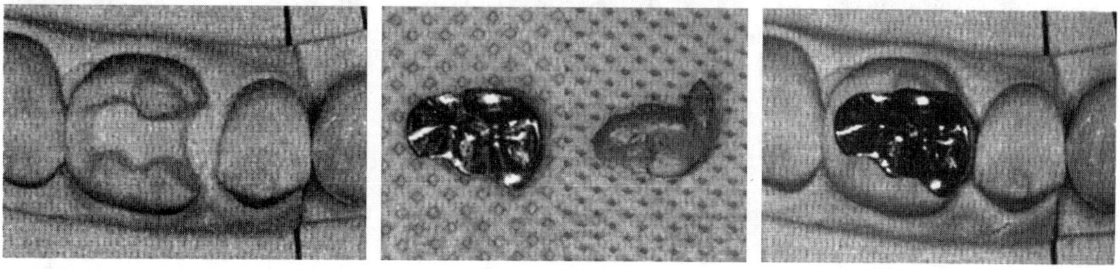

(1)　(2)　(3)

图 1-2　嵌体

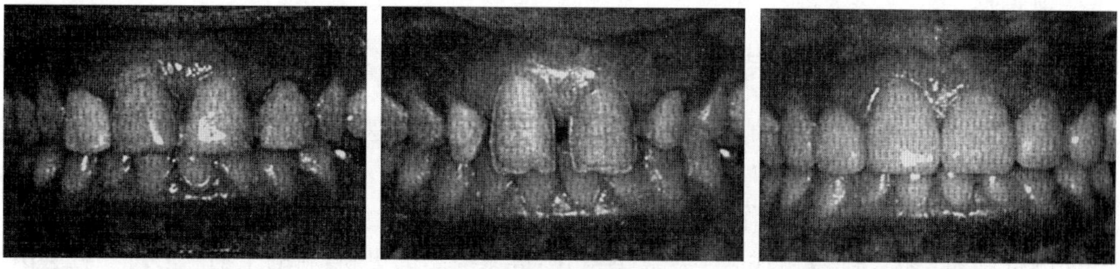

(1)治疗前　(2)制备的牙体　(3)治疗后

图 1-3　牙贴面

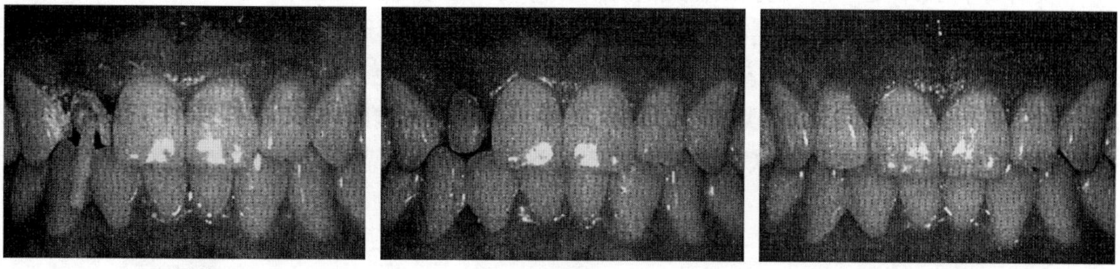

(1)根桩　(2)桩核　(3)完成的冠

图 1-4　桩核冠

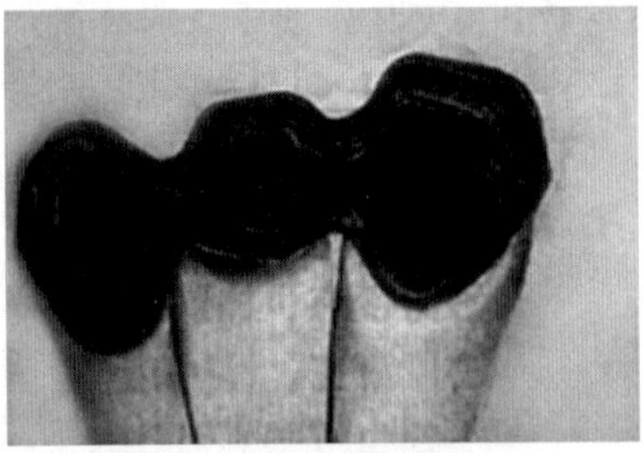

图 1-5　金属烤瓷固定桥熔模

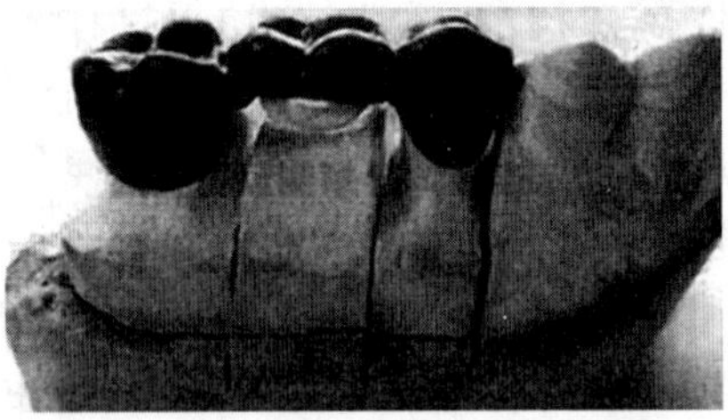

图 1-6　金属固定桥桥体熔模

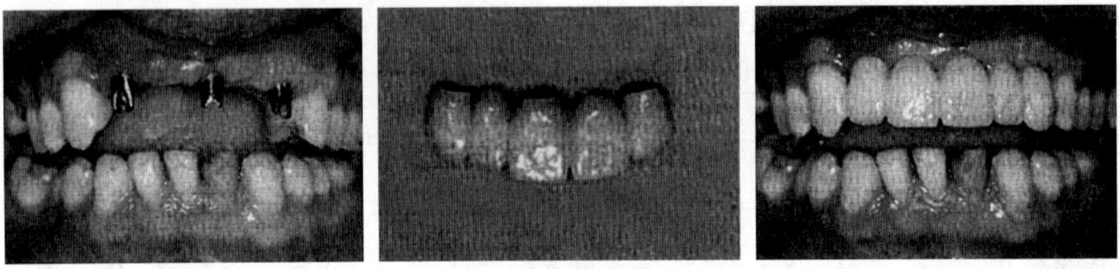

(1)　(2)　(3)

图 1-7　种植义齿

目前，美容牙科技术既有传统的制作方法，也包含现代美容医学先进的修复技术。在实际工作中，上述某些技术将可能成为美容牙科技术工艺流程中的一道工序，或一个工种，甚至一项职业。

三、美容牙科技术的特点和要求

美容牙科学是口腔医学的重要组成部分，也是口腔美容医学不可分割的分支学科。美容牙科技术的医学基础具有口腔医学和美容医学双重属性。作为防治牙齿疾病的需要，它与口腔医学不能截然分割；但作为美容医学属性，它又与医学美学、美容心理学等学科具有共同的特点和关联。随着当代医学观念的变化，健康概念的更新，新的生物—心理—社会医学模式的形成，给美容牙科技术发展带来了新的契机，同时，也给这门新兴学科注入了新的学术内涵。

美容牙科技术是一门具有很强实践性的临床专科。为使求美就医者的生理、心理功能得以维护、修复和再塑，以满足其特殊的精神需求，从事美容牙科技术工作者必须具有口腔医学、美学、口腔医学美学、美容医学系统的理论知识和审美实践经验以及较强的工艺技术操作能力和水平，才能在对各类牙齿缺损或缺失、牙𬌗畸形作出正确诊断、合理设计的基础上，精确制作出各类修复体和矫治器，才能不断满足求美就医者日益增长的美容牙科技术的需求。

第二节　美容牙科学的形成和发展

牙科作为一门独立的学科开始于 18 世纪。随着树脂、合金、瓷和粘结剂等牙科材料，以及金属熔附烤瓷技术、粘结技术、贴面技术、牙齿美白技术、牙科种植技术和牙科正畸技术及牙科美学基础研究等相继问世。直到 20 世纪，美容牙科学才进一步孕育形成。

一、国外美容牙科技术发展概况

人类美容牙科技术历史发展非常久远。据考古学家考证，公元前 1000 年的古埃及墓葬物的颌骨上就有用金丝结扎固定修复缺失的牙齿。同时期，在叙利亚的墓地中也发现了类似的技术。公元前 400 年，人类就用人牙、象牙和兽骨及木质或竹质雕刻成义齿修复缺失牙。

Claude Mouton（1746 年）首先将卡环应用于可摘局部义齿，有效地解决了活动义齿的固位问题；Bernord Bourdent（1757 年）将金合金制作成义齿的基托，使修复体的抗折强度得到了很大的提高，使修复体在口腔中的舒适感等方面也得到了明显的改善。1770 年，Jean Darcet 开始将低熔合金用于牙科修复体制作技术。1799 年，牙医 John Greenwood 为美国开国元勋华盛顿总统所做的全口义齿，是使用河马的牙雕刻而成并镶嵌在桦木基托上制成的。为了加强固位，上下颌义齿两侧后牙的基托间还安装了弹簧。这在当时全口义齿修复中虽为最佳制品，但修复体的外观和功能以及固位各方面仍然存在许多问题。

许多学者认为，近代牙科学诞生于法国，在欧洲得到了发展，在美国开始繁荣，进而普及世界各地。1728 年，法国著名牙科医师 Pierre Fauchard 和英国医生 J. Hunter 联合编著的《实用牙医论集》一书，开创了牙医学知识系统化的先河。1756 年，Pfaff 发表了用蜡分段制取口腔印模和煅石膏灌注模型的论文；1788 年，法国专家 Nicholas Dubois de Chamant 发明了瓷牙修复技术，并获得了专利（1792 年）；1805 年，Gariot 等人开始对殆架进行早期研究与使用；1838 年，美国巴尔的摩建立了第一所牙学院，初具培养牙科医师的雏形；1839 年第一本牙科杂志创刊；1889 年在法国巴黎举办了第一次世界牙科大会。这一切努力为现代牙科技术的发展奠定了基础。

1895 年，Black 在硫化橡胶用于基托制作和颌面部赝复体及陶瓷用于义齿和人工牙种植等方面做了大量的研究；1924 年，George W. Stryker 首次将树脂用于义齿的基托材料；特别是 1928 年好莱坞贴面问世，实现了牙科专业知识与牙科材料以及美容牙科技术的紧密结合，促进了美学原理和美容材料在牙科中的应用。20 世纪 50 年代金属烤瓷修复技术用于临床；美国学者 R. L Bowen（1963 年）取得了牙科复合树脂的专利，继而出现的合成树脂牙科粘结剂和粘结技术；1971 年美国学者 Wilson 开发出玻璃离子美容牙科材料和技术等。此后，牙齿美白、烤瓷牙、种植牙、牙齿错殆矫治等更多更新的美容牙科技术相继出现，使美容牙科学在实现新的跨越中不断地向前迈进。

最早论述牙颌颅面畸形的是公元前 460～377 年古希腊的 Hippocrates。公元 1 世纪时，罗马医生 Celsus 教人用手指推助牙齿矫正错位牙，可视为最原始的错殆矫治技术。1728 年法国医师 Fauchard 首先报道使用机械性矫治器；1771 年英国 Lfunter 出版了第一本具有口腔正畸学内容的书籍。

近代口腔正畸学的发展开始于 19 世纪末 20 世纪初。美国学者 Angle 将口腔正畸学发展纳入口腔医学分支，于 1890 年提出的 Angle 错殆畸形分类法至今仍在世界各地广泛应用。1907年、1912年及1915年Angle先后创造了E形弓(图1-8)、钉管弓(图1-9)和带状弓(图1-10)矫治技术,1928年他又发明了方丝弓矫治器,确立了固定矫治器的矫治体系,为近代口腔正畸学的发展和矫治技术奠定了基础。

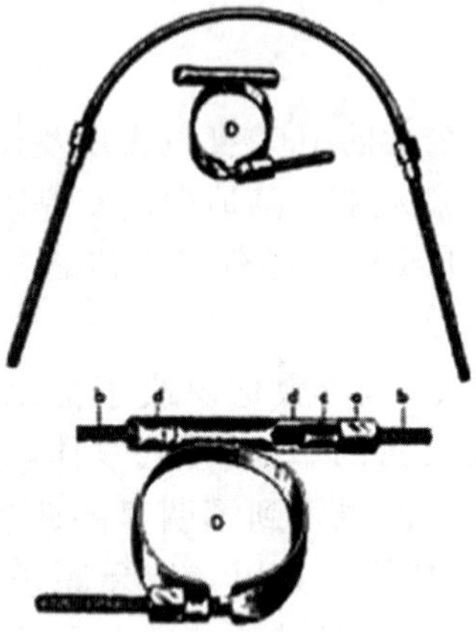

图1-8 Angle的E形弓矫治装置

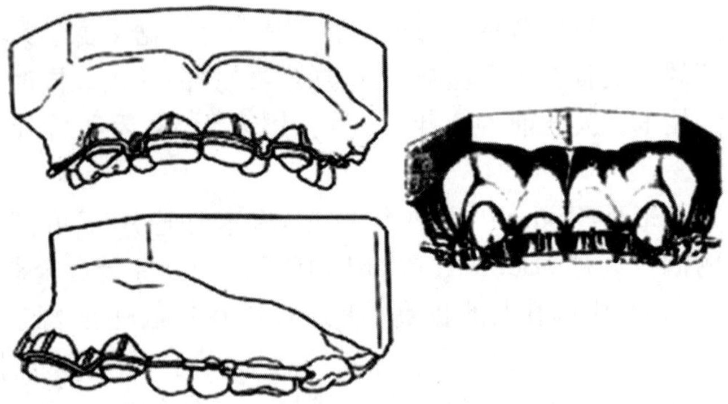

图1-9 Angle的钉管弓矫治装置

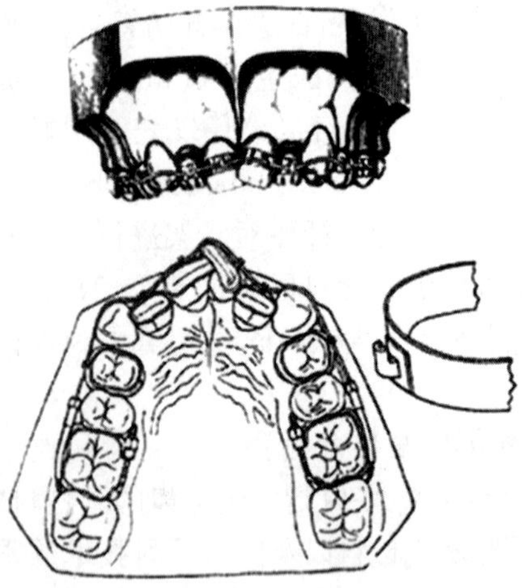

图1-10 Angle的带形弓矫治装置

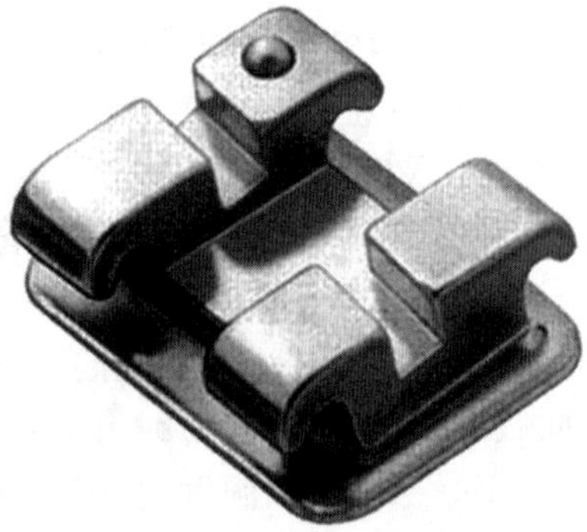

图1-11 直丝弓托槽

1940年,Angle的学生Tweed确立了正畸治疗中使用减数拔牙的矫治理论。此后,Tweed又为使用和推广乳牙或恒牙的系列拔除、头影测量的临床应用以及强调面部美容美观正畸思想与正畸治疗建立标准作出了重要贡献。1961年师从于Angle的澳大利亚的Begg以差动力作为理论基础,提出了Begg细丝弓矫治技术。受Begg细丝弓矫治技术的影响,正畸学界又逐步将"细丝"、"轻力"矫治原理引入到方丝弓矫治技术中,形成了具有多种风格的现代方丝弓细丝弓矫治技术。

20世纪70年代,Lawrence F. Andrews提出了直丝弓矫治器(图1-11);1976年,R. G. Alexander发明了亚历山大直丝弓矫治技术(图1-12),曾经在国际上引起了很大轰动,但由于该技术所用的托槽较为特殊故未能普及。1993年John C. Bennett与Richard

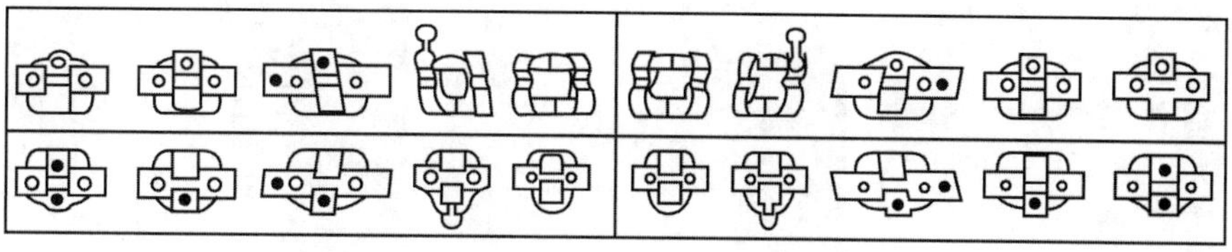

图 1-12 亚历山大托槽

P. Mclaughlin 对 Andrews 提出的直丝弓矫治器进行了改良，使直丝弓矫治技术得到了长足的发展。目前，简称为 MBT 直丝弓技术正在全球推广。

20 世纪 70 年代用黏合剂直接黏合托槽于牙面代替正畸带环装置临床应用，使固定矫治技术得到了迅速发展；1982 年舌侧矫治技术出现不仅是固定矫治技术中一项突破性变革，而且为解决口腔正畸治疗过程中美容美观问题开辟了新的途径。1936 年挪威 Andressen 和 Houpl 以口腔肌功能为矫治力源首先提出了 Activator 功能矫正技术；1950 年 Balters 和 1960 年德国的 Frankle 先后发明了 Bionator 和 Frankle 功能矫正器，已成为目前错𬌗畸形功能矫治技术的重要组成部分。

牙种植技术包括种植体的外科植入、义齿的制作和戴入，以及种植修复完成后的维护等系列过程，该技术的发展历程由最初的产生至今已有几千年的历史。早在 2000 年前的埃及和 1500 年前的印加帝国就已经有使用人类同种异体牙、动物牙和金属材料等替代缺失牙的记载，当初的目的纯粹是为了美的修饰而并非考虑咀嚼功能的恢复。公元 1100 年 Alabucasim 首先使用外科技术实施了牙移植和牙再植，但仅流行于英法等欧洲国家的上层社会。1807 年 Maggiolo 将金种植制品用于牙种植术；Wright（1891 年）异质种植体和 Greenfield（1909 年）铱铂与纯金制作的种植体在美国先后获得了一段式种植体和两段式种植体（图 1-13）专利。1937 年 Adams 设计的螺旋柱状种植体与现代种植体的设计概念十分相似；同年，美国哈佛大学 Stock 设计了用钴铬钼合金制作的一段式螺旋状种植体，将其植入狗的体内进行组织学实验研究，之后又将其应用于临床，其中一颗左侧上颌中切牙的种植义齿使用了 15 年。1946 年 Stock 又设计了两段式螺旋状种植体，并提出良好的咬合关系是避免种植体受𬌗创伤或骨吸收的理念；而且，从他植入的第一颗种植体 50 年后仍在行使功能的事例得到了证实（图 1-

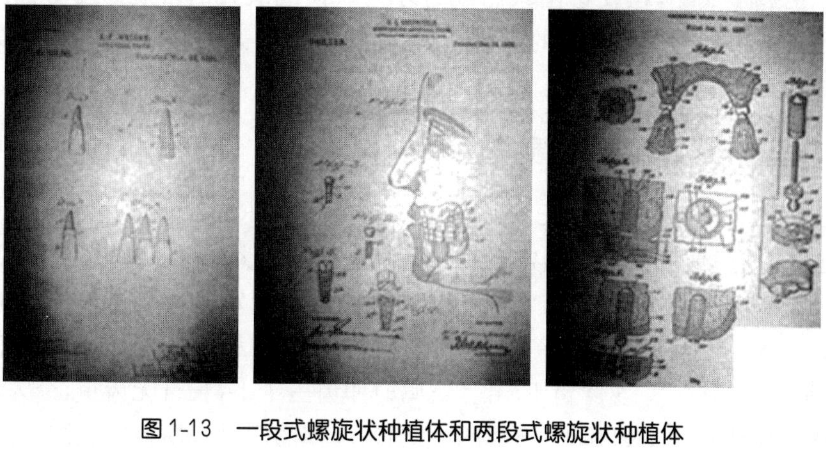

图 1-13 一段式螺旋状种植体和两段式螺旋状种植体

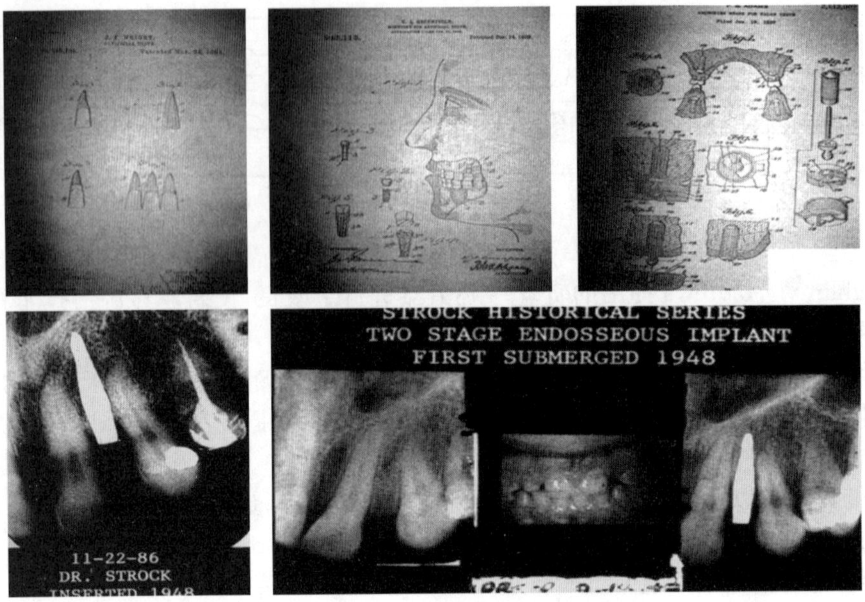

图 1-14　美国哈佛大学 Strock 植入的第一颗种植体 50 年后仍在行使功能的事例得到了证实

14)，牙种植体可在人体内长期生存，从而揭开了现代牙种植的新篇章。

1952 年瑞典 Gothenberg 大学 Branemark 在用钛合金制作的观察器植入骨内研究骨愈合过程中，偶尔发现钛和骨发生了非常坚固的结合。20 世纪 60 年代初，他将钛种植体植入狗的体内进行研究，在长达十多年的实验研究中没有发现骨-软组织不良反应。于是，1965 年开始人体实验。又经过了长达十多年的深入研究，直至 1977 年他才进行了成功的报道，并正式提出“骨结合”理论，为口腔种植奠定了坚实的理论基础；1981 年 Adell 等发表了 15 年的临床研究报告，5 年以上成功率达到 90%。

牙种植学的历史是口腔种植外科技术、修复技术、工艺技术和种植体维护技术的进步以及相关学科发展相互融合的历史。在过去的半个多世纪，特别是 20 世纪 80 年代后，牙种植技术已趋于成熟，在发达国家已成为牙列缺损或缺失的常规修复方法，并且已从一项新技术迅速发展为一门新兴的学科，其具有的功能和美学效果是传统的修复方法所无法比拟的。

二、中国美容牙科技术发展概述

我国牙科技术的历史源远流长。根据 1877 年 Kerr 和 Roger 报道，中国人用象牙、兽骨雕刻成义齿，用金丝或肠线结扎固定在真牙上修复牙齿缺失的方法比欧洲早了几个世纪。早在 1 万～2 万年前的北京周口店“山顶洞人”的遗址中就发现有用兽牙雕刻制作的装饰物。公元前 1100 年，西周《礼记》中有“鸡初鸣，咸盥漱”的记载；公元前 500 年汉墓中出土的简帛医书《养生方》中有“朝夕啄齿不龋”，“鸡鸣时叩齿三十下，长行无齿虫，令人齿坚”的描述；以及《马可波罗游记》(1298 年)记载的“中国东南部的居民有用金箔包饰牙齿”等报道，表明中国在远古时代就萌有晨起漱口洁齿和早晚叩齿及防龋健美的理念。我国最早的一部药物专著——《神农本草经》，有几十种人们用于养颜、乌发、生眉、固齿等美容健身药疗方剂的记载。令人惊奇的是，公元7世纪唐高宗年代颁布的《唐新本草》中有银膏补牙的记载，其含有的银、汞、锡主要成分与现代的银汞合金成分十分相似。我国发现最早的全口义齿是清代同治年间(1851～1874年)制作的，以硫化橡胶为基托材料、瓷牙为人工牙的制品，现存于江苏省常州市博物馆。

美容牙科技术是由牙医学与美容医学有关学科相结合发展而来的。近百年来，西方牙医学在我国广泛传播，对我国牙医学的形成和发展起到了重要的推动作用。1908年，加拿大多伦多大学牙医学院毕业的W. Lindsay来到中国，成为在中国系统传授西方牙科知识最早的牙医学博士。Lindsay(1908年)在成都建立了牙科诊所；1911年该诊所扩大为牙病医院，由Lindsay担任院长；继而，该院(1912年)开办了中国有史以来第一个牙科工艺技术训练班，招收了邓贞明、刘仲儒等中国青年学习牙科修复工艺技术。从此前后，牙科修复技师基本靠师承的方式培养。

1952年我国高校院系调整后，成立了口腔矫形科学，开展了以嵌体、冠桥学、牙列缺损、缺失修复学及赝复学和正牙学为主要内容的基础研究及临床技术培训。20世纪70年代中期，全国各地开始创办口腔中等专业教育，培养了大批牙科工艺技术专业人员，提高了技术人员的专业知识和技能。20世纪90年代前后时期，口腔矫形学改名为现在的口腔修复学，原归属其的正牙学和口腔材料学开始独立成了口腔正畸学和口腔材料学。随着牙科修复材料、设备和技术的不断更新，在美容牙科学和相关学科的带动下，美容牙科技术正逐步走向成熟。

牙齿在口腔颌面部独特的解剖生理结构特点及其功能，使其在口腔医学美学中占据着特殊的地位。20世纪80年代是我国医学美学发展和研究的高潮，不论是规模、范围，还是深度或广度都远远超过以往任何时期。我国的口腔医务工作者开始逐步地将美学原理和知识运用到口腔医学临床实践中，并从口腔医学美学角度探讨、制定牙科损容性疾病治疗方案及美学评价等方面进行了卓有成效的工作，美容牙科学得到了迅速发展，并作为口腔医学美学的重要组成部分初见端倪。

孙少宣将形式美规律、视觉原理等纳入口腔医学审美领域并揭示其内涵，为口腔美容医学的发展奠定了理论基础；王兴、张震康等采用云纹影像、X线头影测量及图像显示等先进技术手段，对挑选的我国美貌人群进行了颅面结构三维测量分析，研究了我国美貌人群的颅面结构特征和规律；在全口义齿修复的美学探讨中，孙廉从形态、功能、审美角度对无牙颌患者在印模、殆托、模型、基托、前牙选择、个性排牙等方面进行了研究，指出全口义齿具有功能和美观的双重性质；王顺初报道的全口义齿动态美12项特征及个性排牙法，使患者既恢复正常功能，又具有自然美感，以体现患者的个性和气质特征。在口腔医学临床审美评价方面，潘可风、邱蔚六等从口腔医学审美角度，运用对称、比较的医学美学基本原理对陈旧性面瘫整形术设计的审美评分标准等，体现了我国口腔医学美学工作者浓厚的学术气息和时代精神。

新中国成立以来，我国学者在美容牙科学基础研究中主要有：①美学与色度学研究，包括中国人牙色度学调查、比色板的改进、牙科技工色彩再现及着色牙影响因素和美白等，以及人工牙色彩质量的改进，即从单色树脂牙到复色树脂牙、多层色树脂牙、系列化的复合树脂材料等；②临床研究与应用，包括牙科修复工艺技术发展过程中引入新的印模材料、激光焊接技术、电解抛光等新工艺、新设备，以及铸造支架、套筒冠、精密附着体等可摘局部义齿修复新技术等，为美容牙科技术进步提供了许多有利条件，使修复工艺制品质量有了新的提高，牙科修复制品显得更为自然逼真美观。

我国是世界上最早尝试牙种植的国家之一，虽然在研究和临床应用方面较欧美国家起步较晚，但普及和发展很快。陈安玉教授等在国内最先开展研发工作，此后不久许多院校进行了种植系统的研发，使牙种植技术在全国范围内得到大规模的开展，并在基础研究和临床实践中积累了丰富的经验，包括组织学、材料学理论及各种临床操作技术等，极大地推动了美容牙科学的整体发展。

我国口腔正畸学的发展始于新中国成立以后。毛燮均教授是我国口腔正畸学科的奠基人，并建立了我国第一个口腔正畸专科诊室，提出以症状、机制、矫治原则三结合的毛氏错殆畸形分类法。自 20 世纪 50 年代至 70 年代初我国错殆畸形的临床矫正技术应用主要是可摘矫正器。20 世纪 80 年代初傅民魁教授率先引进方丝弓矫治技术，并研究从临床的角度观察方丝弓矫治器内收前牙时对上颌切牙位置的控制，揭示了方丝弓矫治器控制上颌切牙唇舌向倾斜度的机制。在对上颌前牙内收时支抗磨牙及上唇突度的变化进行观察发现，方丝弓矫治器内收上颌切牙关闭间隙时，可以实现对上颌切牙唇舌向倾斜度和垂直位置的有效控制及美容效果。同时证实口外力是方丝弓矫治器内收前牙时加强支抗的有效措施。20 世纪 90 年代中期，直丝弓开始在我国正畸临床应用，经过不断的发展，现已成为我国口腔正畸临床重要的矫治方法。目前，在全国医学院校、口腔专科医院以及综合医院口腔科已得到广泛应用与发展。

我国第一本医学美学专著正式出版于 1988 年 6 月，由邱琳枝、彭庆星主编。当年 7 月，在庐山会议上分别成立了华东、华南、东北等大区医学院校医学美学研究协作组，鼓励有条件的院校开设医学美学选修课。此后，十余所高、中等医学院校医学美学课正式开始。1989 年江西宜春成立了“东方医学美学研究所”。1989 年 4 月由郭因、孙少宣发起的中华医学会安徽分会医学美学学会正式成立，成为我国第一个省级医学美学学术团体。同时，由孙少宣、赵永耀主持召开了全国医学美学与整容学会筹备协商会议，会中初步探讨了医学美学与医学美容的概念及其相互关系以及医学美学的体系结构等学术问题。1990 年 11 月中华医学会医学美学与美容学会正式成立。继而，在以孙廉、姚恒端、邓典智、孙少宣、潘可风、郭天文等为代表的一批有志于将美学原理、美学知识、审美技能融汇于口腔医学研究和临床实践工作专家的积极努力下，促成了口腔医学美学在 20 世纪 80 年代中期应运而生。20 世纪 90 年代开始，一些有关口腔医学美学的专著相继问世。孙廉先后编著了国内第一本《口腔医学美学》(1990 年)培训教材和《美学与口腔医学美学》(1991 年)专著，对口腔医学美学的内容和层次进行了探索，填补了美学与口腔医学结合的空白。孙少宣主编的《口腔医学美学》(1994 年)专著出版，对美学、医学美学及口腔医学美学内容进行了全面的探讨。郭天文主编的《口腔颜面美容医学》(1996 年)专著，从美容的角度专门对各类面容美貌影响的口腔颜面疾患的治疗、修复原则和方法以及有关美学的基础原理进行了介绍。潘可风、蔡中主编的《美容牙医学》(1999 年)专著,从美学角度阐述了牙医学的特点以及美容治疗和保健。特别是孙少宣主编的全国高等医学院校五年制教材——《美容牙科学》(2002 年)和潘可风主编的全国高职高专卫生部规划教材——《口腔医学美学》(2003、2009 年)及相关专著的问世,为我国口腔医学美学和美容牙科技术的创立、发展及完善奠定了坚实的基础。

(张秀华)

2 第二章 美容牙科美学基础知识

美容牙科蕴藏着许多美学现象和审美视觉特征及其规律，其中利用视错觉原理和牙科的比色，在传统牙科技术的基础上通过美容艺术制作加入更多的创意和个性，改善或创造一个具有美感的牙列，可使求美就医者获得美的微笑和美容美观的效果。

第一节　微笑的解剖学基础

微笑是人类面部生动表情的展现，在人际交往和情感表达中它是最美丽的语言。美丽的笑容不仅能不断地散发着迷人的芬芳，同时还可以充分展示个人能力和它独有的魅力，传达温情与关爱，为社会增添更多的温暖和希望。

微笑美是容貌美学中重要的组成部分。它主要通过牙齿、口唇、眼神表达，因此，美容牙科技术与微笑有着十分密切的关系。

一、微笑的形成与类型

微笑主要是提上唇肌、提上唇鼻翼肌、降鼻中膈肌、口轮匝肌、颧大肌、颧小肌、笑肌、颊肌等肌肉的收缩，口角呈放射状拉开，露出牙齿或牙龈。微笑开始时口角向侧方伸展，此时上下唇保持接触或分开。随着微笑的延续，口角弯曲向上，牙齿显露。有些人可仅显露上前牙，有些人则下前牙外露，或兼而有之。

微笑的形成分为两个阶段。第一阶段，鼻唇沟的肌腱和上唇提肌收缩时，上唇微微向上向后拉向鼻唇沟，此时，上唇可遇到鼻唇沟或颊部脂肪的阻力；第二阶段，颧肌和上唇提肌收缩使鼻唇沟及颊部进一步上提。Rubin 等认为，微笑机制的关键在于鼻唇沟的结构，而鼻唇沟则由致密纤维组织构成，包括上唇提肌的肌纤维束以及鼻唇沟肌腱的横纹肌。

关于微笑的分类目前国内外尚无统一的标准，普遍接受的是 Tjan 等（1984 年）提出的微笑分析法，将微笑分为隐牙微笑（图 2-1）和显牙微笑。显牙微笑通常分为以下三类：

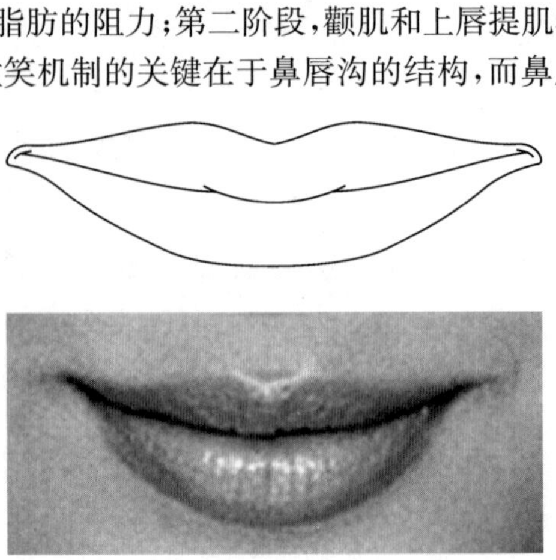

图 2-1　隐牙微笑

1. 高位微笑　微笑时显露上切牙牙冠全部和部分牙龈，也称露龈微笑（图 2-2）。

2. 中位微笑　微笑时显露 75%～100%的上颌切牙牙冠，有的可见到牙龈乳头（图 2-3）。

3. 低位微笑　微笑时显露少于 75%的上

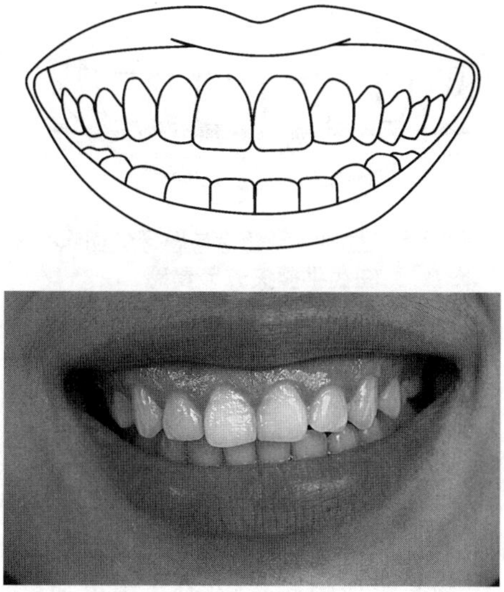

图 2-2 高位微笑

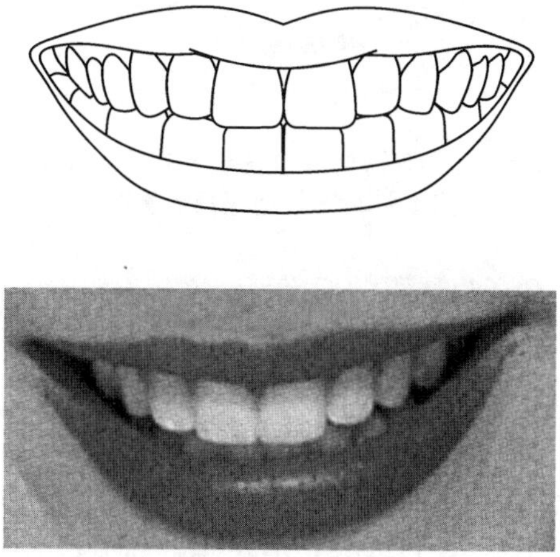

图 2-3 中位微笑

前牙，或牙冠的中切 1/3(图 2-4)。

Tjan 等调查表明，美国成人中大多数为中位微笑，其次是低位微笑，高位微笑者较少。并报道微笑类型具有显著的性别差异。男性主要表现为低位微笑，而女性则以高位微笑为多见。

我国王晓洁等调查表明，中国成人高位微笑者占 10.12%，中位微笑者为 63.69%，低位微笑者为 26.19%。其性别差异，男性低位微笑发生率是女性的 1.5 倍，但高位微笑发生率男女性之间基本相似。

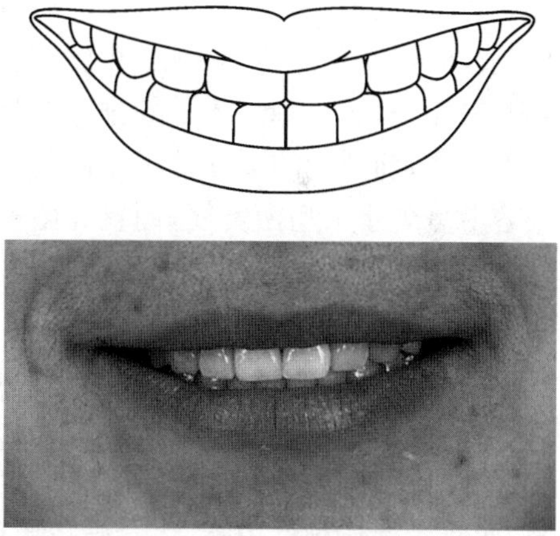

图 2-4 低位微笑

理想的微笑应该是暴露上前牙的牙冠全长，不暴露牙龈，上切牙切缘与下唇曲线平行，上切牙切缘与下唇全部或部分接触，上下中线一致，显露上颌第一或第二前磨牙；或上切牙牙冠显露 3/4 以上，牙龈显露在 2 mm 以内。上颌前牙切缘与后牙牙尖逐渐显露为上升的切缘曲线可富有节奏感，能使审美主体产生温柔、年轻、美观的感受和体验(图 2-5)。而上颌前牙切缘与后牙牙尖切缘曲线若较平整失去节奏感，则可能会给人以呆板或平淡的感性形象(图 2-6)。

种族不同其前牙暴露程度也不同。白种人上前牙平均显露 2.4 mm，下前牙平均显露 0.98 mm；黑种人和黄种人上前牙显露 1.5～1.8 mm，下前牙显露 1.4～1.5 mm。临床发现，适度的露龈微笑比上颌前牙显露不足者显得年轻美观。微笑增龄性改变显示，年轻人大多为高位微笑。随着年龄的增长，面部肌肉的紧张性降低、口/唇动度减少，微笑时上切牙和牙龈的显露量和高位微笑也会随之减少，微笑美观易受破坏，面容也会渐见苍老。但下颌牙和牙龈显露会随着年龄增长而增加。因此，中位或低位微笑的年轻者，随着年龄的增长，下

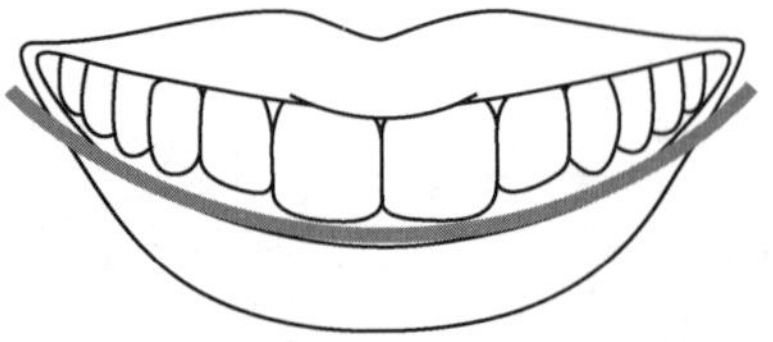

图 2-5　上颌前牙切缘与后牙牙尖逐渐显露为上升的切缘曲线可富有节奏感

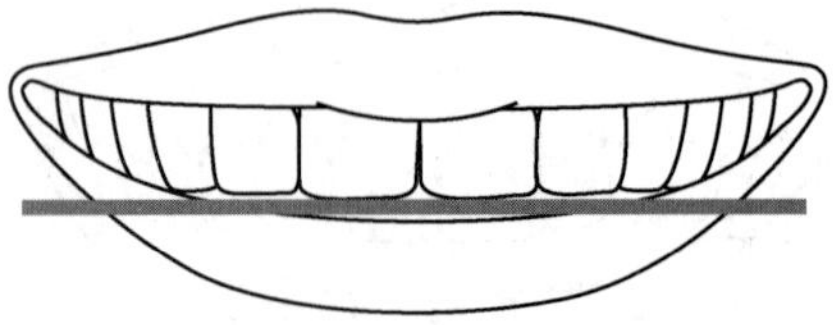

图 2-6　上颌前牙切缘与后牙尖切缘曲线平整失去节奏感

切牙和牙龈暴露的程度可能亦然。

二、微笑的美学特征与临床意义

微笑时牙齿牙龈的显露量因人而异。通常认为，露龈微笑会影响美容美观。Hunt 等学者研究发现，微笑时全部上前牙显露和无牙龈暴露为最迷人。牙龈显露超过 2 mm 则会影响美容美观。然而，很多演员和模特，特别是女性，微笑时牙龈暴露，在众人眼里却显得微笑美的和谐与强烈的个性美。

微笑线，即“笑线”。它通常指上颌前牙切缘的弧线。理想的微笑线大多建立在上中切牙切缘到尖牙牙尖向后上方延伸的曲线与下唇上缘弧线协调的基础上，它较水平或反向的微笑线显得柔和美观。微笑时人中的最大宽度（上唇两唇峰顶间距离）大多数等于两个上中切牙的最大近远中径之和。上唇高度对微笑美容效果有一定的影响。如果上唇过短，表现为高唇线，微笑时容易显露牙龈；相反，上唇过长，表现为低唇线，微笑时牙齿不显露，似无牙颌容貌，易显苍老。因此，牙弓的排列尤其是前牙的形态会直接影响微笑线的美观。一般而言，弓形越宽，前牙列的弧度越小。低角或水平生长型者上颌前部大多缺乏顺时针旋转的趋势，很容易呈现水平型微笑线，而且其微笑线将随年龄的增长渐显平坦。

牙科修复学家 Frash 和 Fisher（1958 年）提出，微笑线的曲度随年龄的增大或𬌗面的磨耗而逐渐变小。其曲率大者显得年轻；曲率小者显得苍老。当微笑进一步展现，上下颌分开，在上下颌之间可能出现黑色间隙。此间隙大小决定于上颌牙列的长度、肌肉的紧张度以及微笑的程度，三者之间的个性与和谐成为迷人微笑的重要因素，因此微笑时的黑色间隙对人工牙的选择及排列具有重要意义。当发生牙齿缺失、缺损、形态异常、牙间隙，不良修复体等缺陷而使牙齿连续性中断，将会破坏黑色间隙和谐，同时也会使微笑失去美感。

美的微笑有赖于颜面部各结构间的对称与均衡、协调与统一。微笑与牙科修复关系密切。牙科美容修复排牙时，应注意上前牙和牙龈左右的对称性和牙列整齐以及牙龈和唇部的比例与匀称性。如果发现微笑时上唇运动左右不对称，则应将上唇略短的一侧上前牙位置做相应略向上移的调整，以求微笑显露的上前牙左右的对称，方能获得美观自然的效果。对中位微笑和高位微笑的求美就医者前牙区进行烤瓷修复时，一定要注意处理好冠的边缘与牙龈的关系，尽可能避免龈缘黑线发生，影响美容美观。

全口义齿修复在利用下颌息止颌位测定时，通常于上唇下 2 mm 确定为上颌中切牙上下排列位置的标准。但人类面部表情丰富复杂，应注意将静动态的标准综合考虑才能准确表达和谐的唇齿关系和获得美的微笑。王晓洁等研究为全口义齿排牙提供了美的微笑参考：①上颌切牙唇面显露 75%～100%，牙龈不显露；男性显露的牙冠长度为（10.42±

1.12)mm，女性为(9.6±1.03)mm。②女性下唇线与上颌切牙略显接触，男性上颌切牙与下唇稍许接触或不接触，不接触的距离为(2.67±1.07)mm。③女性口角处大多显露第一前磨牙，而男性大多可显露第一或第二前磨牙。

Janzen 提出，和谐的微笑是正畸治疗的重要目标。通过正畸治疗，可改善微笑露龈过多的现象及矫治前牙中线偏斜，调整前牙牙冠长度不协调或错殆，以使求美就医者实现美的微笑。Mackley 通过正畸患者治疗前后微笑时正侧貌的观察，证实了正畸治疗可以改善微笑的论断。根据 X 线测量分析，成功改善正畸患者的微笑主要是通过减少口裂径与切牙的距离，同时控制上前牙的转矩，改善唇齿之间的垂直关系。石井一裕研究发现上颌前突患者拔除前磨牙后，上唇下缘最低点与上切牙间距离显著改善，进一步证实了正畸治疗对微笑美的功效。但是，正畸治疗用于上颌骨过度发育导致的微笑露龈受到很大的限制，时常需要正颌美容外科手术矫正。例如唇腭裂患者通过唇腭部裂隙修补术改善唇肌张力及唇部外形；鼻小柱重建或改善鼻尖突度；伸张鼻唇角减少鼻翼间距离，进而改善患者的容貌及微笑。

美国 Goldstein(1984 年)的专著——《改变您的微笑》问世，将牙科医疗中的美学问题与微笑的视觉效应和心理的美感体验结合起来，从理论上对美容牙科技术加以拓展和升华，并提出为人类建立有魅力的微笑增进美感作为美容牙科的最高目标。选择微笑，让更多的快乐在美的微笑中延伸。这不仅对美容牙科美学的研究提出了更高的要求，同时，使美容牙科临床和工艺技术也面临着新的压力和挑战。

第二节 美容牙科的色彩学原理

一、牙齿色彩学基础

色彩(color)来源于光，光在一定波长下表现出不同颜色。牛顿发现，白光可分解成红、橙、黄、绿、青、蓝、紫为七个基本颜色。

任何色彩都具有三个基本重要性质，即色相、明度和彩度。色相(hue，简写为 H)是色彩的名称，比如，红、黄、蓝、紫等，主要用于色彩的区分。明度(value，简写为 V)是色彩的明暗程度。光线强时，感觉明亮；光线弱时，则感觉较暗。明度最低为黑色，黑白之间可有许多不同深浅的灰色调。彩度(chroma，简写为 C)也称饱和度或纯度，以某种色彩中所含同色相纯色占的比例来分辨彩度的高低。

天然牙列中，上前牙的彩度有以下规律：①上中切牙的彩度接近侧切牙、前磨牙；②尖牙彩度比中切牙高一级；③下切牙彩度比上中切牙低一级。义齿修复时，如将 4 个切牙做成同一颜色，而侧切牙到尖牙颜色的突然转变，则显得很不自然，因此从中切牙到尖牙的颜色应逐渐过渡方显自然美观。

色彩的产生依赖 3 个因素：观察者、物体和光源，其基本过程可描述为光由光源发出，可直接到达人眼或者穿过物体。如果光与物体发生反应，部分光被物体吸收；部分未被物体吸收的光波，在人们注视的时候通过眼睛视网膜上不同的接收细胞(视锥或视杆细胞)向大脑传递不同类别的信息，并将视觉范围内物体的大小、清晰度、亮度和位置进行编码和感知或解读为特定的颜色。以上 3 个因素其中任何一个因素变化均会影响色彩的感知，在牙科领域亦是如此。

不同的人种、地区、性别、年龄、牙位，甚至同一牙齿不同部位也存在许多色彩的差异。因此，在美容牙科技术操作中很有必要加强对牙科色彩学基础知识的了解，以最大程度仿真牙齿天然本色。

（一）天然牙的组织结构与色彩

由于天然牙的组织结构和层次不同，所产生的颜色效果有可能存在不同的差异。牙齿的表面覆盖有不同厚度的牙釉质层，位于其下层的牙本质及其牙本质小管与牙髓腔相邻或相通。牙釉质呈半透明，浅黄或浅白色，有光泽；牙本质构成牙齿的主体，形成牙齿的不同形态，呈淡黄色，有光泽。牙冠的切 1/3 牙釉质较厚，故而呈现透明的感觉；中 1/3 变薄，颈1/3 更薄，易透出牙本质色。牙齿的颜色取决于牙齿本身的组织结构，一旦牙齿组织结构发生病理改变，牙齿的色泽也会随着发生变化。如釉质发育不全、釉质钙化不全和氟牙症，均会影响甚至破坏牙釉质的色相和彩度。

（二）天然牙的形态特征与色彩

1. 牙齿的形状、大小、排列和其表面结构均会影响个别牙和整个牙列的光学效果。此外在生长过程中，牙齿的生理性和病理性的磨损和磨耗也会造成表面纹理和颜色的改变。

2. 牙齿表面的纹理和沟、嵴、凸起、凹陷及一些不规则的表面结构，在牙齿颜色变化过程中起着重要作用。当牙齿表面结构非常光滑时，光反射均匀，牙色显得透明光亮。

（三）天然牙颜色的变化规律

1. 增龄性变化属于生理过程。随着年龄的增长，牙釉质表面平行线形态逐渐变得平整，以及磨损、磨耗引起牙尖变得圆平，切缘变短，接触点变成接触面。天然牙颜色的改变主要从 50 岁起，色相和彩度可能逐渐加深，明度逐渐减低，呈现黄色或黄棕色，这种改变可始于牙根或延伸至牙冠。

2. 不同的牙位可发生不同的色彩变化。上颌中切牙明度变化最大，其次是上颌侧切牙，最后是上颌尖牙。彩度变化以上颌尖牙最明显，上颌侧切牙和中切牙相近。中切牙的色相比侧切牙和尖牙偏黄，上下前牙比较：下前牙略黄，而上切牙稍许略白些。

3. 同一牙齿的不同区域其色彩的变化也略有不同。从明度上看，牙齿中部最大，龈端和切缘相近；彩度方面，牙颈部最大，其次是中部，切端最低；色相上，切端和中部偏黄，颈部因受牙龈影响可显偏红黄色。由于切端和颈部均易受周围影响，因此牙体中部的颜色最具代表性。但切端色彩变化最重要，因为言语、微笑等日常生活中，牙齿切端显露的机会较为普遍，而且它与美容美观密切相关。

4. 牙髓活力变化对牙齿美容美观影响很大。一般而言，活髓牙明度高于无髓牙，大多呈半透明程度。而无髓牙彩度大，其色相偏于红黄或灰黄。随着牙髓增龄性反应，牙髓细胞逐渐减少，纤维增多，牙髓活力可出现退行性改变，牙齿的明度和彩度也会发生变化，特别是中年以后牙齿的颜色会逐渐变深。而且不同性别比较，女性牙齿的明度和色相大于男性，彩度稍许低于男性。

二、人工牙比色和选色

美容牙科临床为再现牙齿天然本色，不论用何种材料来修复牙齿或牙列的缺失或缺损，都涉及牙科的比色和选色问题。

（一）影响比色的因素

1. 客观因素　主要为牙齿自身结构和周围环境以及比色板标准不一等多种因素影响。临床实验证明，牙齿表面的形态、纹理、光泽和牙龈、口唇的颜色、皮肤以及衣服的颜色和周围的光源对牙齿的比色会产生一定影响。例如皮肤、头发的颜色以及邻近牙齿和牙周组织的明度，相对较暗的环境会使牙齿显得亮白，瑕疵变得不明显，反之亦然。低饱和度的背景使牙齿颜色看起来会更深。口唇较厚者也会因口唇遮掩光线的影响而使牙齿表面光的入射量下降，牙齿的明度必然显得偏暗。

现有商用的比色板大多数都不能全面覆盖牙齿的颜色，包括全瓷粉烤制的比色板。临床上以金属烤瓷冠为多，缺乏金属基底比色常会误导技术操作者的视觉；而且，即使相同品牌的比色板也存在一定的差异。

2. 主观因素　主要指美容临床医生和美容牙科技术人员以及求美就医者本人等审美主体是否患有色盲或色弱，是否存有视觉疲劳等，这些容易导致颜色识别的障碍。此外，美容牙科医技人员对牙齿的结构及美容牙科材料组成、性质等必须要有足够的了解，而且遵循比色的基本原则也至关重要。

（二）比色方法

目前临床上比色主要有视觉比色和电脑比色两种方法。

1. 视觉比色　即将比色板作为比色标准，与天然牙颜色进行比较，是美容牙科最常用和操作简便的视觉分析法。临床上常用的有 Vita 16 色、Vita 3D、松风比色板等。以 Vita 比色板为例，Vita 16 色比色板将天然牙的颜色从色相上分为 A（蓝色）、B（黄色）、C（灰色）、D（红色）4 个系列。据报道，国内使用此比色板的牙齿选用 A 色调的占总数的 64.47%，B 色调占 15.87%，C、D 两色仅占 19.68%。可见国人牙色主体在棕红色调，且分布在 Vita 比色板颜色较浅的部分，即高明度、低饱和度。

20 世纪末，Vita 3D 比色板的推出（图 2-7），以其 26 种牙齿颜色均匀地、等距离地覆盖自然界牙齿的所有色区，比色过程系统性、可信度高，两个相邻的比色板中间色，可以通过将相邻的瓷粉按 1∶1 混合获得。比色步骤如下：

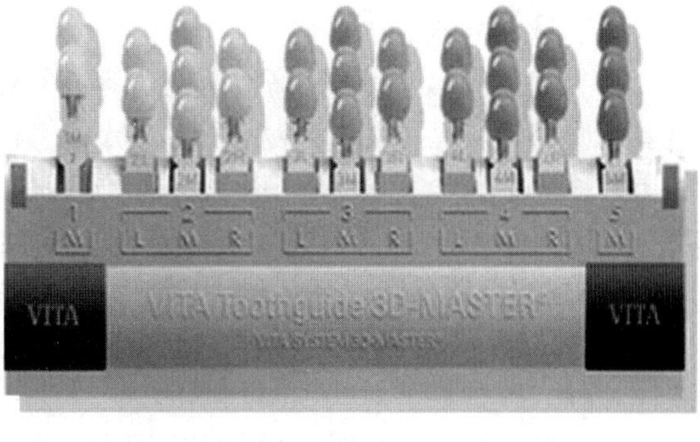

图 2-7　Vita 3D 比色板

步骤 1：确定明度：将 3D 比色板置于求美就医者口唇边，用排除法从其牙齿明度相反的亮度组别开始比较，选出与对比牙明度最相近的亮度组，然后把已选出的组别记录下来（1、2、3、4、5），中间组别为 1.5 和 2.5。

步骤 2：确定饱和度：从第一步骤已选定的亮度组别中，取出中间的色标组"M"并把它打开，然后将其置于邻近牙旁。从比对饱和度的视角，选出最接近的色标（淡-中-浓），然后把已选出的饱和度（1、2、3）或中间度（1.5 和 2.5）记录下来。

步骤 3：确定色相级别（L、M、R）：主要比较天然牙的颜色是偏黄色（L）还是偏红色（R），或是介于黄红之间（M），然后把已选出的色相记录下来。

虽然比色板能满足临床的一般需求，但是尚存在不少缺陷。而且比色板的颜色分布区域远比天然牙颜色范围小，不能对牙齿的颜色进行完整的表达。比色片表面的光泽、生长线和发育沟等与天然牙不可能完全一致，对比色效果会有一定影响；再者，其比色较为主观，易受到很多可变因素的影响，如光照条件、不同观察者的主观感觉、视觉疲劳、情绪、求美就医者的年龄、性别和肤色等，使比色结果缺乏稳定性。

2. 电脑比色仪比色　是一种比较先进的比色方法，其特点是不受人眼辨色精度的局限，避免人眼只能分辨的最小色差的限制，同时也避免人为的主观性，减少对颜色的理解不同和对比色板的熟悉程度不同，而造成比色结果的不同；避免不同生理、心理状态对比色结果的影响；同时也不受光线和环境色调的影响，相对视觉比色较客观、精确；电脑比色在四环素牙、氟牙症、釉质发育不全等特殊牙比色上具有很大的优势。但是，三维形态的牙体空间图像被转换成二维图像会影响结果的可靠性；牙齿不规则的表面和半透明性也会导致比色系统的误差。

（三）比色注意事项

1. 调整椅位　使求美就医者的头位及其口腔与医生的视线能在同一水平上，并以 30～40 cm 距离为宜。

2. 光源选择　尽量选择自然光源，最好是在晴天的上午 10 时或者下午 2 时进行比色，此时的光线色温通常较为理想；如果使用人造光，应安装使用颜色校正灯管照明。

3. 背景颜色　尽可能除去影响比色的因素，如发光的耳环、眼镜，口红、胭脂。在用比色板与天然牙比色时，推荐临床医师使用 18%灰度卡作为背景，为排除或减少比色环境中其他物体对光的反射而影响比色。

4. 选色时机　比色先于牙体预备，以免受预备后外形、牙本质或碎屑影响，因为备牙后眼睛较易疲劳，影响选色效果，故宜在牙体制备前先选色。

5. 比色时间　比色时间不宜拖拉，且第一印象较重要，否则容易视疲劳。比色前，有条件者应先凝视一下蓝色卡片或绿色治疗巾，可提高对牙齿颜色的视觉敏感性。

（四）配色训练

1. 配色意义　高水准、高质量的美容修复体，不仅需要牙齿形态自然，颜色逼真也至关重要。研究资料显示，美容牙科医技人员对色彩的感知能力与求美就医者无明显差别。为了更好地满足美学需求，我们应该重视配色训练，才能不断地提高对色彩的辨别、感觉能力。

2. 辨色环境　色彩辨别环境涉及的因素较多，最常见的因素有光源、背景和视物的间距等，这在配色训练和提高色彩辨别能力方面关系密切。在色彩辨别环境中，光源为主要因素，其次是背景条件。研究资料显示黑背景下测得的色度值与目视测量结果具有良好的一致性，因此，黑背景下对颜色的判断的误差较小。周边色对牙齿的比色影响也很大，使测量的精度下降。前牙修复时，修复面积不同也可导致颜色不同。建议比色时，比色板与天然牙尽可能靠近，以尽可能避免或减少比色误差。

3. 辨色训练　可在测色卡片中贴一对色差范围为 0.8～4.5（正常情况下肉眼可以辨别）的色票，观察比较两者颜色的异同。比色板训练可要求在灰色薄板上排列 A1 色冠色票，与手持的相同颜色比色板比较，选出相同颜色。色相、明度和彩度的识别训练可让学习或训练者辨别一对色票中不同的明度、纯度及彩度。设定标准光源和统一背景色，将初次训练的色差控制在 3～4 之间，等识别能力提高后，再用色差小一点的色票，最终达到识别色差在 1.5(肉眼能辨别颜色的色差为 1.5)左右的目的。

第三节　美容牙科的视觉原理

一、视错觉在美容牙科中的应用

(一) 错觉美与视错觉

错觉是指在特定的条件下对某事物不正确的,甚至歪曲的感知,并通过主观努力无法克服的一种心理-生理现象。比如人们掂量 1000 g 棉花或 1000 g 铁块时,可能会感到铁块的分量比棉花重,这是形重错觉。

在日常工作中,人们总是想方设法去克服可能发生的错觉,以求真实地感知和认识事物。如图 2-8 所示,中间的圆圈事实上是同等的大,但看到的却是一大一小。在审美领域,错觉可以是美的源泉,如果认识和掌握视错觉的规律并加以矫正和利用,可收到意想不到的效果。在美容牙科技术制作中,有许多艺术形式就是借助于人的错觉而产生的,于是"错觉美"一词应运而生。就像魔术,它就是一种典型的视错觉艺术。错觉之美的神秘之处在于它给人的感受出其不意,因而产生的美感也常常是朦朦胧胧、飘忽不定。

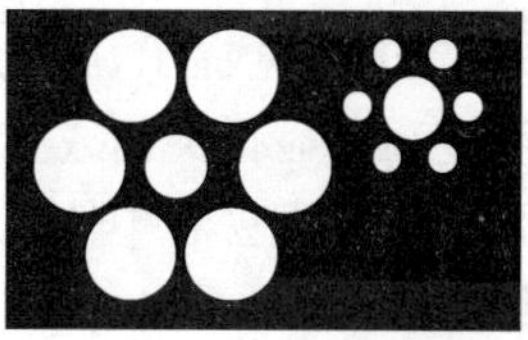

图 2-8　视错觉

错觉有听错觉、味错觉、触错觉、视错觉,但最常见的是视错觉。关于视错觉虽然至今许多现象仍难以解释,但视错觉现象还是可以归纳为"色彩错觉"和"形象错觉"两大类。前者包括色的对比和大小,色的温度、重量、距离,光渗和色的疲劳错觉等;后者包括面积大小、角度大小、长短、远近、分割、宽窄、高低、位移、对比、残像、幻觉等。如白色给人以扩散感,黑色有收缩感,同样大小的白色物体感觉似乎大些,黑色物体则感觉小些。暖色有扩大、前移的感觉,而冷色有缩小、后退、远离的感觉。在日常生活中,科学地利用视错觉,可以产生许多有趣而又实用的效果。例如横向的线条,把人的目光引向左右,使人的身材显得更丰满;竖向的线条,把人的目光引向上下,使人的身材显得更苗条修长,牙齿排列更齐整。

(二) 视错觉的表现

1. 形象错觉　包括线段长短的错觉、线段平行的错觉、角度大小的错觉、面积大小的错觉。在日常生活中,人们取相等的横竖线相比,横线显得比竖线短。这是因为看横线时,眼球是左右运动;看竖线时,眼球是上下运动。由于眼球上下方向运动要比左右运动费力些,所以就觉得竖线长些。关于附加线对线段长短的视错觉,如缪勒-莱尔错觉观察(图 2-9),感觉线段 A 要比线段 B 长,而实际上它们却是同样的长。

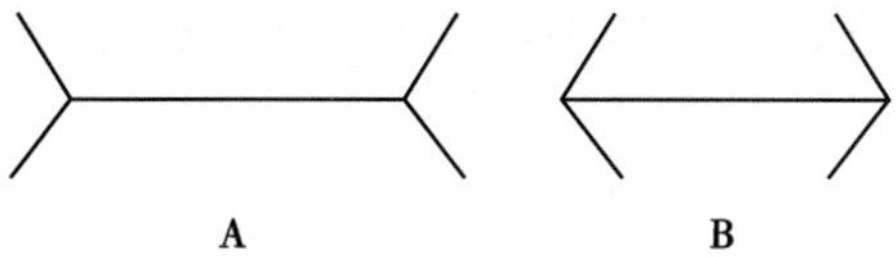

图 2-9　形象错觉

两条相互平行的线,由于受上下弧线或折线的影响,使人产生两条直线中间凹或中间凸的感觉,这属于线段平行的错觉;附加线条构成视觉上的一种诱导造成实际上相等而看似不等的结果是属于角度大小的错觉;由于光、形、位置、方向等影响,使等面积的物体显得不等这是面积大小的错觉。以上这种错觉现象在美容牙科中常得到广泛应用，因为在应用美容牙科技术的过程中，有时会遇到需要增加或缩小某个牙齿面积的情况。以下一些视觉原理可供临床参考：

（1）位置的影响：同样大小的物体，远观显得小，近观显得大。如相同物体排列于一条直线上，从前向后观，会产生“渐变错觉”。从前到后的义齿排列，牙齿大小和细微结构逐渐降低，能体现义齿渐变形状。使用较小的前磨牙或将前磨牙过分排向颊侧，都会违反渐变原则，影响义齿的真实感。

（2）方向的影响：如修复前牙时，间隙偏小，可将人工牙适当倾斜或稍微与邻牙重叠来掩饰。

（3）分割的影响：同一面积分割越多，内白越小，面积就显得越小。对缺牙间隙较大而面部特征不明显，患者同意的前提下，可考虑多排一个人工牙，而不是间隙有多大义齿也选多大。

（4）对比的影响：同样的物体相比，可能出现比它大的显得小，比它小的显得大；同样宽的物体，长度大的显得窄，长度小的显得宽现象。

2. 颜色错觉　包括光线不同的错觉、表面结构的错觉、背景的错觉、明度的错觉、色觉连续等错觉。受光量多者显得白，受光量少者显得暗，所以光线越暗，颜色可能显得越深；表面结构的错觉主要指光滑的物体，受光方向一致，光反射量多，物色显得白；反之颜色就显得深；背景的错觉提示，底色越深，物体就显得越白或显得宽大；反之显得暗小；明度的错觉可使明度高者显得突出或扩大，明度低者显得后退或缩小；色觉连续的错觉现象常发生在看过较强颜色后再去看中性色，往往在中性色上看见该色的补色。比如看红色时，视神经中的感红细胞兴奋，再看白色时，由于感红细胞兴奋终止，只有感蓝细胞和感绿细胞兴奋，因此在白纸上看到青绿色。对喜欢涂口红的求美就医者，选用人工牙时应充分考虑到以上出现的错觉现象。

（三）视错觉在美容牙科中的应用

精美的义齿需要医技之间充分交流、共同努力才能圆满完成。在美容牙科实践中，有意识地利用视错觉原理，结合自己审美经验，可通过美容牙科技术或技能以达到以假乱真，真假难辨的美容效果。

对于前牙缺隙过大者，若按常规方法处理，不仅修复后的义齿与同名牙不协调，而且破坏了前牙列特有的长宽比例或切牙、侧切牙、尖牙的近远中径与切龈距之比的“黄金分割美”。为此，临床上可根据物体受光量的不同造成视觉上差异的原理，将轴面角变圆钝，或加大唇面突度，使得正面受光面积缩小，唇面中部的亮面减小，近远中暗面增加，从而使同样过大的缺隙而修复后的义齿却并不显得太宽大的形象错觉。另外，还可利用线段长短错觉，即横竖线相等时，横线显得比竖线短，在过宽的唇面将纵形发育沟适当加深，从而造成该义齿明显变窄的错觉。反之，前牙缺隙过小者需要正常修复时，应该让义齿的唇面显得平坦、光滑，暗面减小，并适当增加颈缘的弧形发育沟，从而使该义齿的形体达到由“窄”变“宽”或由“长”变“短”的视错觉美容效果。具体方法如下：

1. 使义齿变“宽大”的方法

（1）降低唇面的突度。

（2）适当增加颈缘的弧形发育沟。

(3) 尽量将邻面接触区靠近唇侧。
(4) 牙齿线角移向远中。
(5) 减少唇外展隙。
2. 使义齿变“窄小”的方法
(1) 增加唇面的突度。
(2) 适当加深唇面纵形发育沟。
(3) 尽量将邻面接触区靠近舌侧。
(4) 牙齿线角移向近中。
(5) 进行唇面暗处理。
(6) 增加唇外展隙。
3. 使义齿变“长”的方法
(1) 减少颈部突度。
(2) 加强垂直嵴和垂直线角。
(3) 将颈部颜色变淡。
(4) 将颈突出部移向根方。
4. 使义齿变“短”的方法
(1) 增加颈部突度。
(2) 减弱垂直嵴和垂直线角。
(3) 将颈部变暗。
(4) 将颈突出部移向冠方。
(5) 适当增强前牙牙冠中、切 1/3 向前倾斜度。

二、前牙审美的视觉特征和规律

由于天然牙固有的表面特性，决定了光的反射特性主要以漫反射形式进行。烤瓷牙由于表面釉质层的影响，镜面效果比天然牙显著，光的反射率高，如果唇面磨得十分光滑，没有细微结构，就会使牙显得呆板或缺乏活力；若在表面雕刻出同名牙的发育沟、隆突、小平面和牙颈部的釉质横纹等细微结构，使之漫反射光线产生光泽，就会产生类似天然牙的质感。

视觉平衡是前牙修复的重要原则。所谓视觉平衡就是支点两侧视觉重量的平衡，而视觉重量又不同于一般物体的实际“重量”，它有以下特点并与心理感受程度成正比。但总体而言动的比静的重；在淡色的背景上，深色比淡色重；在深色的背景上，淡色比深色重；粗线比细线重；体积大的比体积小的重；颜色鲜艳的比灰暗的重；近的物体比远的物体重；离支点距离远的比近的重。

在美容牙科学中，面型、牙型及牙弓型三者大多是相互协调的，在个体发育中也常表现为相对的一致性。面部发育较宽者，其颌骨亦可能较宽，牙弓也较宽；面部发育较窄者，其颌骨亦较窄，牙弓也可能较窄。牙型与面型也常为协调一致。因此，美容牙科临床通常是根据面型选择牙型。

面型的构成主要根据双侧颊线的位置关系。颊线是指面部两侧髁突至下颌角外侧面的连线，两线的位置关系大致可构成三种主要面型。

1. 方圆型　特点是两条颊线接近平行，额部较宽、颏部方圆。按此面型选牙应是牙颈部较宽，唇面切 1/3 至切 1/2 处的近远中边缘几乎平行，唇面平坦，切角近于直角。

2. 卵圆型　特点是两条颊线自颧骨起呈向外凸形，面型圆胖，颏部略尖，下颌下缘呈圆曲线式。按此面型选牙应是牙颈部略宽，近中面微凸，远中面切 1/2 较凸，而颈 1/2 较凹，两切角较圆。

3. 尖圆型　特点是两条颊线自上而下明显内聚，面型呈清秀的三角形，颏部尖圆。按此面型选牙应是牙颈部呈中等宽度，近中、远中面几乎成直线，但不平行，唇面平坦，唇面宽度自切缘至颈部逐渐缩窄，近中线角较锐。

此外，根据侧貌与唇面突度，侧貌为“凸面型”者应与唇面突度较大的人工牙相协调；侧貌为“直面型”或“凹面型”者应与唇面较平坦的人工牙相协调。但是有关年龄视觉的体现，不能盲目地应用，因为个人的心理年龄与生理年龄往往存在差异，有些老年人可能希望通过义齿修复恢复自己年轻时的形象和个性，所以临床应用时在不违背美容牙科专业技术原则的前提下，应尊重求美就医者的意愿。

（张秀华）

3 第三章 牙科解剖生理学及组织学

牙科解剖生理学及组织学是美容牙科技术重要的基础课程，主要是研究牙体形态结构和生理功能及其组织构成的学科。它的任务是阐明牙体外在的形式美与口腔颌面部各组织器官形态结构协调和统一的审美特征及其规律，从而为美容牙科技术基础理论和临床实践奠定必要的专业基础。

第一节　牙体解剖生理学

牙体解剖形态是牙齿功能的基础，一定的形态结构完成一定的功能，它们相互适应、相互促进和相互影响，处于相对协调和统一美的状态。

一、牙的分类、结构和功能

（一）牙的分类

牙的分类主要有两种方法，一种是根据牙的形态特点和功能分类；另一种是根据牙在口腔存在时间的久暂分类。

1. 根据牙齿的形态特点和功能分类　牙的形态和功能是相互适应的，据此可将其分为切牙、尖牙、前磨牙、磨牙 4 大类。切牙和尖牙因位于口角之前，可统称为前牙；前磨牙旧称双尖牙，它与磨牙位于口角之后，故可称为后牙。

2. 根据牙齿在口腔内存在时间分类　人的一生共有两副牙齿，即乳牙和恒牙。乳牙共 20 个，上、下颌的左右侧各 5 个(图 3-1)，乳牙从婴儿出生 6～8 个月开始萌出，两岁半左右萌齐，约 6 岁开始逐渐被恒牙替换。恒牙萌出大多从第一磨牙开始，大约在 6 岁左右。恒牙共 28～32 个，上、下颌每侧各有 7～8 个(图 3-2)，通常不替换，但可因疾患或意外损伤而脱落，脱落后也再无牙替代。

（二）牙的结构

牙的外观形态结构可分为牙冠、牙根和牙颈 3 部分(图 3-3)。

1. 牙冠　指显露于口腔的部分，其表层有牙釉质覆盖。

2. 牙根　指埋于牙槽窝内的部分，其外层有牙骨质覆盖。由于咀嚼力的大小和功能不同，其牙根数目和大小也不相同。

3. 牙颈　牙冠与牙根交界处呈一弧形曲线，一般牙颈部与牙龈缘相齐，牙周病时可见到牙颈和牙根的暴露，影响美容美观。

（三）牙的功能

1. 咀嚼　食物进入口腔，牙齿的机械加工过程，就是咀嚼的过程。咀嚼可以刺激唾液

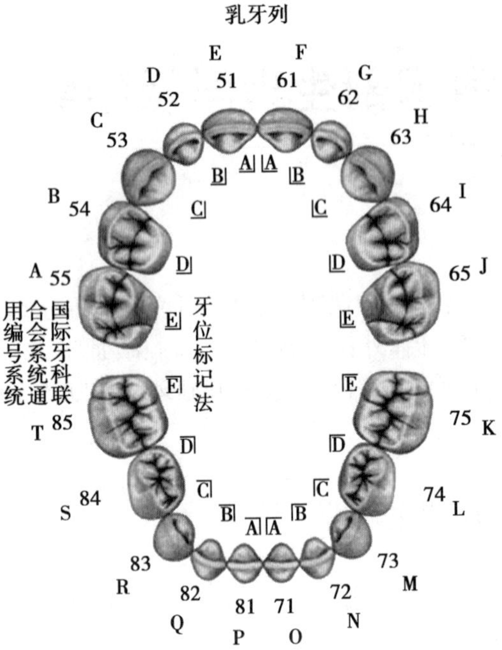

图 3-1 乳牙列

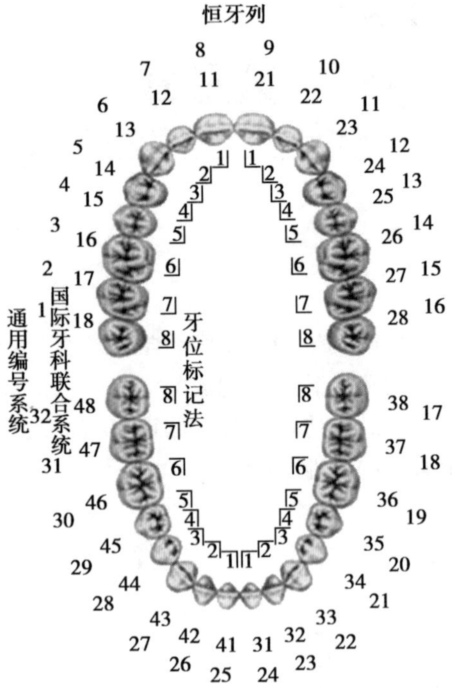

图 3-2 恒牙列

分泌，增强对食物的消化和刺激颌骨的正常发育，而且还能增进牙周组织的健康。

2. 发音和言语　牙齿对发音的准确性和言语的清晰程度有重要的影响，因为牙的位置限定了舌的活动和唇的位置。比如，前牙缺失对发音和美容心理的影响很大，前牙位置异常或空缺直接影响发音的准确和清晰。

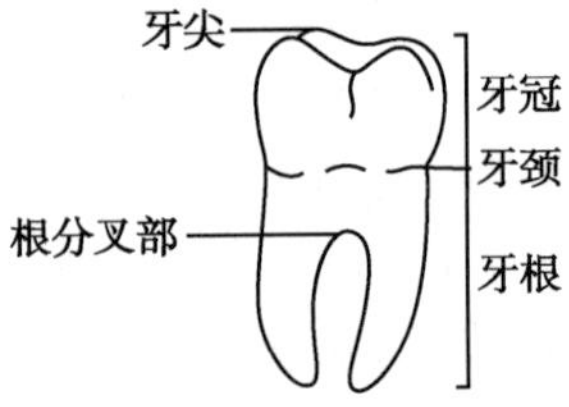

图 3-3 牙齿各部名称

3. 保持面部的协调和美观　由于牙对面部软组织的支持，而使面部丰满，表情自然，形态正常；若牙齿缺失较多，面部则会因失去支持而塌陷，导致面部显得衰老。

二、牙体应用术语及表面标志

（一）应用术语

1. 中线　通常与面中矢状缝一致，通过两眼之间、鼻尖、两上颌中切牙及两下颌中切牙之间，为平分颅面部为左右两等份的一条假想线。

2. 牙体长轴　为通过牙体中心的一条假想轴。与其相对应的有 4 个轴面：①唇面或颊面；②舌面；③近中面；④远中面。与其垂直的面为𬌗面（前牙为切缘）。

3. 接触区　为牙与牙在邻面互相接触的部位。在牙与牙邻面最初接触的点为接触点。

4. 线角与点角　牙冠两面相交成一线的角称线角；牙冠 3 面相交于一点所成的角称点角。

5. 轴面与外形高点　每个牙表面都有与牙轴相一致的 4 个轴面，牙体各轴面最突出的部分，称为外形高点。

（二）表面标志

1. 牙尖 牙冠表面近似锥体形的显著隆起，称牙尖。

2. 结节 为牙冠表面牙釉质过分钙化所形成的小突起，可有各种大小和形态的变异。

3. 嵴 牙冠表面牙釉质的长形线状隆起称嵴；有轴嵴、边缘嵴、三角嵴、横嵴、斜嵴和颈嵴等。

4. 窝 为不规则的凹陷，略似四周环山的盆地。位于切牙和尖牙的舌面，前磨牙和磨牙的殆面。

5. 沟 位于牙冠的轴面和殆面，介于牙尖和嵴之间，或窝的底部呈细长的凹陷部分。包括发育沟、副沟和裂沟等。

6. 点隙 3个或3个以上的发育沟相交所成的点形凹陷。此处釉质通常未完全连接。点隙与窝、沟处容易积存食物碎渣或细菌，不易自洁，是龋患好发部位。

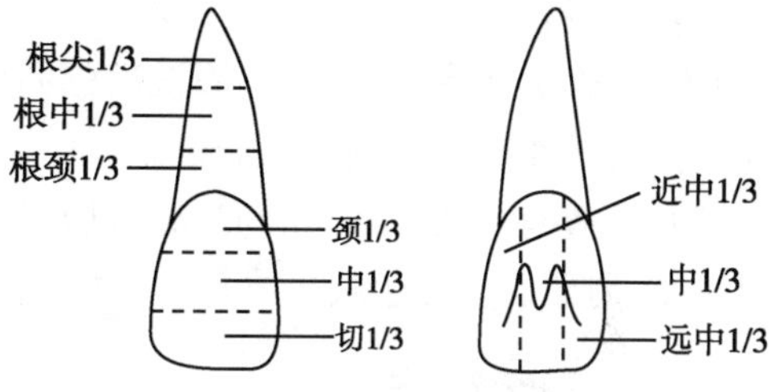

图 3-4 牙齿三等分

（三）牙冠三等分

牙冠的形态美在美容牙科技术中占重要的地位，尤其是前牙冠的形态和色泽。根据解剖学特点并结合临床应用需要，可将前牙冠唇面分为切 1/3、中 1/3、颈 1/3 和近中1/3、中 1/3、远中 1/3（图 3-4），以及邻面唇 1/3、中 1/3、舌 1/3。

第二节 牙体组织学

一、牙的组成部分

牙体组织即为构成牙的所有组织的总称，包括牙釉质、牙本质、牙骨质三层硬组织和牙髓（软）组织（图 3-5）。

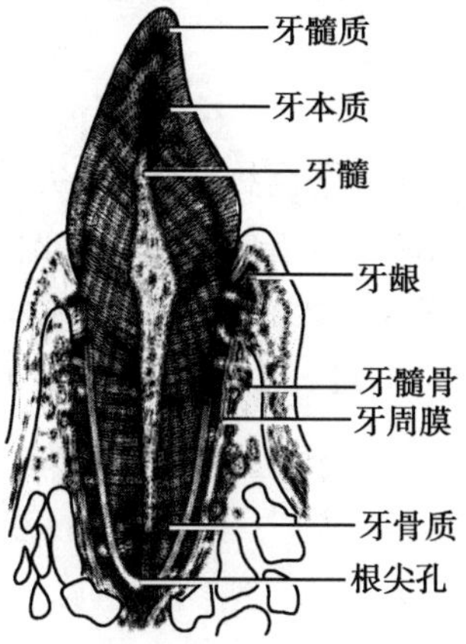

图 3-5 牙齿及其周围组织的剖面图

牙本质构成牙的主体，牙釉质覆盖在冠部牙本质表面，牙骨质覆盖于根部牙本质表面。牙本质中央有一空腔，称为髓腔。牙釉质与牙本质相交处称釉牙本质界，牙釉质与牙骨质相交处称釉牙骨质界，牙本质与牙骨质相交处称牙本质牙骨质界。釉牙本质界为薄弱区易磨损或龋患影响美容美观。

（一）牙釉质

牙釉质既无血管、细胞，又无再生能力，是牙体组织中高度钙化的、最坚硬的组织，对咀嚼压力和摩擦力具有高度耐受力。

牙釉质主要由许多有一定排列方向的扁六棱柱形羟磷灰石晶体无机物和少量有机物所构成，形似帽状罩于牙冠表面呈半透明状、淡黄色或者乳白色。釉质覆盖牙体表面因部位不同而厚薄不等，其色泽与牙釉质的厚度和矿化程度有关。

（二）牙骨质

牙骨质是构成牙根表面色泽淡黄的硬组织，其营养来自牙周膜，并借牙周膜纤维与牙槽骨紧密相连以固定牙根。牙骨质具有修复再生功能，牙根的炎症刺激可使牙骨质增生或吸收。牙骨质的抗压性是正畸学的生物学基础。

（三）牙本质

牙本质位于牙釉质和牙骨质内层，色淡黄而有光泽，硬度低于釉质，具有产生修复性牙本质的功能。牙本质内有无数的牙本质小管，贯穿牙本质全层，呈放射状排列。牙本质内有牙髓神经末梢，当牙本质暴露时，能感受外界刺激，产生酸疼。

（四）牙髓

牙髓是疏松结缔组织，其四周被钙化的牙本质形成的腔壁所包围，牙髓中有血管、淋巴管、神经、成纤维细胞和成牙本质细胞，其主要功能为营养牙体组织，并形成继发牙本质，牙髓神经为无髓鞘纤维，对外界刺激异常敏感，稍受刺激即可引起剧烈疼痛，而无定位能力；牙髓若坏死，则牙齿易变色失去光泽，牙体变脆，受力稍大，较易崩裂。

二、牙周组织结构

（一）牙龈

牙龈是口腔黏膜覆盖于牙颈部及牙槽骨的部分，呈粉红色，菲薄而紧贴牙面，坚韧而有弹性，表面有橘皮状的凹陷小点，称为点彩；当发炎水肿时，点彩即消失。围绕牙颈而不与牙体附着的游离部分称游离龈，其根方附着于牙槽突和牙体的部分称附着龈，牙龈的边缘部分称龈缘，紧密地包绕在牙颈部呈月牙形，龈缘与牙颈之间的环状小沟称龈沟，正常深约0.5～2 mm，龈沟过深为病理性。

（二）牙周膜

牙周膜介于牙骨质与牙槽骨之间的致密纤维组织膜，大部分纤维成束状排列，两端分别埋入牙骨质、牙槽骨和牙颈部之间牙龈内，将牙齿稳固地固定于牙槽窝内，牙周膜可以调节牙齿所承受的咀嚼压力，对咬合的冲撞起缓冲作用，牙周膜内有神经、血管、淋巴管，具有营养牙体组织的作用。

（三）牙槽骨

牙槽骨又称牙槽突，是支持牙齿的重要组织。牙槽骨容纳牙根的凹窝称牙槽窝，尖牙的牙槽窝最深，磨牙的牙槽窝最大。牙槽骨为全身骨骼系统中变化最为显著的部分，其变化与牙齿的发育、萌出及恒牙的脱落，咀嚼功能和牙齿的移动均有关系，该变化反映出骨组织的改建过程，即破骨与成骨两者相互平衡的生理过程，临床上牙槽骨的这种生物学特性是正畸治疗的生物学基础。

三、牙弓与咬合

（一）牙弓

在人类的发展史中，随着劳动和生活条件的变化、生理功能的改变，上、下颌牙齿分别在上、下颌牙槽骨上相互连续排列成弓形，称牙弓或牙列。上颌者称上牙弓，下颌者称下牙弓。

（二）咬合

1. 𬌗　为下颌静止时，上、下颌牙的接触关系。

2. 咬合　在咀嚼运动中（下颌在运动中），上下颌牙发生各种不同方向的接触，这种接触关系称为咬合关系。

3. 正中𬌗　临床上，常以正中𬌗作为判断咬合关系的基础，正中𬌗又称牙尖交错𬌗，是指上、下牙弓𬌗面接触最广，牙尖相互交错的位置，属牙对牙的关系。正中𬌗时，中线位于同一矢状面，除下颌中切牙与上颌第三磨牙外，都保持一个牙齿与相对的两个牙齿的𬌗接触关系。

4. 正中𬌗的标志　常利用上、下颌第一磨牙的𬌗关系作为判定正中𬌗的指标；正中𬌗时，上颌第一磨牙的近中颊尖，正对下颌第一磨牙的颊沟；上颌第一磨牙的近中舌尖，则接触在下颌第一磨牙的中央窝内。

总之，牙齿、颌骨的发育异常、损伤或病变可造成牙齿排列紊乱，破坏正常的咬合关系，不仅影响咀嚼功能，也影响美容美观。

四、牙体形态的生理学和美学意义

（一）牙冠形态的生理学意义

1. 切缘及𬌗面形态的生理意义　牙萌出的早期，其尖、窝、嵴都是由一定曲度的曲线或曲面构成。当咬合时，上下牙尖窝相对，沟与嵴相合，切嵴对刃等，均为凸面的接触，即点或线的接触，而不是面与面的接触。

边缘嵴使食物局限在𬌗面窝内，对𬌗的牙尖与之相对，则起到杵臼的作用，以捣碎食物；颊沟与舌沟则是食物排溢的主要通道，上颌磨牙的斜嵴，对于侧方运动的方向有引导的作用。在牙的𬌗面上牙尖耸立，棱嵴互连，沟窝纵横，咀嚼时起着多刀多刃联合切削作用，从而提高咀嚼效能。

通常情况，刚达到咬合接触的牙，其位置不一定都符合功能的需要。在行使功能过程中，凸面的接触便于牙的移动，在牙尖与斜面相互引导的作用下，可将牙调整到相适应的位置，随着咀嚼运动的进行，𬌗面和切嵴的表面则发生功能性磨耗，使点或线的接触变为面的接触，从而增大咀嚼面积，有利于上下颌关系的稳定。

2. 轴面突度的生理意义

（1）牙冠的唇、颊、舌面的突度：咀嚼时排溢的食物顺着牙冠的突度滑至口腔，恰好在牙龈的表面擦过，起着生理性的按摩作用，使其血液循环正常，保证牙龈组织的健康；若牙冠突度过小，甚至平直，牙龈就会受到食物的直接撞击而受到创伤，可能引起牙龈萎缩；反之，若牙冠突度过大，则牙龈因失去食物的按摩而软弱无力，可能产生废用性萎缩。同时牙颈部也因失去自洁作用，而引起龈炎或成为龋病发展的温床。因此，在修复牙冠时应注意恢复其自然突度。

（2）牙冠邻面的突度：在咀嚼运动中，每个牙都有其生理动度，因此接触点逐渐磨耗而变为小面称接触区，而牙与牙之间仍然通过接触区紧密相邻并无间隙。接触区若接触良好，可防止食物嵌塞，同时使邻牙互相支持，互相依靠，便于分散𬌗力，有利于牙齿的稳固。在恢复接触区时，应注意恢复其正常的位置和良好的接触关系；若修复不当，则可造成食物嵌塞和牙的移位。

（3）楔状隙：因接触区为圆凸面，在两牙接触区周围都有向四周展开的空隙，称楔状隙。在牙龈处成为邻间隙，其间被牙龈乳突所充满，可保护牙槽骨和邻面，不使食物残渣存积。咀嚼时有部分食物通过楔状隙而排溢，在食物通过时，可摩擦牙面，保持牙面清洁，防止龋病及龈炎的发生。

（二）牙根形态的生理学意义

牙根形态与其稳固性密切相关，作用力较小的牙多为单根，如切牙的根。尖牙因位于牙弓转弯处，受力较强，其牙根虽为单根，却长而粗壮，这是支持与稳固的有利条件。根的分叉形态，也是支持牙体得以稳固的重要因素，根分叉愈多，其支持作用愈大，牙也就愈稳固。根分叉愈宽，则牙的支持力也愈强。

（三）牙体形态的美学意义

牙齿的美学意义在于其形态美、色泽美及与周围组织的和谐美。牙的外形、排列及色泽，将会明显影响容貌的特征。如果牙列不整齐或者前牙有缺失及色泽改变，就会给人带来不美的感觉。另外，根据临床观察，上颌切牙的唇面外形与倒立的面型接近。当下颌处于息止𬌗位时，和谐的排列应该为下切牙不显露，而上切牙切缘仅显露 1～2 mm。当微笑时，上切牙约显露唇面的 2/3，下切牙显露 1/2。

第三节　美容牙科的诊断与治疗

一、美容牙科诊断基本原则

牙齿美容应是医患双方共同诊断。理想的程序是医生根据求美就医者的诉求、病史，患者微笑的自我分析，医生的美学评价和临床检查，医患充分沟通，共同作出清楚而明确的诊断。

（一）基本美学原理

牙齿美不可孤立评判。它的诊断应以容貌、唇、牙龈、牙齿和阴性空隙之间的相互关系协调与和谐为基础，并来自于面部构成之间的总体平行和对称。美容牙科的基本美学原理包括参考线、比例与理想状态、对称与多样性、透视与视错觉。

1. 参考线　测量或建构美容美观的参照标准。

（1）水平参考线：常见的水平参考线有：①瞳孔连线；②唇线；③切平面。比较美观的切平面有：①中凸型：即中切牙到尖牙切端排列呈中间凸出；②鸥翼型：即中切牙和尖牙切端排列呈一平面，但侧切牙较短；③混合型：一侧中凸，一侧鸥翼。

（2）垂直参考线：主要有面中线和牙列中线。

（3）矢状参考：侧貌分析中，上下唇的外形是牙齿位置重要美学参考指标。侧貌分析的方法有软组织分析和头影测量分析，而视觉审美主要是软组织分析。上唇突度、下唇位置及𬌗平面均为常用指标。

（4）语音参考：①M 音；②F 或 V 音；③S 音。

2. 比例与理想状态　在美容牙科中，此项被用来判定上颌中切牙的最佳尺寸和上颌中切牙、侧切牙和尖牙之间的最佳关系，黄金分割率在此有重要意义。

3. 对称与多样性　牙列对称有水平性对称和放射性对称。前者指将形态颜色几乎相同的牙齿排列在牙列中线两侧较直的切平面上来获得平衡的微笑；后者则指将牙齿排列在牙列中线的两侧稍突出的切平面上，左右牙互为镜像。多样性是指偏离规则的变化，变化中有统一和统一中具有多样性是美观牙列构成的必要条件。

4. 视错觉与透视　参见第二章第三节。

（二）诊断相关的治疗内容

1. 主要内容　①牙齿修复美容：包括牙体缺损、牙列缺损以及牙列缺失等的修复（详见第八～第十章）；②牙周美容：主要进行牙周基础治疗和牙周手术等（详见第五章第二节）；③正畸美容：主要针对各类错𬌗畸形的诊治（详见第十一章）。

2. 辅助内容　包括：①非手术治疗，如龋病的保守治疗；②手术治疗，如上唇系带切除对正畸的意义；③牙髓治疗，如根管治疗已经成为许多美容牙科治疗的基础；④随访。

二、美容牙科的医患及医技沟通

美容牙科的最高治疗目标是创造愉悦的微笑，所以美容牙科患者，无论是在求医动机、审美心理方面，还是在对医疗技术和服务质量的要求方面，均不同于一般的口腔科患者。美容牙科求美就医者的期望值普遍偏高，参与意识较强，美容效果认同差异较大，因此，制定比较周密的治疗计划显得更为重要。在治疗计划制定和实施中，医生应善于同求美就医者沟通，遵循一定的治疗参项；求美就医者也有权力知道治疗会引起哪些不适，有何种并发症，治疗过程如何，效果如何，有哪些优缺点等。同时，医生也要与技工之间加强沟通。

（一）沟通的基本原理

牙齿审美极具主观性，同时又受家庭、社会和文化的影响。求美就医者和医生对牙齿的审美有时相同，有时则完全相反。美容牙科治疗失败的原因之一是沟通的失败。有时从技术层面上说治疗非常成功，但由于沟通不够，求美就医者在修复体试戴时或在戴了一段时间后感觉所做的修复并不是自己当初要求的而不满意。因此，沟通非常重要，一定要贯穿于美容牙科诊疗的全过程。

沟通是使用语言和非语言手段在特定的环境表达某种需要，建立或调整说者和听者之间的某种关系，在这种关系中，听者的行动或理解帮助满足说者的需要。

1. 沟通的媒介

（1）言语性媒介：包括口头沟通和书面沟通。口头沟通很直接，医患之间反馈很快，但却没有记录，常会有些争议；书面沟通有记录凭证，易于传递复杂信息，也易分析、评价、总结，还可以澄清、确证口头交流的信息，但是却费时，缺乏人情味，反馈慢。所以临床上现在常将口头沟通与书面沟通结合，并将很重要或者易出现歧义的信息加以记录。

（2）非言语性媒介：目前主要应用视觉工具，视觉工具在目前是沟通中非常重要的工具，因其有实物或者多媒体影像，能增加视觉刺激，简化口头和书面沟通信息，甚至可以完全模拟，其直观性深受医患喜爱。

2. 沟通失败的原因　沟通失败往往是由于交流时信息模棱两可，比如医务工作者使用太多的专业术语，太难的专业词汇；有时是医患之间价值观、生活背景、教育情况差异太大，甚至有个别患者对医生存有明显的偏见。

（二）医患沟通

1. 基本技巧

（1）倾听：倾听是医患沟通的基础，是对听到的信息进行选择、概括和重建的积极过程。充分准备，确立患者的要求和叙述是倾听的重要方法。倾听需要医生分辨出患者所提供的真正信息。注意，有时患者所提供的其他背景信息可能会强化或减弱真正的信息。

（2）情入：情入是一种特殊的倾听方法。即倾听时能对患者的感情变化作出反应。情入技巧包括两个方面：第一是在不丧失自己原则和客观标准的条件下，从患者角度理解他们；第二是反馈这种理解，帮助患者解决问题。忽视患者的情绪，一味的提供忠告并不一定就能解决问题。

（3）建立关系：医生和求美就医者建立一种和谐关系，有利于美容牙科的诊断和治疗。关系是相互之间的坦诚感、信任感。关系排除了防卫，这样才会全面沟通。建立关系的方法包括谈论一些个人的事情，寻找双方的共同点，切忌高高在上或者全部或太过于专业术语或本本化。

（4）说服：通过说服使求美就医者改变态度或打动求美就医者；说服的技巧在于：理解求美就医者的观点，诚实、不卑不亢，幽默和形象的比喻以及多媒体的应用，一定要避免恐吓或强加于人。

2. 沟通媒介　沟通中常出现的问题是求美就医者很难理解医生所说的内容，尤其在讨论一些太专业的知识时，所以需要借助一些媒介来帮助沟通。

（1）电脑影像系统：是目前应用最流行、最广泛的沟通媒介，电脑影像可以播放照片、幻灯、录像等。另外电脑辅助设计系统完全可以给求美就医者呈现出将来的修复效果，增加求美就医者对牙齿美容方法的接受程度，大大减少牙齿美容失败的发生率，减少求美就医者误解的机会，增加可信度，明显地提高了工作效率，可以说电脑影像系统的出现建立了高效的美容牙科诊断参考系统，使医生和患者的沟通达到前所未有的效果。

（2）照片和幻灯片：是最早的沟通媒介。用于记录和解说治疗方案，便于保存和携带，但图像二维，信息量不大。

（3）书或手册：可系统介绍每个病例的美容步骤。通俗易懂，患者能随时查阅，但没有医生的解说有时会显得过于抽象难懂。

（4）美学蜡模或临时修复体：美学蜡模是用蜡在研究模型或工作模型上制作蜡型，与求美就医者从美学角度共同研究、沟通、诊断和制定治疗计划的一种方法。主要让患者直观地了解美容修复的预期效果，但其花费时间较长。

3. 沟通内容　包括主诉、病史、共同的美学诊断、可选治疗方法的优缺点及可能出现的并发症、治疗计划的制定和陈述、治疗实施以及治疗后护理。

（1）适应证：包括：①牙齿大小异常；②牙齿形态异常；③牙齿颜色异常；④牙齿质地异常；⑤牙齿排列异常；⑥牙间隙；⑦牙体缺损；⑧牙列缺损；⑨牙列缺失；⑩修复体美观与否；⑪求美就医者对美的特殊要求；⑫因牙齿原因导致的发音异常等。

（2）治疗目标：包括：①美观得到改善；②牙齿及周围结构的功能得到改善；③积极的心理社会反应；④愉悦的微笑。

（3）有利结果：①美观改善；②面部高度得到恢复；③积极的心理社会反应；④求美就医者良好的适应性；⑤牙齿及其周围组织的功能得到改善；⑥愉悦的微笑。

（4）风险和并发症：①求美就医者可能有不适应的反应；②语音改变；③美观无法接受；④求美就医者因期望过高而不满意；⑤材料的失败；⑥功能受到限制；⑦颞下颌关节和或口

面肌肉功能异常；⑧过敏反应；⑨牙疼痛及牙髓的并发症；⑩正畸而致的牙松动；⑪牙周并发症；⑫正畸的牙根吸收；⑬正畸所致的牙釉质脱矿；⑭口腔黏膜溃疡或损伤；⑮手术的不可逆性；⑯需要定期的专业护理。

（5）知情同意：所有美容手术均应得到求美就医者的同意。也要和求美就医者解释清楚，沟通存在审美的差异可能受到治疗的限制，比如有些患者适合做种植牙，但财力不足等。

（6）记录：包括客观发现、诊断和对求美就医者管理性干预。

（三）医技沟通

美容牙科的医技沟通主要指牙齿美容修复中医生与技工之间的沟通。目前最主要的交流是通过义齿制作设计表单方式。牙齿美容修复目标的实现离不开技工的艺术能力和制作水平。技工制作前必须知道相关的生物学、心理学和美学信息。而这些信息主要通过医生的传递来完成。因此医生和技工之间的沟通不可忽视。

1. 沟通目标　使试戴效果在预料之中；尽量减少美容修复体在试戴时的调改。

2. 沟通要求　医生必须做到正确的牙体预备、提供清晰的模型、明确的义齿设计、准确的义齿颜色选择；而技工应该按照医生的要求制作义齿，在有冲突的情况下与医生进行交流，及时对义齿做出修改。随着网络技术的快速发展，采用数码图像沟通可以更好的帮助技工对医生要求的理解。

（刘斌钰）

4 第四章 美容牙科检查及病历书写

美容牙科检查是诊断和治疗美容牙科疾病的基础，只有对美容牙科疾病作出正确的诊断，才能进行合理有效的治疗，所以必须进行认真细致的检查，全面深入地了解病情，科学地进行综合分析和判断。要做好检查并非易事，不仅要有丰富的理论知识和临床经验，而且要有自信心、耐心、技巧和良好的医德。对于刚入门的诊疗者来说，做好美容牙科检查和病历书写是美容牙科的基本功之一，也是进一步提高美容牙科技术的必由之路。

第一节　美容牙科常规检查

一、常规检查前准备

（一）器械

1. 口镜　用于牵引、推拉口腔软组织；用于反射光线，增加照明和反映不易观察部位的影像；口镜柄还可用于叩诊。

2. 镊子　用于夹取棉球、纱球等消毒物品；还可以用来检查牙齿的松动度；镊子的底端也可用于叩诊。

3. 探针　用于各类探诊。探查牙面缺损的性质、部位和程度；探查患牙过敏的情况和部位；探查牙周袋的深度等（图 4-1）。

（二）环境

检查室应该宽敞、清洁、安静，有充足的自然光线。室内相对湿度在 55%～60%，室温保持在 20～24℃，室内医疗器械和家具的布置要合理，既要方便工作，又要使患者有舒适感。在有条件的情况下，最好设计为单人诊室，以避免患者和医务人员之间的相互干扰。每个单人诊室配备一名医生和一名护士，进行四手操作。

（三）四手操作

四手操作技术是在世界工业技术不断发展及牙科设备、器械不断更新，为保护牙科医生、助手体力及健康前提下逐步完善发展起来的国际标准化牙科操作模式。四手操作技术已被认为是一种现代化的牙科操作和管理系统，其在提高治疗质量，降低医生的工作强度，避免交叉感染，以及增加患者治疗中的舒适度和安全感方面，具有明显作用。一般的四手操作医生坐于时钟位的 9:30～12:30 之间，护士坐于时钟位的 12:30～2:30 之间（图 4-2）。

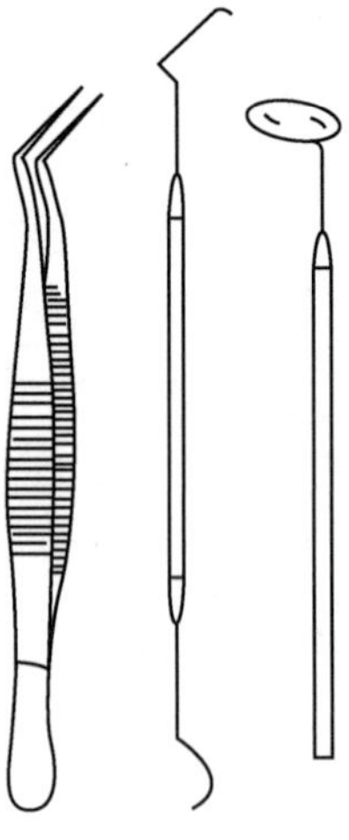

图 4-1　口内检查器械

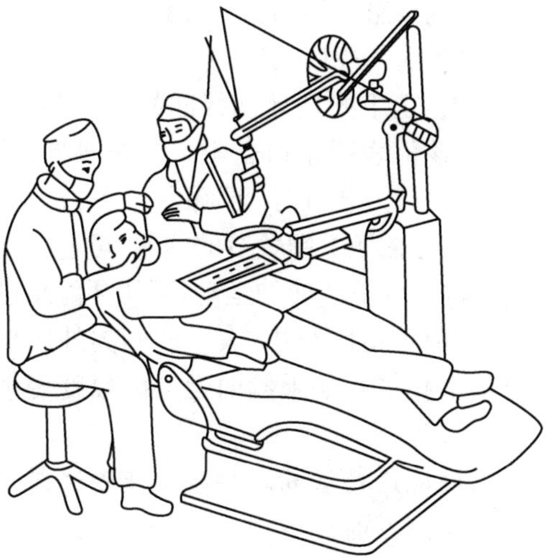

图 4-2　四手操作

四手操作要求助手必须掌握本科常见病、多发病的病因、诊断、治疗和预防方法，熟练掌握好四手操作中助手配合的各项操作，主动配合参与治疗。并将预防保健知识和注意事项讲授给患者，主动做好预防宣教工作，达到为患者既治疗又美容美观的目的。

二、检查方法

美容牙科检查既要关注局部情况，也应关注与疾患有关的全身情况，有些牙科疾患实际上是全身疾患在口腔的表征，故美容牙科检查时应注意对患者进行综合分析和判断。

（一）问诊

通过问诊可了解损容性疾患发生的原因、时间和部位，还可了解其发展和治疗经过。问诊主要是针对求美就医者的主诉、病史等进行询问，问诊时医生要注意态度和蔼、语言通俗、重点明确、层次分明，切忌暗示患者。

1. 主诉　是患者感受的牙及其周围结构的主要病症，也是本次就诊的最主要原因。比如牙齿缺失，严重影响到牙齿的功能，患者会要求修复牙齿以改善功能。医生应根据主诉，进一步询问相关问题。

2. 病史

（1）一般病史：包括既往史、家族史以及全身其他部位的情况等。

（2）美容牙科病史：类似于现病史，主要指发生的时间、原因、发展过程以及曾经接受过的检查和治疗。但必须包括求美就医者对牙齿美容的要求，美容牙科不是简单的治疗，而是要在治疗的基础上升华到美学层次。

（3）心理社会状况：对美容牙科患者来说，询问这一项也是非常必要的，因为经过分析可以把求美就医者的需求进行分类。①相对理想的求美就医者：一般来说，受过一定教育，能够清楚理解美牙方法的优缺点，或对自己牙齿问题有较清楚的认识，适当地关心而并不是盲目的关心；有幽默感的求美就医者比抑郁、焦虑的患者更易成为美容牙科治疗的成功者。②需要拒绝的求美就医者：解剖、生理上的不适宜者；情绪不稳定者；畸形小，但又过于关心自己的患者；期望过高的患者。③需要特别注意的求美就医者：要求过分的患者；考虑不成熟的患者；自以为很重要的患者；惧怕和不信任牙医的患者等。

（二）一般检查

口腔一般检查应按先口外、后口内的顺序进行，以免遗漏。检查手段主要是视诊、触诊、叩诊以及探诊等。

1. 口外检查内容

（1）视诊

1）颌面部外形：检查应注意是否对称，注意皮肤颜色及光滑度、有无瘢痕及窦道、发育与对称情况、颌面各部分之间比例关系是否协调、面下 1/3 高度是否协调、有无口角偏斜、鼻唇沟是否清晰对称、有无开唇露齿现象等。此外，还应观察患者的面型、口唇的外形、瞳孔连线、面中线以及息止位时唇的位置；正、侧面型，有无颌骨前突或后缩等。

2）颞下颌关节运动：①开口度：是指患者张大口时，上下中切牙切缘间的垂直距离，可用测量工具测量；正常开口度约为 3.7～4.5 cm，低于该值表明张口受限。②开口型：是指下颌自闭口到张大的过程中下颌运动轨迹。正常的开口型为开口时，下颌的下后方运动，左右无偏斜，正面观直向下，即"↓"，发生开口型变化者要考虑颞下颌关节的问题，可进一步用下颌运动的轨迹图检查。③下颌前伸和侧方运动：正常人的下颌前伸运动，下切牙能超过上切牙的前方，并呈直线向前运动，如果下颌不能前伸或前伸范围很小，表示两侧翼外肌功能受抑制。当下颌侧向运动时，向两侧的运动范围应基本相等。如果侧向运动的幅度变小或不对称，表示翼外肌功能受限。

（2）触诊：利用医生手指的触觉和患者对触压的反应进行诊断。触诊动作要轻柔。触诊颞下颌关节区时应双侧同时进行，嘱患者做开闭口及侧方前伸运动，检查关节的活动度、双侧髁突活动的对称性、有无疼痛、疼痛部位、性质、触发区。用手指触诊外耳道前壁，嘱患者作正中咬合，检查双侧髁突冲击强度是否一致。

2. 口内检查内容

（1）视诊

1）牙齿：着重视查牙的色泽、位置、排列、数目、形态及有无龋齿等。①牙色：牙齿颜色有无异常，光泽度和透明度如何，有无钙化不良、四环素牙、氟牙症等；②位置：牙齿位置有无异常，如唇向、颊向、舌向、近中、远中错位，有无高位、低位、易位及扭转等，以及上牙切端与下唇的关系，上颌前牙与下唇的位置关系；③形态：牙齿形态有无异常，如锥形牙、融合牙、畸形中央尖、过小牙、巨大牙等，上颌中切牙的形态与面型是否协调，牙型与面型，切平面的形态，中切牙的长宽比例等；④数目：牙齿数目有无异常，如先天性缺牙、乳牙滞留、额外牙、阻生牙等；⑤龋齿：有无龋齿，是否充填、充填材料种类、充填物是否密合等；⑥其他非龋性疾病：牙齿的磨损程度，有无明显尖锐的尖和嵴，有无楔状缺损，有无牙折及隐裂。

2）牙列：牙列检查应包括牙列的大小、形状、位置，邻牙之间的接触关系，现存牙、缺失牙的部位和数目，口内充填物或修复体情况的检查，还要注意牙合关系是否正确，上下颌牙弓中线是否一致，是否存在各类错牙合畸形等。

3）牙周情况：观察牙龈的颜色、形态和质地有无改变，有没有牙周袋、牙周溢脓、牙齿松动，龈线以及龈线与切端的关系。

4）口腔黏膜：按顺序全面检查，观察有无色泽改变，上皮覆盖是否完整，有无溃疡、糜烂、疱疹、瘢痕、肿物，有无特殊的斑纹状损害。

5）系带：检查唇、颊、舌系带的数目，附着情况，是否需要在治疗前进行处理。

6）与修复相关的其他情况：检查牙槽嵴的吸收情况，有无妨碍治疗的骨尖、骨突，口内卫生状况，牙结石沉积情况，口内已有修复体的情况。

（2）触诊

1）牙周病和根尖周病：用镊子夹持棉球触压患处牙龈，观察牙周袋有无溢脓；用手指紧贴牙颈部，了解有无咬合创伤；用手指触压根尖部黏膜，检查有无压痛和波动。

2）牙齿：触诊牙齿牙尖、切缘等部位，检查有无锐利突起，是否需行调磨。

3）牙槽嵴：触诊牙槽嵴，检查有无明显突起、压痛，是否需行牙槽骨修整。

（3）叩诊：用镊子或口镜柄端叩击牙冠，根据患者的感觉来判断根尖周组织和牙周膜的反应。垂直叩诊检查根尖周组织的炎症，侧向叩诊检查牙周膜某一侧的炎症反应。叩诊时，先叩正常牙，后叩患牙；先轻叩，如无反应再逐渐加力。叩诊结果记录，分别用叩痛−、±、＋、＋＋、＋＋＋，表示有无叩痛或叩痛的轻重程度。

（4）探诊：利用探查器械进行检查和协助诊断的方法叫探诊，主要用于探查确定龋洞的位置、大小及深浅度，检查修复体、充填物边缘的密合度，有无悬突，有无继发龋，检查牙周袋、窦道等病变的部位、范围。探诊时应注意：①要有稳固的支点，避免损伤软组织；②邻面颈部龋需仔细探查，以防遗漏；③探测龈沟或牙周袋时选用钝头牙周探针；探查窦道时选用圆钝软质的窦道探针，并应缓慢顺势推进，以免穿破窦道壁。

（5）咬诊：用于检查单个牙或一组牙有无早接触和咬合创伤：①空咬法：了解有无咬合痛及松动度；②咬实物法：感疼痛者，表明牙周组织有病变，或该牙有牙隐裂；③咬合纸法：可凭牙面所染色迹确定早接触的具体部位；④咬蜡片法：蜡片上最薄处或穿孔点即为正中有早接触的部位。

（6）牙齿松动度检查：用镊子夹持前牙切缘或用闭合的镊尖抵住后牙面窝沟，以轻摇的方式进行检查。松动幅度在 1 mm 以内者为Ⅰ度松动；1～2 mm 者为Ⅱ度松动；大于 2 mm 者为Ⅲ度松动。此外，还可以牙冠松动方向为计算标准，即颊舌向松动者为Ⅰ度；颊舌向松动伴有近远中向松动者为Ⅱ度；颊舌向伴有近远中向和垂直方向松动者为Ⅲ度。

第二节　美容牙科检查辅助技术

一、影像学检查

影像学检查为美容牙科检查中的重要辅助手段之一，主要有 X 线牙片及其 X 线片、口腔曲面断层全景片、造影片、CT、MRI 等，这些影像学检查对了解牙体、牙周、关节及颌骨等疾病的病变部位、范围和程度，辅助临床诊断及治疗，以及治疗前后对比和疗效判断，均有积极的临床意义。但在选择这些辅助检查时，一定要明确所选辅助检查对于诊断或治疗是必须的或具有重要意义的，避免患者一就诊就做非常昂贵的辅助检查，在美容牙科多数使用 X 线牙片和全景 X 线片。

（一）X 线牙片检查

X 线牙片，为临床最常用于牙科影像检查的 X 线片，在美容牙科牙体牙髓疾患和牙周疾患等方面应用最为广泛，主要用于拍摄牙的影像，显示牙体、根尖周组织的影像。其有助于发现病变和确定其部位及范围，也可帮助了解患牙髓腔和根管的情况，确定髓室壁或根管壁是否穿通，根管内器械所在的位置。还可用于检查根管充填效果及根尖周病或牙周病变的恢复情况等。

目前应用于临床的 X 线牙片机主要有普通 X 线牙片机和数字化 X 线牙片机两类，它们使用的都是分角投照拍摄技术，这种技术不会使牙影像失真，为临床治疗提供准确的信息。由于正常全口曲面断层片分为上颌、下颌、全口牙位三种位置，其中 X 线牙片机放射量小，同时也有利于患者影像资料的传输、保存和分析处理，现已成为最流行和最值得推广的牙科 X 线设备。

（二）全景X线片检查

全景X线片检查是体层摄影技术应用于牙科检查的最主要方法，也是牙科影像学特有的一种检查方法，又称全口曲面断层片，对美容牙科疾病诊断和治疗有重要意义。检查时将检查者置于X线球管和胶片之间，X线球管与胶片按被检查体的弧度做相反方向的运动，从而可拍摄这一弧形面的体层影像。全口曲面断层片可以在一张胶片上显示双侧上、下颌骨，上颌窦、颞下颌关节及全口牙齿等，即全口牙齿及整个颌骨被平面展开于曲面断层片，下颌骨升支髁突、喙突、下颌孔、向前下的下颌管、前磨牙区根尖下方的颏孔均能显示。上牙根尖上方的横行致密影像为硬腭。硬腭正中上方密度低的影像为鼻腔，颧骨、颧弓影像也可部分显示。

（三）X线头影测量术

X线头影测量术通常需要拍摄正、侧位头颅X线片，采用X线头影测量分析技术可对头颅的软、硬组织影像进行测量分析。其主要用于：①研究颅面生长发育；②牙颌、颅面畸形的诊断分析；③确定错𬌗畸形的矫治设计，制定出正确可行的矫治方案；④研究矫治过程中及矫治后的牙颌、颅面形态结构变化；⑤外科正畸的诊断和矫治设计：应用X线头影图迹进行剪裁，模拟拼对手术后牙颌位置，得出术后牙颌、颅面关系的面型图，为外科正畸提供充分的根据，从而提高诊断及矫治水平；⑥下颌功能分析。

二、美容牙科特殊检查

（一）牙髓活力测试

1. 基本原理　可根据牙髓对温度或电流的不同反应来协助诊断牙髓是否有病变或发展阶段，以及牙髓活力是否存在。正常牙髓对20～50℃之间的温度刺激无明显反应，但当牙髓发生病变，其温度耐受阈发生变化，对低于10℃的冷刺激和高于60℃的热刺激可表现为敏感、迟钝或无反应。

2. 温度测试　既可提示患牙位置，又可反映牙髓状态，其方法简便、经济、可靠。

（1）冷诊法：可选用冷水、小冰棒、二氧化碳、氯乙烷作为冷刺激源。氯乙烷冷测法被认为是一种可靠的方法。可用镊子夹持一个小棉球，将氯乙烷喷于其上，挤出多余的液体，然后迅速将氯乙烷小棉球置于疑似患牙唇（颊面）颈1/3处，紧贴几秒钟，观察患者反应。并以相邻牙或对侧同名牙作对照。

（2）热诊法：可选用热水、热牙胶或加热的金属器械。要求温度在60～70℃之间，因牙胶温度比较好控制，所以临床最常用的是热牙胶法，测试部位和时间同冷诊测试法。

3. 电流检查法　牙髓活力还可通过牙髓活力电测器来进行检查。但因牙髓活力电测器可干扰心脏起搏器的工作，故心脏安装有起搏器者禁用。临床使用牙髓活力电测器进行测试时，因其种类较多，故应按不同产品的说明进行操作。电流检查时同样要以相邻牙或对侧同名牙作对照。

（二）牙周袋测量

1. 牙周探诊　牙周探诊是牙周炎诊断中最重要的检查方法。主要目的是了解有无牙周袋或附着丧失，并探测其深度和附着水平。

（1）探诊时，探针应沿着牙齿长轴分别在颊、舌侧的远中、中央、近中进行测量，探针必须与牙体长轴平行，探针尖端应始终紧贴牙面，沿着牙周袋底的宽广度提插式行走测量。每个牙要记录6个位点的探诊深度。

(2) 探诊时,还应观察探诊后是否出血,探测龈下牙石的量及分布,根分叉是否受累。同时应检查龈缘有无退缩或增生、肿胀等,因为这些因素可能会使牙周袋变浅,或形成假性牙周袋,以便准确判断牙周组织的破坏程度。

(3) 探诊时,支点要放稳,用力不可过大,以20～25 g为好,做到既探测到实际深度,又不致引起患者疼痛和损伤。训练方法是,将探针轻轻插入指甲内而不引起疼痛。

(4) 全口检查时,应按一定顺序进行。一般从右上后牙开始,按象限顺序完成。

2. 附着丧失的测量　牙周袋是指龈缘至袋底的距离;附着水平是指釉牙骨质界至袋底的距离。附着丧失的计算如下:

牙龈增生者:附着丧失＝袋深－釉牙骨质界至龈缘的距离

牙龈退缩者:附着丧失＝袋深＋釉牙骨质界至龈缘的距离

(三) 模型检查

研究模型除有助于诊断外,还可进行术后效果模拟和模型外科。此检查方法是正畸治疗前的必备检查,修复前也可使用此种方式以确定修复的方法。具体步骤是从口腔内采取模型后,仔细观察对照口腔牙齿的位置、形态及牙颌关系等,必要时需要将模型在𬌗架上进行研究,制定出完整的治疗计划。

第三节　病历书写

一、病历采集

(一) 概述

病历是指医务人员在医疗活动过程中形成的文字、符号、图表、影像、切片等资料的总和。其主要由临床医师以及护理、医技等医务人员实行。通常可根据问诊、体格检查、辅助检查、诊断、治疗、护理等医疗活动获得资料,经过归纳、分析、整理而完成病历。因此,病历既是病情的实际记录,也是医疗、护理质量和学术水平的体现。美容牙科良好的治疗效果来源于病历的正确采集,认真分析和细致的检查。病历不光是诊治疾病的真实记录,更是医学教学与科研的宝贵资料,也是法律依据。因此,病历采集是临床医疗工作中的重要环节,必须引起医务人员的高度重视,做到及时认真填写。

(二) 美容牙科病历采集的内容

病历采集的内容,主要包括:一般项目、主诉、现病史、既往史、家族史、口腔检查结果、美学评价、诊断、会诊、治疗计划、治疗过程记录等。

1. 一般项目　包括姓名、性别、年龄、民族、籍贯、职业、婚否、住址、联系方式、门诊号及就诊日期。

2. 主诉　求美就医者就诊的主要目的和要求,应简明扼要地填写。

3. 现病史　与主诉有关的疾病发生发展情况,包括自觉症状、治疗情况及疗效等。

4. 既往史　过去的健康状况,有无美容治疗史、是否瘢痕体质,曾患疾病、治疗情况以及生活习惯等,女性患者应询问月经婚育史。

5. 家族史　与患者疾病有关的家庭情况,必要时应加以询问。

6. 口腔检查记录　按前述检查方法及检查内容，根据患者病损或畸形的具体情况，全面而有重点地将检查结果记录在病历上。

7. 美学评价　主要从美容牙科诊断学角度，对面容、口腔及牙齿美学评价进行准确的记录。

8. 诊断　根据检查所得的资料，经过综合分析和判断，对损容性疾患作出合乎客观实际的结论，如对疾病不能确诊时，可用初步诊断或印象等名称代之。

9. 会诊　患者病情需要通过会诊方式，才能作出正确诊断及治疗方案时，医生应填写书面会诊单，写明会诊理由，会诊要求，会诊后应将会诊结果认真填写，已备保存。

10. 治疗计划　根据病情，结合患者要求，制定出具体治疗计划，也可用绘图、表格及文字等形式补充表示。

11. 治疗过程记录　记录患者每次复诊时所做的具体工作及治疗效果，记录下次预计进行的工作。每次复诊必须写明日期，医生必须签名。

（三）病历书写的基本要求

1. 基本要求　各项记录必须按规定格式认真书写，要求内容准确、完整、真实，语句简练，重点突出，层次分明，标点符号正确、清楚。同时应做到字迹清楚，不得随意涂改或挖补剪贴，必要的修改处应签名以示负责；询问病情时尽量用通俗语言，而记录时必须用医学术语。各项记录必须有完整日期，记录结束时，医师必须签署全名或盖规定印章于右下方，并做到清晰易认。

2. 注意事项　美容牙科病历记录内容应比一般病历更详细、精确，部分内容可设计成表格填写，手术设计方案可用图表示，或印制成统一图形，按具体情况勾画。为避免或减少美容牙科纠纷，病历中应附有《美容治疗协议书》，使接受有创治疗的患者充分了解将实施的治疗以及可能发生的并发症，赞同者应签名作为医疗法律依据。目前，电子病历系统是美容牙科病历记录的发展趋势，但尚未规范，相信不远的将来，电子病历必将替代传统的病历，学科的发展将会上一个新台阶。

二、牙位记录

（一）Palmer-Zsigmondy 公式记录方法

临床常称为部位记录法，使用统一的符号，方便病历记录。

该记录法采取面对患者，用“——┼——”将全口牙齿分为上、下、左、右四区，横线表示口裂，横线上代表上颌，横线下代表下颌，纵线代表中线，纵线左代表患者右侧，纵线右代表患者左侧。用阿拉伯数字 1～8 分别依次代表恒牙，用罗马数字Ⅰ～Ⅴ或英文字母 A～E 代表乳牙，乳牙和恒牙的牙式如下：

ⅤⅣⅢⅡⅠ	ⅠⅡⅢⅣⅤ
ⅤⅣⅢⅡⅠ	ⅠⅡⅢⅣⅤ

8 7 6 5 4 3 2 1	1 2 3 4 5 6 7 8
8 7 6 5 4 3 2 1	1 2 3 4 5 6 7 8

（二）国际牙科联合会系统

国际牙科联合会系统（简称 FDI），用 1 代表右上区，2 代表左上区，3 代表左下区，4 代表右下区，5 代表乳牙右上区，6 代表乳牙左上区，7 代表乳牙左下区，8 代表乳牙右下区。牙的位置用两位数字表示：十位数代表牙列分区，个位数代表牙。其特点是按顺时针分区，牙位从中线向两侧记录。

恒牙编号：

18 17 16 15 14 13 12 11	21 22 23 24 25 26 27 28
48 47 46 45 44 43 42 41	31 32 33 34 35 36 37 38

乳牙编号：

55 54 53 52 51	61 62 63 64 65
85 84 83 82 81	71 72 73 74 75

（刘斌钰）

5 第五章 损容性牙科疾病美容治疗技术

损容性牙科疾病主要是指损害牙体及牙周形态结构及功能的疾病，也是牙体缺损与牙列缺损的主要病因，美容牙科学的治疗与修复技术多数与该系列疾病密切相关，是美容牙科技术的重要临床基础。

第一节 损容性牙体牙髓疾病美容治疗

一、常见损容性牙体疾病美容治疗

常见的损容性牙体疾病主要有龋病、牙髓病、根尖周病、牙齿形态异常、牙齿结构异常以及牙体损伤等。

（一）龋病

龋病是一种以细菌为主的多种因素共同作用下，所导致的牙齿硬组织的慢性进行性破坏疾病，表现为无机质的脱矿和有机质的分解，随着病程的发展而有色泽变化到形成实质性病损的演变过程。龋病被世界卫生组织列入与癌肿和心血管疾病并列的人类三大重点防治疾病。龋病给人类造成的危害甚大，特别是病变向牙齿深部发展后，可引起牙髓病、根尖周病、颌骨炎症等一系列疾病，严重影响全身健康(图 5-1)。随着牙齿硬组织的进一步破坏，可逐渐造成牙冠缺损，成为残根，终致牙齿丧失，破坏咀嚼器官的完整性，不仅影响消化功能，而且在儿童时期还可以影响牙颌系统的生长发育，甚至导致牙殆颌面畸形。

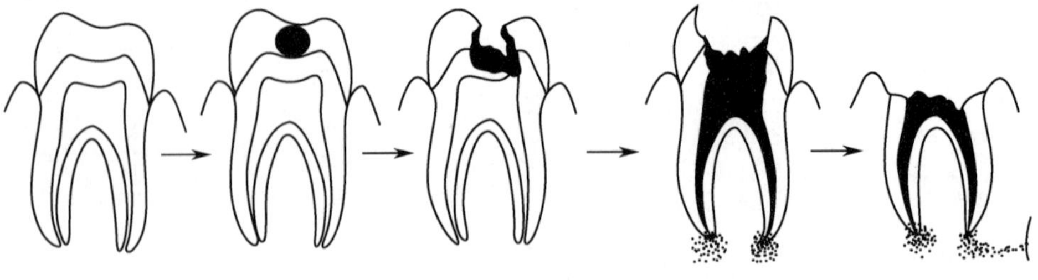

图 5-1　龋病发展过程示意图

1. 病因　目前公认的龋病病因学说是四联因素学说，主要包括细菌、食物、宿主和时间。

2. 临床表现　龋病的临床表现特点是牙齿的色、形、质都发生改变。最初表现为白垩色斑块，以后因着色而越来越深；形状破坏刚开始探诊时可有粗糙感，逐渐出现了龋洞；质地也可变得疏松软化，很容易崩解或劈裂。

3. 诊断 主要依靠病史，临床表现特点，有时对难以确诊者（如邻面龋），可借助 X 线片协助诊断。

4. 治疗（表 5-1）

表 5-1 龋病的治疗

治疗方式	适 应 证	常用药物或材料	应 用 方 法
化学疗法	早期釉质龋	75％氟化钠甘油糊剂、8％氟化亚锡等	隔湿、吹干、涂布药物，反复若干次
再矿化疗法	早期釉质龋	再矿化液（含钙、磷、氟，pH＞7.0）	每日含漱
窝沟封闭	窝沟浅龋及儿童龋病的预防	复合树脂，如双酚 A 甲基丙烯酸水甘油酯	复合树脂修复法
修复性治疗	各类龋病，尤其是造成牙体缺损和损容性牙齿疾病时	银汞合金、玻璃离子、复合树脂（美容牙科最常用）	备洞、隔湿、直接充填或垫底充填

（1）治疗目的与原则：龋病治疗的目的在于终止病变过程，保护牙髓，恢复牙的形态、功能及美观，并维持与邻近软组织的正常生理解剖关系，其治疗原则是针对不同程度的龋损，采用不同的治疗方法。

（2）充填治疗：一般来说，龋病大多数都要用充填的方法来治疗，即去除龋坏组织，制成一定洞形，然后选用美容修复材料修复缺损部分，恢复牙的形态和功能。

1）窝洞预备：用牙体外科手术的方法将龋坏组织去净，并按要求备成一定形状的洞形，以容纳和支持修复材料，这一步骤称为窝洞预备简称备洞，所备成的洞叫窝洞。

①G. V. Black 分类法：1908 年 Black 根据龋洞发生的部位将龋洞分为 5 类，仍为目前国际上普遍采用的窝洞分类法。

Ⅰ类洞：为发生在所有牙面发育点隙裂沟的龋损所备成的窝洞。

Ⅱ类洞：为发生于后牙邻面的龋损所备的窝洞。

Ⅲ类洞：为前牙邻面未累及切角的龋损所备成的窝洞。

Ⅳ类洞：为前牙邻面累及切角的龋损所备成的窝洞。

Ⅴ类洞：所有牙的颊（唇）舌面颈 1/3 处的龋损所备成的窝洞。

②窝洞预备的基本原则：备洞修改必须遵守以下基本原则：第一，去净龋坏组织；第二，保护牙髓组织；第三，尽量保留健康牙体组织；第四，预备抗力形和固位形。

2）术区隔离：备洞完成后，必须将准备修复的牙与口腔环境隔离开来，其目的是防止唾液进入窝洞，以避免唾液中的细菌污染洞壁，水分和蛋白质等成分影响充填材料的性能和与洞壁的密合。四手操作能很好地隔离整个备洞过程的术区，视野更清楚，手术不会受唾液、口腔软组织及舌的干扰。常用的隔离方法有下列几种：①棉卷隔离：即用消毒棉卷吸去术区附近的唾液，从而达到隔湿目的；②吸唾器：利用水流和抽气产生的负压，吸出口腔内的唾液；③橡皮障隔离法：橡皮障隔离是用一块橡皮膜，经打孔后套在牙上，利用橡皮的弹性紧箍牙颈部，使牙与口腔完全隔离开来。橡皮障隔离一般需在四手操作下进行，此法具有较多优点。橡皮障将术区与口腔完全分隔开来，不仅使术区不被唾液污染，而且不受口腔湿气的影响。同时，可防止手术过程中对牙龈、口腔黏膜和舌的损伤，避免手术器械、切屑的牙体组织、碎屑及修复材料等吞入或吸入食管气管，确保手术安全。此外，避免医生手接触患者唾液，减少医源性交叉感染，特别是防止乙型肝炎和艾滋病病毒的传播。

3）窝洞垫底：在洞底（髓壁和轴壁）垫一层足够厚度（>0.5 mm）的材料，隔绝外界和修复材料的温度、化学、电流及机械刺激，同时有垫平洞底，形成充填洞形，承受充填压力和咀嚼力的作用。

4）充填：选用适当的修复材料，填入预备好的窝洞，恢复牙的外形和功能。这是牙体修复的最后一步。①充填材料的选择：视具体情况选择适宜的充填材料，目前多用复合树脂类材料；②恢复牙的形态和功能：将选择好的充填材料，按不同材料的要求进行操作，使材料与洞壁密合，初步恢复牙的外形。在规定的时间内雕刻外形，最后打磨、抛光。

（二）牙髓病

牙髓病是指牙髓组织的疾病（表 5-2）。牙髓急性炎症时，血管充血、渗出物积聚，导致髓腔内压力增高，使神经受压，加以炎性渗出物的刺激而使疼痛极为剧烈。牙髓病变最终结果是导致牙齿成为死髓牙，亦可引起牙齿变色等问题。

表 5-2　牙髓病

疾病分类	病　　因	临床特点	诊　　断	治　　疗
急性牙髓炎	多为龋病，偶有理化因素	剧烈疼痛，自发性阵发性疼痛、夜间疼痛加剧、温度刺激痛、疼痛不定位	视诊、探诊、冷热诊、电活力测试	应急需要开髓引流主要根管治疗；有时也用盖髓术、活髓切断术、干髓术
慢性牙髓炎	多为龋病	多有长期冷热刺激痛病史，多为隐痛或钝痛	视诊、探诊、叩诊，多需要与深龋相鉴别	根管治疗
牙髓坏死	多由各型牙髓炎引起，也可由创伤，温度刺激引起	一般无症状，多数伴有牙体变色	电活力测试牙髓无活力	根管治疗
牙髓变性		多见牙髓钙化与牙内吸收，一般无症状	X线	根管治疗 复合树脂修复 烤瓷冠修复

（三）根尖周病

根尖周病是指发生在牙根尖部及其周围组织包括牙周膜、牙槽骨及牙骨质的各种类型的疾病（图 5-2，表 5-3）。

1. 根管治疗术　为治疗牙髓坏死及根尖周病的主要方法，通过清除根管内的坏死、坏疽牙髓和病原刺激物，并行适当的根管消毒和良好的根管充填，以去除根管病原刺激物对根

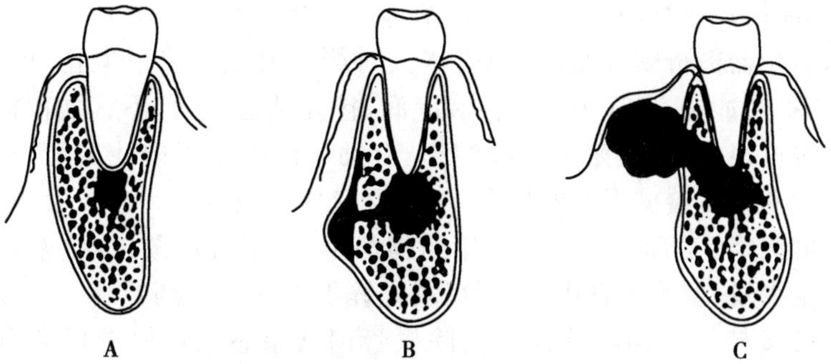

图 5-2　急性化脓性根尖周炎发展的 3 个阶段

A. 根尖周脓肿期；B. 骨膜下脓肿期；C. 黏膜下脓肿期

表 5-3　根尖周病

疾病分类		临床特点	诊断	治疗
急性根尖周炎	急性浆液性根尖周炎	牙齿伸长，患牙早接触，咬合不适或咬合痛	叩痛（＋）	药物治疗 根管治疗
	急性化脓性根尖周炎	伸长感加重，轻度松动，不敢咬合，持续性疼痛或形成脓肿	叩痛（＋＋），X 线	开髓引流 根管治疗
	急性化脓性根尖周炎根尖周脓肿期	自发性强烈、持续性跳痛，伸长感加重，不敢咬合	叩痛（＋＋）～（＋＋＋），松动Ⅱ～Ⅲ度，X 线	开髓引流 根管治疗
	急性化脓性根尖周炎骨膜下脓肿	持续性、搏动性跳痛更加剧烈，疼痛难以忍受	叩痛（＋＋＋），松动Ⅲ度，伴有体温升高、乏力等全身症状，X 线	开髓引流 切开引流 根管治疗
	急性化脓性根尖周炎黏膜下脓肿	根尖区黏膜的肿胀已局限，呈半球形隆起自发性胀痛及咬合痛减轻	扪诊时，波动感明显叩痛（＋）～（＋＋），X 线	开髓引流 切开引流 根管治疗
慢性根尖周炎		一般无明显的自觉症状，有的患牙咀嚼时有不适感。患牙有牙髓病史、反复肿痛史，或牙髓治疗史	叩诊反应无明显异常或仅有不适感，一般不松动，X 线	根管治疗

尖周组织的不良刺激，防止发生根尖周病变或促进根尖周病变的愈合。根管治疗还是许多固定修复的治疗学基础。

（1）适应证：牙髓坏死、坏疽；各型根尖周炎，急性根尖周炎应在应急治疗后进行；牙髓-牙周联合病变。

（2）根管器械：①光滑髓针；②拔髓针；③扩孔钻；④根管锉；⑤充填牙胶用器械：侧向充填器、垂直充填器、短柄充填器。

（3）操作步骤：①根管预备：去除根管内的牙髓组织、细菌、代谢产物及感染的牙本质。根管预备包括开髓、拔髓、根管扩大和冲洗、测量根管长度等。目的是清理根管和成形根管，将根管预备成连续的锥形。根管扩大可消除感染的根管壁，使根管通畅，使细小根管变粗，使弯曲根管变直，有利于根管的消毒和充填。充填时要正确使用器械，循号渐增，不可跳号，防止器械折断和滑脱，根管扩大时严防器械超出根尖孔，扩孔钻和扩孔锉应交替使用，边扩边冲洗，保证根管清洁和湿润，扩孔钻遇阻力，不宜强行扩大，防止器械折断。根管冲洗可消毒灭菌，溶解坏死组织，有助于清除根管内残余组织，润滑根管壁，有利于根管扩大和减少器械折断的机会，使根管壁牙本质软化。在根管预备过程中也要将根管工作长度测定。②根管消毒：常用药物消毒，如甲醛甲酚、樟脑酚等，将这些药物用纸捻或棉捻蘸少量，留置根管中，窝洞用氧化锌丁香油黏固剂暂封。③根管充填：借助根管充填材料缓慢持久的消毒作用，消除根管内残余感染，促进根尖周病变的愈合；同时，利用根管充填材料，严密封闭根管，隔绝根管与根尖周组织的交通，杜绝再感染。目前临床上常用糊剂加牙胶尖充填或者根管充填机充填，不论什么方法关键要充填严密。

（4）疗效评定标准：①临床标准：牙冠修复合适；软组织颜色及结构正常；水肿及窦道消失；无触痛和叩痛；牙活动度在生理范围内；牙咀嚼功能正常。②X线标准：牙根完整；根管严密适填；根管无侧穿、无异物及器械折断。③复查标准：根尖无吸收现象；根尖周骨质的形态和结构正常，无新骨质稀疏区发生，原有骨质稀疏区消失。④生物学标准：根尖周病变已控制；根尖周组织和牙周组织完整；咬合关系正常。

（四）牙齿形态与结构异常

牙齿形态异常与结构异常是引起牙齿损容性疾病中很常见的一类。其主要包括过小牙、巨大牙、畸形中央尖、畸形舌侧窝、牙折（图 5-3）、磨损、楔状缺损（图 5-4）、釉质发育不全、氟牙症和四环素牙等（表 5-4）。

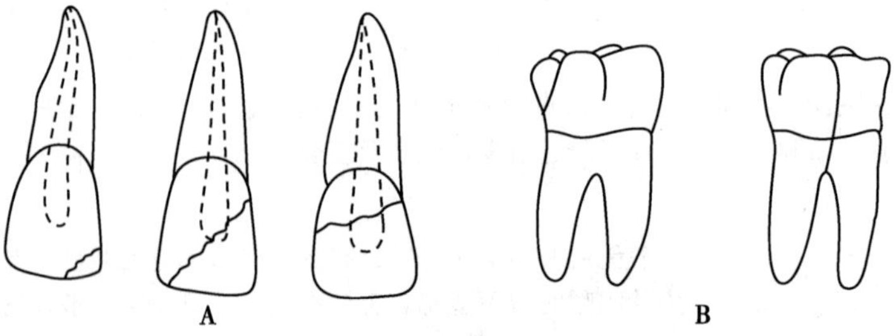

图 5-3　牙折（冠折）

二、着色牙漂白技术

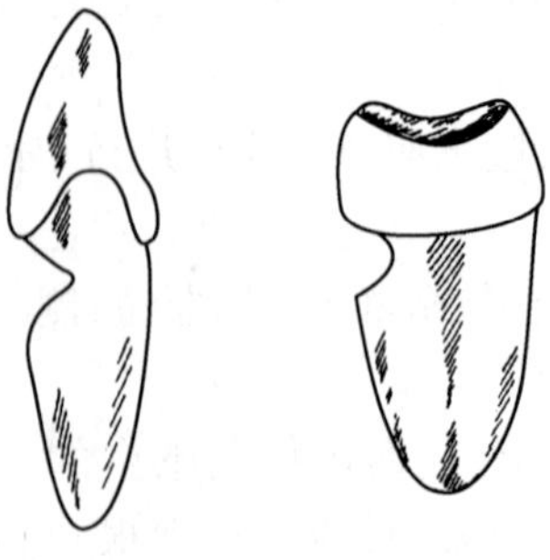

图 5-4　楔状缺损

（一）牙齿着色的原因及分类

牙齿的着色分为内源性着色和外源性着色两种。

1. 内源性着色　系指局部或系统性原因造成的牙齿内部矿化组织的颜色改变。内源性着色常因牙齿发育缺陷、氟牙症、四环素、外伤牙、牙髓失活变色及增龄等原因造成。牙齿发育缺陷、氟牙症和四环素牙导致的颜色改变主要发生在牙内矿化组织。牙齿外伤及牙髓失活后由于髓腔内出血，生成含有高价血红蛋白的有色物质进入牙本质小管，引

表 5-4 牙齿形态异常与结构异常常见损容性疾病

损容性疾病	病因	临床表现	美容治疗
过小牙和巨大牙	发育异常	超越了解剖正常值范围与牙列中其他牙齿不相称	复合树脂贴面修复、烤瓷冠修复
畸形中央尖	发育异常	多见于下颌第二前磨牙,中央窝处有圆锥形突起,常折断引起牙髓病等致牙色异常	根管治疗后行烤瓷冠修复
畸形舌侧窝与畸形舌尖	发育异常	多见于上颌侧切牙,偶见于中切牙,舌侧窝凹陷过深或舌隆突过高,易患龋病等疾病致牙色异常	复合树脂贴面修复、烤瓷冠修复
牙折	外伤	主要有冠折、根折和冠根斜折,根据损伤牙髓的程度出现不同症状	复合树脂贴面修复、烤瓷冠修复,(损伤牙髓则需要根管治疗)
磨损	长期的机械摩擦	多数为牙本质过敏症状	脱敏或根管治疗后可以行烤瓷冠修复
楔状缺损	不当的刷牙方法,牙颈部的结构及牙体疲劳	前磨牙和尖牙等牙齿的颈部出现楔形缺损	复合树脂贴面修复、缺损深在的根管治疗后可行烤瓷冠修复
釉质发育不全	牙发育期间,由于全身疾患、营养障碍或乳牙严重根尖周病	轻症:釉质形态基本完整,仅有色泽和透明度的改变,形成白垩状釉质;重症:横沟状缺陷与窝状缺陷,或蜂窝状	复合树脂贴面修复、烤瓷冠修复
四环素牙	母亲在怀孕期间或儿童在 7 岁以前服用四环素类药物	牙齿颜色呈黄色、棕褐色或深灰色,阳光可以促进颜色的演变,所以切牙的唇面最先变色。牙齿颜色与四环素药物种类、剂量和疗程长短相关	漂白技术,贴面修复,烤瓷冠修复。妊娠和哺乳期妇女及 7 岁以下的小儿不宜使用四环素类药物
氟牙症	牙齿生长发育期饮用水或食物,甚至空气中氟含量过高(饮用水中氟含量高于 1 ppm),即可发生氟牙症,高于 3 ppm,则发病率达 100%	轻度:釉质表面出现不透明的白垩状斑块,但釉质仍有硬度和光泽;中度:釉质出现黄褐色或暗棕色斑块,以上前牙最为明显,牙釉质仍光滑坚硬;重度:多数牙甚至全口牙出现黄褐色斑块,同时有线状、点状或窝沟状缺损,凹陷内有较深的染色,牙面失去光泽	漂白技术,贴面修复,烤瓷冠修复;通过改良水源,降低饮水中氟的含量,氟牙症可以完全预防

起牙本质颜色的改变，同时牙体硬组织水分减少又引起折光性和透光性改变。内源性着色多用漂白方法进行治疗。

2. 外源性着色　牙体表面沉积或钙化可造成外源性着色。外源性着色是由于色素沉积在牙齿表面的唾液薄膜上。色素来源于食物、饮料、牙菌斑、吸烟或由口腔内糖与氨基酸的相互作用产生。结石、菌斑和唾液薄膜的存在为色素的沉积提供了一定的场所。外源性着色可以用洁治术或抛光的方法去除。

（二）漂白技术

最早的漂白技术是1877年用草酸漂白，随后又发展到用不同浓度的盐酸。1884年过氧化氢用于牙齿漂白，并很快被确立为最有效的漂白剂，同时用电流、紫外线、红外线、激光、冷光等加速牙齿漂白的方法也应运而生（图5-5）。活髓牙的夜间漂白技术使漂白技术由医院走向家庭，现在甚至被普遍认为是一种安全有效、方便而且适用范围广泛的方法。

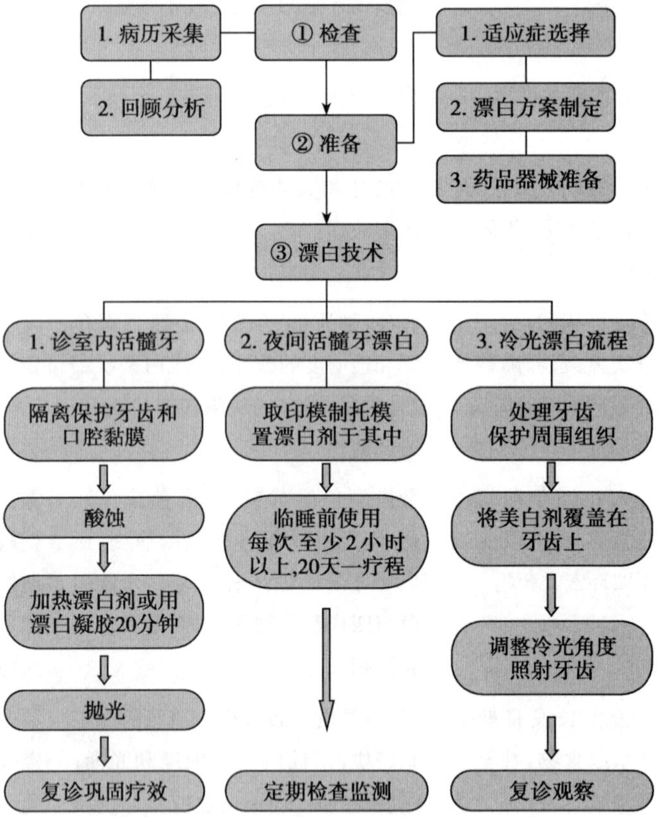

图5-5　牙科漂白技术流程

1. 漂白技术的优缺点

（1）优点：①价格低廉；②损害最小，在没有破坏牙齿结构的基础上可以达到牙齿美白的目的；③运用漂白治疗获得美白牙齿时，不需要像其他修复那样需要在口内放置修复材料；④可以改善其他美容牙科方法联合治疗的效果。

（2）缺点：①漂白技术的作用对于天然牙不是永久的；②复诊次数较多；③该技术并不是对所有的牙齿变色都有效，而且不能改变牙齿的形状、大小和位置；④漂白的结果有时是不可预知的，对于一些病例甚至是危险的，如一些患有系统性疾患的老年人。

2. 诊室内活髓牙漂白　成功的漂白，取决于仔细地诊断和病例的选择，同时还依靠详尽的治疗计划来决定如何以及何时漂白能够使期望的美观效果和牙齿健康达到最佳。一些患者愿意将他们所有的治疗在诊室内完成。活髓牙漂白的诊室内治疗技术，全部基于高浓度过氧化氢溶液的使用（图 5-6）。

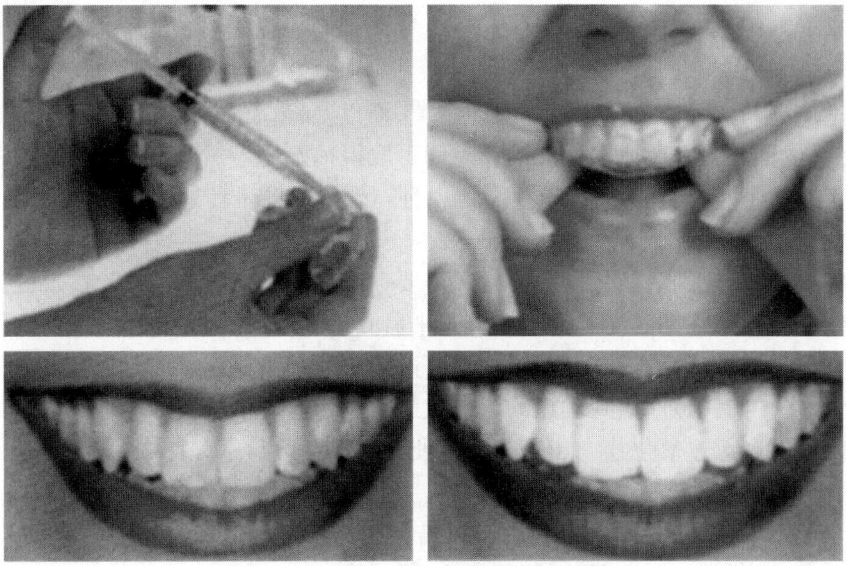

图 5-6　诊室内牙科漂白技术方法与效果

（1）漂白材料：①漂白溶液：最古老、最标准的漂白剂是 30%～35%的过氧化氢溶液；②漂白光线：一些光和热可以加速漂白反应；③护目镜：用来保护患者和医护人员。

（2）漂白前准备：①治疗前用照片作为对比资料；②隔离保护牙齿和口腔黏膜；③对于着色严重的牙齿，使用 35%的磷酸酸蚀每个牙齿的唇面或舌面 5～7 秒，可以提高漂白溶液的渗透性以及最大程度地去除着色，彻底清洗并干燥牙齿。

（3）临床应用：①加热漂白：将镜头纸剪成牙面大小，蘸以 30% H_2O_2 贴敷于牙面，用带光的红外线灯照射敷纸牙面 20～30 分钟，治疗中保持加热过程中纸片湿润。②漂白凝胶：由 35% H_2O_2 与二氧化硅配制而成的凝胶，可在诊室内不加热进行漂白治疗；这种凝胶的黏稠度使之能够紧密地保留在患牙表面，持续释放 H_2O_2，减少漂白剂与软组织接触；此种治疗需多次，每次 20～30 分钟。③根据变色原因与变色严重程度不同，在实际漂白过程中有些差异：A. 不同疾病治疗次数不同：外源性着色 1 次多会出现显著效果，氟牙症 1～2 次也可看到显著改观，而四环素牙通常需要 3 次以上的治疗；B. 由于着色的严重程度不同，漂白溶液可以做一定的调整，漂白方法也可以有所不同；C. 其脱色机制为过氧化氢导致表层下脱矿，造成空隙，改变了釉质组织结构，使釉质透明度发生变化；同时过氧化氢遇组织及微量重金属离子等物质能迅速分解，释放出活泼的初生态氧，使有色物质被漂白。使用

30%过氧化氢加热脱色时，不但能使着色区脱色，而非着色区亦能增白。

（4）漂白完成：完成漂白后，可用抛光片和抛光轮修整所有漂白的牙齿，对于需要持续数周治疗的患者，让其在家每天使用氟化钠凝胶来预防敏感，推荐患者每年一次的“修饰性”漂白来巩固疗效。

3. 夜间活髓牙漂白　又称家庭漂白、牙列套漂白，是一项简单、更为安全且相对价格便宜的漂白治疗选择。这项技术使用预成或定制的牙列套和对牙齿较温和的漂白剂10%～15%的过氧化脲。

（1）漂白剂：主要用的是10%～15%的过氧化脲，10%的过氧化脲与3%的过氧化氢效力相等，这个浓度比诊室内活髓牙漂白技术应用的30%～35%的过氧化氢要温和的多。

（2）适应证与禁忌证：①适应证：对牙齿黄、橙以及轻微的棕色变色都会取得很好的效果；一些较浅的四环素着色通过延长治疗时间可取得很好的疗效，但最好与诊室内治疗相结合；轻-中度氟牙症；各类外源性着色；②禁忌证：严重的四环素牙、吸烟者、孕期或哺乳期妇女。

（3）临床技术：夜间活髓牙漂白通常只需要一次最初的咨询预约，一次夜间漂白牙列套试戴的预约以及在治疗期间简单的定期检查来监测患者的进展。技术关键在于牙列套制作是否合适，这与平常取印模、制模型的基本功分不开；另外需要注意的是漂白凝胶的黏稠度。一般的患者2～6周就可以达到理想的漂白效果。此项技术较以往漂白技术，能长时间、低浓度、缓慢、持续释放过氧化物，具有安全、方便、有效的优点，家庭漂白是近年才开始报道的新技术，对于其远期疗效，还需进一步观察。

4. 冷光漂白　是一种相对较新的技术，是目前相对有效及安全的牙齿脱色技术。

（1）适应证：各类外源性着色、四环素牙、氟牙症、老年或遗传性黄牙等也有疗效。

（2）漂白剂：冷光美白剂的主要成分为过氧化氢及直径在20 nm以内的二氧化硅，并配以其他特殊的美白成分。不仅对牙齿有很好的美白效果，更使牙齿在美白后产生光泽，一般效果至少可以维持2年以上。

（3）冷光美白仪操作过程：①记录治疗前牙齿的颜色或者拍照；②戴上护目镜，用抛光沙在牙齿表面进行简单处理；③戴上开口器，涂上护唇油，涂牙龈保护剂；④将调好的美白剂覆盖在上下各8颗或更多的牙齿表面，美白剂的调配要适中，涂抹厚度2～3 mm；⑤调整冷光角度，灯头越接近开口器越好，并与牙齿表面呈90°角垂直；⑥每个疗程8分钟，尽量做完3个疗程。

（4）注意事项：①6岁以下儿童、孕妇与严重的牙周病患者禁忌；②美白完成后，吸掉美白剂，取下光固化树脂，用水冲洗牙齿及牙缝，取下开口器及护目镜；③做好美白后的牙齿比色，可照相存档。

5. 无髓变色牙的漂白　各种原因引起牙髓出血后，由于毛细血管血液进入牙本质小管，这些血液分解，血红蛋白氧化变性，后者含高价的铁，使牙齿呈棕褐色。这种着色牙可以用内漂白的方法予以治疗。由于死髓牙的染色主要在牙本质层，利用外漂白法及光固化复合树脂修复疗法效果不理想。

（1）漂白剂：①30%过氧化氢与乙醚，按5∶1混合；②30%过氧化氢与2%～4%次氯酸钠溶液；③30%过氧化氢及过硼酸钠；④30%过氧化氢；⑤过氧化脲。

（2）方法：患牙做常规根管治疗术后，在根管口下 2 mm 左右用磷酸锌黏固粉垫底，髓室内封入上述漂白剂，用氧化锌丁香油黏固粉暂封，隔 3 天换药 1 次，约 4～7 次。

（三）漂白技术实例

1. 氟牙症的漂白治疗

（1）含有盐酸的漂白法：对氟牙症来说，效果最显著的是含有盐酸的漂白剂，用 36%盐酸、30%过氧化氢和乙醚（按 5∶5∶1 的比例调和）配成漂白液，用棉签蘸混合液涂于被治牙面上，反复多次直至满意为止。含有盐酸的漂白液会引起斑釉表面粗糙，容易再着色。为了克服该缺点，常用打磨、抛光等方法消除。这种方法可造成牙表面粗糙，但简单、方便、有效。

（2）过氧化氢红外线加热法：用 30%过氧化氢红外线加热法，主要造成表层下脱矿、表层基本完整。这种疗法就诊次数多，时间长，要求一定设备，操作较复杂，但能较好地保持牙齿表面的完整性，所造成的表层下脱矿可再矿化修复，脱色效果较好。

（3）家庭夜间漂白法：患者可以自行操作，用 11%过氧化脲凝胶制剂，也是先制作托膜，将脱色剂置于托膜内指导患者于每晚清洁牙齿后戴于着色牙上，次日晨取下，每次时间不得少于 2～3 小时，20 天为一疗程，每一疗程用 10～15 ml 的 11%过氧化脲凝胶。

（4）其他方法：重度氟牙症着色严重、有缺损，单纯用脱色法不能达到改善美观，恢复功能的目的。因此，对于重度氟牙症，必须采用光固化复合树脂修复，瓷贴面，烤瓷冠修复等方法修复。

2. 四环素牙的漂白治疗

（1）外脱色法：清洁牙面，用凡士林涂龈缘，将浸过 30%过氧化氢液的吸药纸片贴敷于前牙唇面，与龈缘应留有少许距离，红外线或白炽灯照射 10 分钟；共 5～8 个疗程。高浓度过氧化氢可使釉质酸蚀脱矿，呈白垩色，降低釉质原有的透明度，使已着色的牙本质反映度降低，随着时间的推移，釉质再矿化，透明度增加，色泽又复原，一般在 0.5～1 年后牙色又可复原。也可采用 10%过氧化脲凝胶夜间漂白等。

（2）内脱色法：即为脱色目的而行牙髓摘除术，按常规根管治疗术后，将根管充填物降至根管口下 2～3 mm，脱色时在髓室中封入 30%过氧化氢液与过硼酸钠调成的糊剂。每 3 天换药 1 次，约 4～6 次，当色泽满意时，用复合树脂充填窝洞。此法能有效地去除或改变原来结合在牙本质中的四环素含量，荧光水平明显降低，临床效果较为理想。对因职业关系，迫切要求美观而又不伴有釉质缺陷者，可选用此法。它的缺点是使活髓牙成为无髓牙。同时过氧化氢液扩散至颈部牙周膜，引起局部炎症反应，可导致牙颈部外吸收，该方法近期疗效虽可靠，其远期疗效尚待观察。

三、美容牙科临床常用材料

美容牙科的治疗效果在很大程度上依赖于口腔材料。20 世纪末，新材料、合成材料日新月异，大大促进了美容牙科的发展，新材料的涌现，使临床修复技术明显提高。下面主要介绍几种临床常用的材料（表 5-5）。

表 5-5 美容牙科临床常用材料

材料	性能					使用方法及用途
	凝固时间	粘结性	物理机械性能	化学性能	生物学性能	
磷酸锌水门汀	3～6 分钟	粘结作用较好（依靠渗透和机械锁结）	凝固后，压缩强度较大，不导电，导热性比较差	长期在口腔环境中将被逐渐溶解	初期酸性较强，刺激牙髓和牙龈	采取分割调和法 用于各类固定修复体与牙体的粘结，也可用于口内治疗的临时性充填或垫底及乳牙充填等
聚羧酸锌水门汀	5～8 分钟	粘结力大于磷酸锌水门汀	略差于磷酸锌水门汀。不导电，热导性较差	在唾液中有一定的溶解性，粉少液多时溶解度增大	对牙髓牙龈的刺激性比较小，可以直接垫底，但不能用于盖髓	采用分割调和法，调和要快，在 45 秒内完成 粘结性比较好，对牙髓的刺激小，常用于固定修复体与牙体的粘结，也可用于深龋窝洞的直接垫底，但强度稍差
玻璃离子水门汀	5～8 分钟	粘结边缘封闭性好于其他水门汀	凝固后性能比较好，压缩强度较大，耐磨性也比较好。导电和热导性较差	在酸性环境中会引起表面的腐蚀和溶解	对牙髓有刺激作用，小于磷酸锌水门汀	分割调和法，可替代传统的充填材料。有防龋的作用，曾用于窝沟封闭
氧化锌丁香油水门汀	4～10 分钟	粘合力比较低	相对比较差，拉伸强度、表面硬度和耐磨性均较差。导电和热导性也差	溶于水和唾液，对复合树脂有阻聚作用	对牙髓刺激比较小，有安抚、镇痛的作用，能促进修复性牙本质的形成	采用分割调和法 常用于口内的暂时性充填，深龋窝洞的底层垫底，间接盖髓，根管充填等
树脂粘结材料	常温下 3～5 分钟，光照下快速固化	粘结性良好	物理性能良好，有足够的强度，导电和热导性也差	化学稳定性较好，溶解少	生物相容性好，对牙髓刺激小，有防龋作用	直接使用，无需调和美容牙科最常使用的各类龋病的充填材料，各类损容性疾病常用的修复材料，固定修复体与牙体的粘结材料

第二节　损容性牙周疾病美容治疗

牙周组织包括牙龈、牙周膜、牙槽骨和牙骨质，统称为牙齿周围的支持组织。健康的牙周组织不仅是口腔行使功能的保证，而且是表现容貌美的因素，特别是牙龈的颜色、形态、龈缘曲线以及牙龈与牙齿比例的协调、色彩的和谐是表现面部下 1/3 以及整个容貌美方面的重要因素。牙周病广义指发生在牙周组织上的疾病，包括牙龈病和牙周病；狭义仅指牙周炎。

一、损容性牙龈疾病

牙龈病是指一组发生于牙龈组织而不侵犯其他牙周组织的疾病。其病因有两类：一是局部刺激因素，如牙菌斑、牙石、食物嵌塞、创伤𬌗、口腔不良习惯等；二是全身性促进因素，如内分泌失调、营养不良等。

（一）基本病变

牙龈病变时，牙龈往往发生颜色、外形、龈缘曲线、质地等多方面的变化，这些变化不仅给患者带来生理上痛苦，还造成影响美观的心理负担。

1. 牙龈颜色　正常牙龈呈粉红色，由红色的唇、颊黏膜过渡到黄白色的牙齿，给人以和谐的色彩感。有炎症时，牙龈充血、水肿，游离龈和龈乳头乃至附着龈都呈鲜红色或暗红色，破坏牙龈与牙齿间色彩的协调。若牙龈出血，则会给人带来不良的视觉感。

2. 牙龈外形　牙龈分为游离龈、附着龈和龈乳头。正常游离龈宽度约 1 mm，龈缘薄如刀刃，呈连续的半月形弯曲，围绕着牙颈部，其边缘线高低起伏，形似波浪。附着龈在游离龈根方，质地坚韧，表面有呈橘皮状凹陷的点彩。龈乳头是两牙间牙龈的乳头状突起，参与龈缘波浪形曲线的构成。

牙龈炎症时，龈组织肿胀，龈缘肥厚，龈乳头圆钝，牙龈与牙面不再紧贴。点彩可因组织水肿而消失。以渗出为主的炎症，牙龈呈光亮松软的肥大，龈缘有时有糜烂物渗出；以纤维增生为主的炎症，牙龈呈坚韧的肥大，有时可呈结节状并盖过部分牙面。牙龈退缩表现的龈缘向根端下移，使部分根面暴露，牙冠变长，牙间隙增加。这些形态的改变，严重破坏牙周与牙齿的比例及与其他口腔组织结构的协调一致性。

3. 牙龈质地　急性炎症时，由于牙龈组织炎症浸润，充血水肿，牙龈质地变得松软脆弱；慢性炎症时，纤维增生，牙龈变得坚硬肥厚，牙龈缺乏弹性，失去坚实感。

4. 龈沟深度及附着水平　健康牙龈龈沟深度一般在 3 mm 以下，龈炎时，龈沟探诊深度往往超过 3 mm。这时龈沟深度的增加是由于牙龈肿胀或增生，龈缘上升所致，而龈沟底的上皮附着水平正常，仍位于釉牙骨质界处，未发生附着丧失而降低，故称为假性牙周袋，这是区别牙龈炎和牙周炎的一个重要标志。

5. 口腔气味　部分牙龈炎患者口中散发出腐败性气味，给他人带来不良嗅觉感，影响自身社交形象。

（二）牙龈病常见类型

牙龈病在临床上有很多种类型，包括慢性单纯性龈炎、增生性龈炎、青春期龈炎、妊娠期龈炎、药物性牙龈增生等（表 5-6）。

表5-6　各类牙龈炎比较

分类	主要病因	临床特点	治　　疗
慢性单纯性牙龈炎	菌斑是牙龈炎的始动因子。牙石、不良修复体、食物嵌塞、口呼吸等加重炎症	下前牙区与上后牙是好发部位。患处牙龈充血发红，水肿光亮而松软，龈缘变厚不再与牙面黏附，牙间乳头变得圆钝、肥大。有牙龈出血，无附着丧失，X线片上也无牙槽骨的吸收	用洁治术彻底清除牙石，控制菌斑，并改正一切造成菌斑滞留和刺激牙龈的因素 教会患者控制牙菌斑，才能保持疗效，防止复发
增生性龈炎	牙龈的慢性炎症，同时伴有细胞和胶原纤维的增生，本病多发生于青少年	多发生于上、下前牙的唇侧牙龈，颜色深红或暗红，松软光亮易出血。龈缘肥厚，龈乳头呈球状增大，甚至可覆盖部分牙面	保持良好的口腔卫生 洁治术，严重患者可行牙龈成形术、牙周塞治和牙龈按摩
青春期龈炎	内分泌的改变，局部刺激如口呼吸或正在萌牙、替牙的部位，以及正畸形治疗的牙齿等	本病好发于前牙唇侧的牙间乳头和龈缘，舌侧牙龈较少发生。唇侧牙间乳头常呈球形突起，牙龈暗红或鲜红，水肿松软和光亮，与一般的慢性肥大性龈炎无明显的区别。本病易复发，而青春期过后，病情有自然缓解的趋势	首先应进行洁治术除去牙石，授以正确的刷牙和控制菌斑的方法，建立起良好的口腔卫生习惯，防止复发 过度肥大增生者需手术切除
妊娠期龈炎	性激素水平的改变（主要是黄体酮）	牙龈鲜红或暗红，极度松软光亮，轻触之极易出血，有时甚至自动出血，一般无疼痛	仔细轻巧的除去一切局部刺激因素，同时应进行细致口腔卫生教育。避免使用抗生素等全身用药消炎，以免影响胎儿
药物性牙龈增生	长期服用某些药物而引起牙龈增生和体积增大。如癫痫药苯妥英钠（大仑丁）、环孢素、硝苯地平	最初呈小球状突起于牙龈表面，继之增生的乳头逐渐增大而相连，盖住部分牙面，严重者可波及附着龈，并妨碍咀嚼。牙龈表面呈桑葚状或呈分叶状。质地坚实，略带弹性，呈淡粉红色，一般不易出血，无痛	停药或更换它药。主要控制菌斑和口腔卫生，增生严重的需要手术切除并修整外形

二、损容性牙周疾病

牙周炎是侵犯牙龈和牙周支持组织的慢性炎症破坏性疾病，其主要特征为牙周袋形成和袋壁的炎症，牙槽骨吸收和牙齿逐渐松动，也是导致成年人牙齿丧失的主要原因。

（一）基本表现

1. 牙周袋形成　牙周袋是病理性加深的龈沟，是由于沟（袋）底附近结缔组织中胶原纤维等细胞间质被细菌产生的酶类溶解破坏，其冠方部分与牙面分离形成。牙周袋是牙周炎最重的病理改变之一。根据袋的形态以及袋底位置与相邻组织的关系，牙周袋可以分为两类：①骨上袋指袋底位于釉牙骨质界的根方，牙槽骨嵴顶的冠方，牙槽骨一般呈水平型吸收；②骨下袋指袋底位于釉牙骨质界和牙槽骨嵴顶的根方，牙槽骨呈垂直型或角形吸收。

2. 牙槽骨吸收　牙槽骨吸收式牙周炎的另一个重要的病理变化。在生理情况下，牙槽骨处于吸收和新生的动态平衡之中，故牙槽骨能保持正常高度。牙周炎时，引起牙槽骨吸收的主要原因是由于局部的慢性炎症和咬合创伤导致的牙槽骨吸收增加。随着牙槽骨的吸收，牙齿逐渐松动，最终脱落或被拔除。

牙槽骨的吸收有 3 种表现：①水平型吸收：这是最常见的吸收方式；牙槽嵴顶的水平吸收，导致牙槽嵴高度降低，通常形成骨上袋。②垂直型吸收：指牙槽骨发生垂直方向或斜行的吸收，与牙根面之间形成角形的骨缺损；此时，牙槽嵴高度降低不多，但厚度减少，通常形成骨下袋。③凹坑状吸收：发生于牙槽间隔骨嵴顶的吸收，其中央部分吸收较颊舌侧迅速，形成凹坑状。

牙槽骨吸收的方式和程度，通常用 X 线片能显示。正常情况下，牙槽嵴顶到釉牙骨质界的距离约为 1～2 mm，大于 2 mm 可视为牙槽骨吸收。牙周炎时，骨吸收最初表现为牙槽嵴顶的硬骨板消失，或嵴顶模糊呈虫蚀状。嵴顶的少量吸收使前牙的牙槽间隔由尖变平或凹陷，而后牙则为嵴顶由平变凹陷，以后牙槽骨高度降低。骨吸收的程度一般按吸收区占牙根长度的比例来描述，如吸收为根长的 1/3 等。

3. 牙齿松动和移位

(1) 牙齿松动：牙齿松动是指牙齿动度超过 0.02 mm 的生理范围，是牙周炎的主要临床表现之一。单纯的𬌗创伤、急性根尖周炎或牙周脓肿造成的牙周韧带的急性炎症等引起的牙齿松动，在病因消除后恢复稳固；牙槽嵴吸收、牙周炎伴有𬌗创伤导致的牙齿松动大多是不可逆的。

(2) 牙齿病理性移位：任何原因引起的牙周支持组织破坏或𬌗力的改变，都能引起牙齿移位。如牙槽骨吸收、牙周支持组织减少等。移位常伴有牙齿扭转。牙齿病理性移位可破坏牙列的整齐，如青少年牙周炎会出现牙齿向唇侧突出、牙齿呈扇形分开的现象，严重影响咀嚼功能并有碍美观。

（二）牙周炎的各类型

临床上牙周炎是造成牙齿缺失的主要原因，最常见的有成人牙周炎和青少年牙周炎（表 5-7）。

三、美容洁牙技术

菌斑钙化而形成牙石，在形成初期这种沉积物较松软，久而久之牙石体积逐渐增厚变硬。牙石一旦形成，必须及时洁治。

（一）龈上洁治术

龈上洁治术是使用龈上洁治器械除去龈上牙石和菌斑，并磨光牙面，防止菌斑和牙石再沉积。但龈上牙石常常与浅层的龈下牙石相连，因而在洁治时应同时去除浅层的龈下牙石。对深层的龈下牙石，通常待龈炎改善后或出血减少时再做处理。

洁治器械分为超声波洁牙机和手用洁治器。这两类器械的操作方法完全不相同。

1. 超声波洁牙机　它是一种高效去除牙石的器械，有省时省力的优点，去除龈上大块牙石的效果甚好。

(1) 超声洁牙机由主机发出振荡，功率放大，然后输出至手机，手机将电能换变成超声振动，每秒达 2.5 万次以上，振幅为 1/1000，故手机又称换能器。工作头有各种形状，便于除去牙面上不同部位，不同粗细的牙石。工作头在超声振荡的同时喷水，一方面可冷却工作头的发热，另一方面可冲洗震碎的牙石及洁净龈面及牙面。

表 5-7　常见损容性牙周疾病

分类	病因	临床表现	治疗
成人牙周炎	菌斑、牙石、食物嵌塞、不良修复体等。35 岁以后患病率明显增高，且随着年龄增长，其严重程度也增加	进展缓慢，上磨牙区和下前牙区较易患病。4 大症状：牙周袋形成、牙龈炎症、牙槽骨吸收和牙齿松动 晚期还伴发：①牙齿移位；②食物嵌塞；③牙龈退缩，牙根暴露；④牙周脓肿；⑤口气等	(1) 局部治疗 ①控制局部菌斑：此种健康教育应贯彻治疗的全过程；②彻底清除牙石，平整根面；③牙周手术；④松动牙固定术 (2) 全身治疗 ①药物，如甲硝唑；②控制全身性疾病，如糖尿病
青少年牙周炎	尚未完全明了，但已肯定微生物和机体防御能力的缺陷是引起本病的两个主要因素，另有 50%左右的患者与遗传有关	①好发于青春期年轻人，女性多于男性；特点是菌斑、牙石量很少、牙龈炎症轻微，但却已有深牙周袋，牙周组织破坏程度与局部刺激物的量不成比例；②好发部位为第一恒磨牙和上下切牙；③X 线磨牙为典型的“弧形”吸收，切牙区多为水平型骨吸收；④病程进展很快，早期出现牙齿松动和移位，如切牙可呈扇形排列	①早期治疗防止复发，加强维护期的复查及治疗，每 2～3 个月 1 次，至少持续 2～3 年；②洁治、刮治、根面平整等基础治疗；③全身抗菌治疗，如四环素或螺旋霉素；④调整机体防御功能，如中医的补肾固齿丸（膏）

（2）超声洁牙技术：开启主机电源后先调节功率旋钮。对厚而硬的牙石可用大功率，薄而少的牙石可用中或小功率，踩下脚踏开关，见工作头有水雾喷溅，说明超声振动已发生。

洁治时将工作头以 15°角轻轻接触牙石，对厚而硬的牙石可用大功率达到快速碎石的目的。但对细小的残余牙石，大功率会造成牙质的损伤。在扫描电镜下观察到，小功率在釉质上造成的刻痕较细，大功率造成的刻痕宽。故超声振动只能振击在牙石或烟斑上，而不宜直接在釉质或骨质表面迂回。中小功率还适用于牙面残留的细小牙石或烟斑，以短垂直来回或水平来回的手法洁净牙石并平整根面。不宜将工作头停留在一点上震动，而造成牙质表面的粗纹、凹陷及凿孔。

（3）超声洁治还应注意：①超声洁牙不宜用于安装心脏起搏器的患者；②洁牙术开始前必须让患者充分含漱，并在牙周区涂布 2%碘酊，以减少口腔细菌之数量而防止菌血症之发生；③超声洁牙机工作头务必认真消毒，保证 1 人 1 机头，这样可避免交叉感染。

2. 手用洁治器　每支牙周器械可分为 3 部分，即工作端（刀刃）、干、柄。

（1）常规应用的龈上洁治器械

1）镰形洁治器：外形如镰刀，刀口为三棱形横切面，为等腰三角形。使用的有效刀刃是镰刀前端的双侧刃口及器械顶端的刃尖。本器械适宜刮除牙间间隙处牙面上的菌斑及牙石，较细的尖端亦可伸进牙周袋内，刮除浅在的龈下牙石。

大弯镰刮的工作头与柄设计呈直线，适应于前牙的操作。另有左右成对的柄与工作头形成两个角度的后牙镰刮，适用于后牙邻面牙石的刮除。

2）锄形洁治器：外形如锄，工作头左右成对，刃口一端成钝角，一端成锐角，使用时锐角置于牙石侧的龈沟内，刮除龈上牙石及浅层龈下牙石，也可用整条刃口刮除光滑面上的菌斑及牙石（图 5-7）。

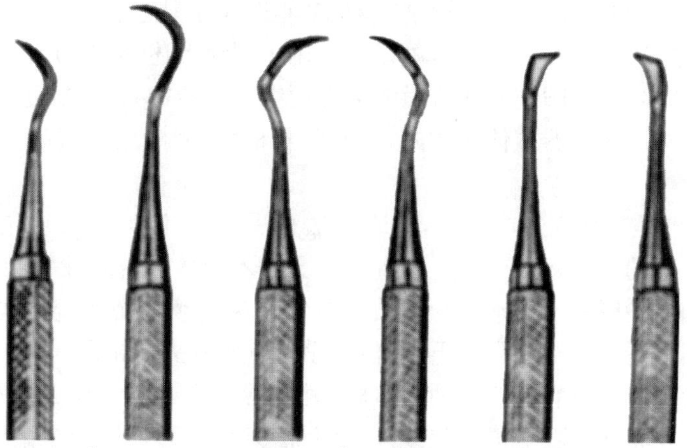

图 5-7　洁治器

1. 用于前牙的镰形洁治器；2. 用于后牙的镰形洁治器；3. 锄形洁治器

3）磨光器：洁治后牙面并不光滑，常有遗留的色素和肉眼难辨别的细小牙石，必须用磨光器将牙面打磨光滑，使菌斑难于黏附。常用的磨光器有杯状刷或橡皮杯轮可置于手机上作低速旋转，蘸磨擦剂抛光牙面可以磨除色素和菌斑，橡皮杯轮的薄边缘可伸入牙颈部，使打磨牙面光洁无刻痕。

（2）手用器械洁治技术：为控制器械，防止在施术中突然滑脱，保证力的稳定，必须握好器械和放妥手指的支点。常用方法有：①握笔法：即用拇指、食指和中指执握器械于柄杆连接处，无名指端做支点，旋转前臂和腕关节，以旋转的动作操作器械，标准的握笔法系将杆置于中指的一侧，灵活度较小。②改良握笔法：系将中指指端放在杆上，中指不仅作为支指，也用来引导操作的方向，本法操作起来既稳定，效率又高，目前大多采用此法（图 5-8）。③掌拇法：器械的柄握在第二、三、四指，拇指的掌球置于柄杆连接处。当工作端接触牙石时拇指当做支点，其他手指握住器械的柄，腕和前臂联合旋转操作。

（3）操作技术：用手用器械洁治时，要随时注意：①适应度：洁治器工作端必须保持与牙面相适应的关系以及和软组织的关系；②角度洁治器工作端与牙面安置的角度是否是最有效的切削角；③刮治动作，拉推动作或垂直、水平、斜向等拉刮动作。

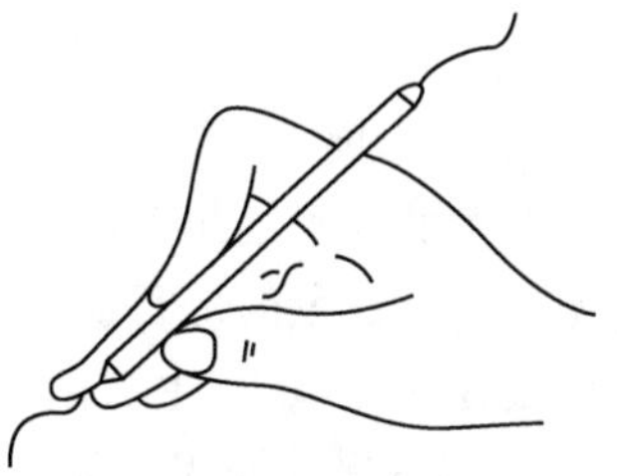

图 5-8　改良握笔法及支点

具体操作时器械的杆要与牙长轴方向一致，工作端的刃部置于牙石下缘，使执器械的手指触觉体会到牙石的部位，然后使刃口紧贴牙面并使刃口与牙面成 80°角，这样的角度刮除牙石的效率较高。使用锄形器时，主要依靠手指的拉力。使用镰形器时是依靠手腕旋转的力以除去邻面的牙石。

（二）龈下洁治术

1. 常规应用的龈下洁治器械　①匙形刮治器：简称匙刮。匙刮是能伸入牙周带内刮除龈下牙石的器械，同时它也是平整根面和刮除内壁肉芽的工具。它比镰形器薄而窄，没有锐利的尖端，工作端的横切面是凹面的半圆形，凹面的两个侧边形成刀刃，尖端圆钝，整个工作端成弧形，顶端向上弯曲。②龈下锄形刮除器：是能进入牙根近远及颊舌侧深牙周袋内进行操作的器械。近中、远中、颊、舌、成对，可以分别用于刮除上述部位较厚的牙石。③根面锉：工作端是扁平的细锉，末端圆钝有光滑面或锉齿面组成。器械共 4 根，近中、远中、颊、舌、成对，当根面牙石刮除后将本器械伸入袋内，锉面对着根面，光滑面对着袋壁顺牙的长轴做上下锉动。

2. 龈下洁治　是在牙周袋内操作，肉眼无法直视，故在洁治前必须先了解牙周袋的形态和深度，龈下牙石的分布、形态和厚度，查明情况后才能动手洁治，探查工具是寻找龈下牙石的尖探针，纤细而尖锐的工作端甚为灵敏。探索时执器械宜松弛、轻柔，在明确牙石的分布及形态后，置洁治器工作端于牙石下端，然后手指重而有力地拉刮。

龈下锄形器在刮治牙面时，应为两点接触，锄形器的刃口置于根面牙石底，而上端接触在牙面上，如龈下牙石面积较宽成带状或片状围绕牙根时，必须用连续刮锄动作去除牙石，并且锉光根面，每当因牙周袋窄而紧，龈下锄形器不能进入者，则改用锉形器代替。用好匙形器是龈下洁治术的关键，其工作端分为 3 段，上 1/3 靠近杆，下 1/3 靠近尖，操作时只有下 1/3 与根面紧贴，所以下 1/3 才是真正的工作端。

匙形器从进入牙周袋到操作完成，需及时改变工作端与根面相交的角度，以减少创伤：入袋时匙形器工作端平行，交角为 0°。进入袋底后，匙形器凹面转向殆方与根面成 45°角，以探查根面牙石。然后再转动器械，与根面相交成 80°角时做洁治动作。操作完成后恢复原来与根面平行的位置，然后取出器械。

3. 超声波洁牙机　也可用于去除龈下牙石，但术前需做局部麻醉并需备有专用于龈下洁治的工作头，其头端较狭长而细、略尖，有利于在根分叉区及两邻牙间隙较窄的根面操作。

因为龈下牙石较少而坚硬，在龈下操作时，震碎的细小牙石有时会滞留或推入软组织内。所以，超声波龈下操作时工作头应对着牙面而不要对着软组织，通常使用中度或小的功率去除牙石，再用手器补充刮治，以免损伤牙质。超声雾化作用能使局部氧化，增加新陈代谢及提高组织的再生能力。对磨牙根分叉区的牙石，特别是在分叉窄的区域，应用超声比手洁有利，但功率不宜大，手法来回式要短，以免损伤根分叉区的副根管而引起牙髓病变。

（三）根面平整术

根面平整术是龈下洁治术的继续和完善，龈下洁治时的临床操作不可能是完善的，常可发现有一定数量的牙石遗留或埋嵌于粗糙的牙骨质表面。为了处理牙骨质外层，创造软硬组织相容的环境，产生根面平整术。

1. 器械操作技术　用龈下匙形刮器的根面平整法：匙刮进入牙周袋贴靠根面，使刃口与牙根表面成 80°角。先以短刮连刮的冠向刮治动作平整根面，然后用斜向刮治动作交叉来回，使根面更为光滑。

2. 根面化学处理　枸橼酸被推为促进牙周附着的最佳药物，将酸处理技术与根面平整及各种牙周新附着术或翻瓣等技术结合。可产生结缔组织附着并伴有牙骨质的新生。

3. 根面的生物性预备　纤维结合蛋白是一种高分子量糖蛋白生物制剂，具有多种生物活性，它对纤维细胞有趋化作用，目前认为是建立新附着很有应用前景的生物制品。

（刘斌钰）

6 第六章 牙科种植美容修复

牙科种植及其种植义齿美容修复是近年来发展迅速的一门现代美容牙科新技术。与传统义齿修复相比，或从美学和功能视角考虑，它不仅具有义齿外形逼真、美观、稳定性能好、保持口腔卫生和自洁性好及咀嚼功能恢复良好等优点，而且它不需要通过磨损或切割健康天然牙来固定义齿，从而最大程度的满足了求美就医者保全健康牙的美容心理需求。

第一节 牙科种植概述

牙科种植是将纯钛和钛合金等生物材料制作的种植体（人工牙根）通过外科手术植入颌骨（牙槽骨），为缺失牙的修复体（种植义齿）提供支持和固位。其过程即为种植，在种植体上修复的义齿即为种植牙（图 6-1）。据牙科修复发展趋势，种植牙将成为今后牙齿缺失修复的主要手段。

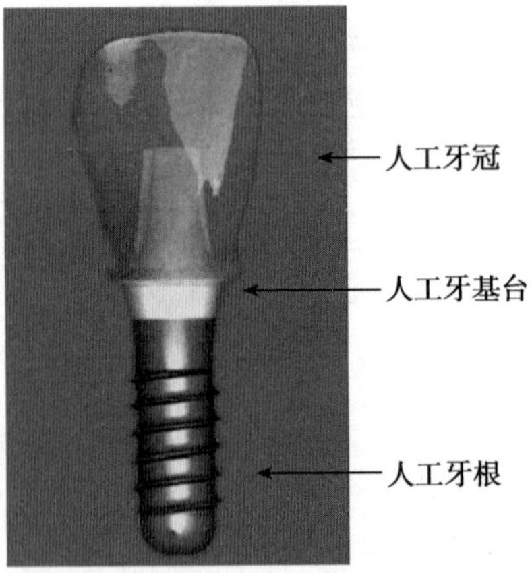

图 6-1 种植牙结构

一、牙科种植历史

20 世纪 50 年代中期，瑞典 Branemark 教授在微血管血流的科学研究中，发现了高纯度钛金属与机体具有良好的生物相容性，可以形成紧密结合的骨界面，从而提出"骨结合"理论，即具有负荷能力的种植体表面同具有活力的骨组织可以产生直接的骨结合。1965 年 Branemark 教授首先将骨内种植体用于临床。

经过 40 多年发展，牙种植学在种植体的设计、制造、应用的基础理论研究与临床应用方面都取得了显著的进展。

Branemark 教授经典的当代种植理论、骨结合理论、微创种植外科技术、根形种植体及不受干扰的愈合期（4～6 个月），也得到了补充、拓展与更新，如即刻种植义齿、正畸支抗、颌面赝复体的修复。

二、牙科种植生物学基础

牙种植的成功与否主要取决于骨的质量、人工牙根的生物学性状、全身状态及植入技术。种植体的初期稳定性是种植牙成功的关键。骨的质量越好，初期稳定性越好，成功率越高。

骨的质量的评定指标：①机械力学——骨密度；②骨愈合能力。

（一）骨密度

骨密度是指皮质骨与松质骨的质量，临床上常采用 Lekholm 和 Zarb 骨密度分型（图 6-2）。

Ⅰ型：骨非常致密和匀质。

Ⅱ型：皮质骨薄，松质骨致密。

Ⅲ型：皮质骨纤细，松质骨疏松。

Ⅳ型：皮质骨薄，松质骨疏松。

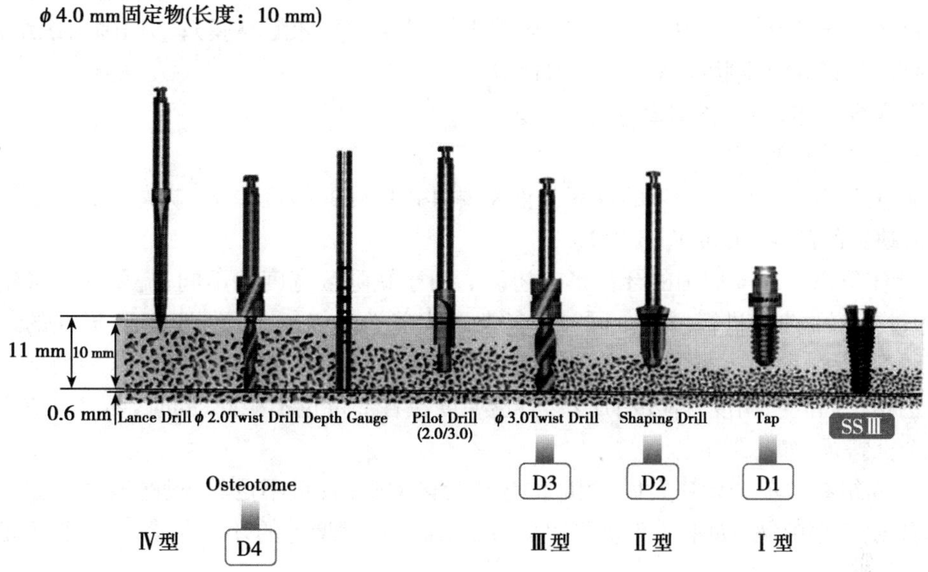

图 6-2　骨密度分类与钻头的选择

骨密度分型的主要用途是指导医师制定治疗计划，如：①种植体选择；②种植床制备方法（低密度的骨可选择骨挤压技术，高密度的骨选择大直径的备孔钻等）；③确定种植体愈合时间范围；④估计不同种植体殆负重的能力等。

（二）骨愈合能力

颌骨的成骨机制是膜性化骨，其生理特征为损伤后具备自行修复的能力，而不丧失功能，不生成瘢痕。

影响骨愈合能力的因素有：①全身性疾病，如糖尿病、骨质疏松；②不良习惯，如吸烟等。临床上，常采用 Renouard 骨愈合能力（bone-healing potential，BHP）分类。

BHP 1：具备正常愈合能力的骨。

BHP 2：愈合能力下降的骨。

BHP 3：愈合能力明显下降的骨。

（三）改善愈合能力不佳的对策

1. 精细的微创外科技术。

2. 严格的无菌技术。

3. 延长愈合时间。

4. 愈合期临时义齿无压力。

三、种植义齿修复的美学价值

种植体修复将会是义齿修复的趋势，其主要原因是种植修复体自然、美观，如同自己天然的牙齿一样，并且可以配合其他修复方式一同进行。种植体修复成功的主要标准：一是美观，二是功能稳定。影响种植修复效果的主要因素是植入部位骨和软组织量的不足。临床上，可以通过植骨或植入骨组织代用品获得，软组织移植等手段来解决。

种植牙美学修复主要是对前牙美容区的考虑，可通过以下几个方面来进行：①牙体形态（形状、色泽、个性特征），牙缺失数量；②牙周组织（骨组织、牙龈黏膜）；③周围组织结构（牙列、牙弓形态、口腔卫生状况）；④生活习惯等。

以下内容叙述，便于咨询设计时参考。

（一）单个牙缺失

1. 缺失间隙　目前单个牙的修复条件需要具备良好的颌位关系，缺失间隙的龈殆距离>4 mm，缺失间隙>5 mm（图 6-20）。

2. 牙体形态　应与周围的牙齿形态协调。由于缺隙区宽度的不同，需要利用视错觉的原理，通过牙面的曲度进行调节。同时要考虑形式美学的修复，如性别特征，男性的牙齿呈现出直线型，女性呈现出曲线型；自然的色泽要求不是整个牙是单一的颜色，牙颈部、体部、切缘等色相、饱和度、明度，都要有所不同；透明度在各部位也不相同；同时，要参考或模仿邻近牙的个性特征，如隐裂等。

3. 牙周组织　单个牙缺失后，相应的牙槽骨区塌陷、骨量不足、牙槽嵴变薄。如果进行美学修复则需要植骨。如果牙龈黏膜明显增生，需要切除增生的牙龈黏膜；若黏膜不足可以通过移植解决。

4. 周围组织结构（牙列，牙弓形态，口腔卫生状况）　牙列的形状也影响种植的效果。牙列不齐时，种植位置的选择应当与周围牙协调；牙弓形态与脸型牙型相协调（图 6-3）。口

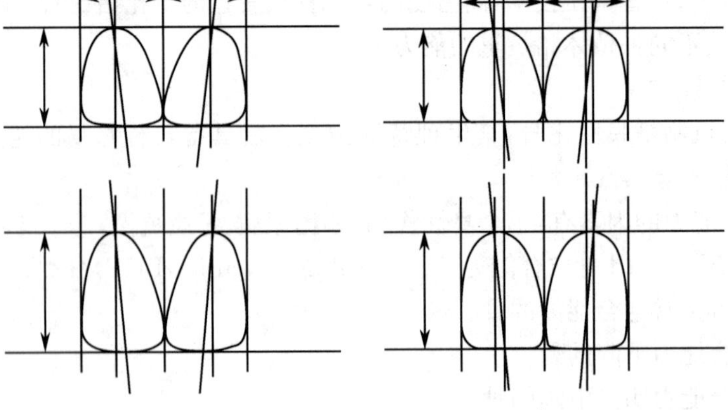

图 6-3　牙齿形态与性别及脸型的协调也是美学修复的要素之一

a. 曲线型的牙齿，长宽比例不同对应的面型不同；b. 直线型的牙齿，长宽比例不同对应的面型不同

腔卫生状况直接影响美学修复效果，如果没有引起重视则可能会影响牙龈曲线美观，牙龈乳头增生或缺失。

5. 生活习惯　吸烟等生活习惯对于美学修复也有影响。

（二）多个牙缺失

1. 牙槽骨状况　前牙多个牙缺失要考虑牙槽骨的吸收情况，包括牙槽骨的长度、宽度、高度及密度；牙槽骨形态和吸收程度对于植入牙根的稳定性和美学修复都很关键（具体要求在术前准备中详细讲述）。

2. 牙弓形态　与面型的协调性应与牙型一致，美学效果较好。此时，主要根据面型决定牙型和牙弓形态。

3. 牙齿形态　主要是指个性特征，如色泽、隐裂等，应与口内剩余牙齿的协调度一致。

4. 牙龈状况　即刻种植经常遇到牙龈软组织不足，为了获得更好的牙龈形态，可以考虑牙龈黏膜移植。

5. 口唇长短　前牙缺失数量较多时，常缺乏邻近牙的参照，因此，要参照口唇的关系。牙齿过长、上唇过短，则开唇露齿；牙齿过短、上唇过长，则显得面相苍老。长短适中的牙齿与口唇的关系是美学修复的基本要求（图 6-4）。

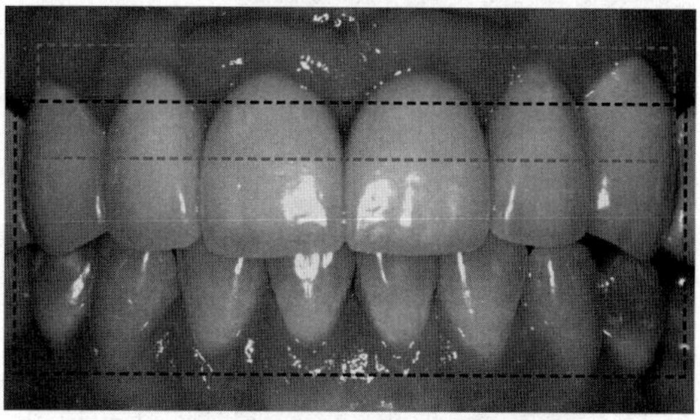

图 6-4　美学评估（通过浅色和深色框区域的效果评估）

为获得美学修复的稳定性和良好的美学效果，美容牙科种植修复必须要有一整套科学而标准的流程和监控体系，包括种植修复结束后种植体的维护。虽然这一过程较为繁琐，甚至近期效益不明显，许多医疗机构都未引以重视。但用长远眼光看，这是一个很重要的过程（图 6-5）。

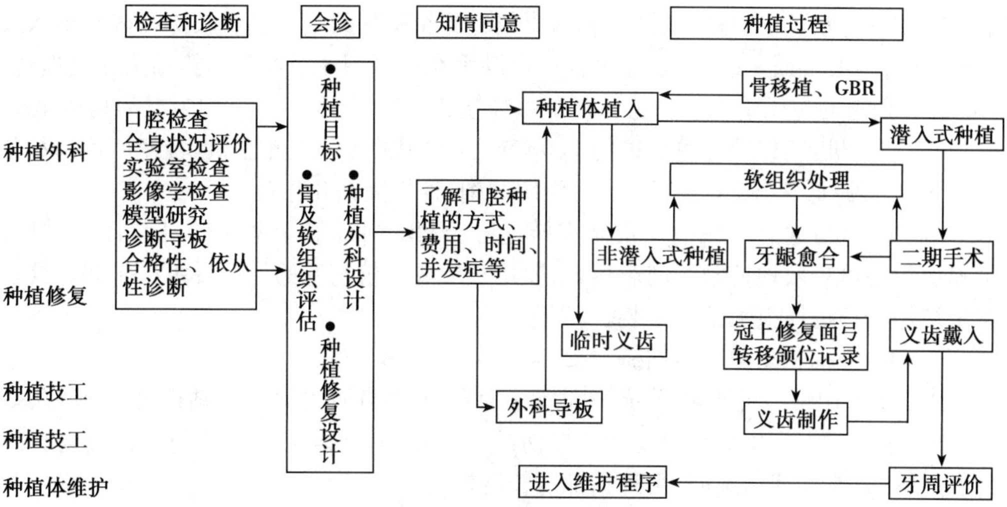

图 6-5　种植义齿的美学修复流程

第二节　牙科种植美容技术

一、牙科种植美容手术器械

（一）种植机和手机

口腔种植专用的种植机，由控制系统、马达、供水蠕动泵和手机等部分构成（图 6-6）。种植机的功能是其他口腔通用手机所无法取代的。

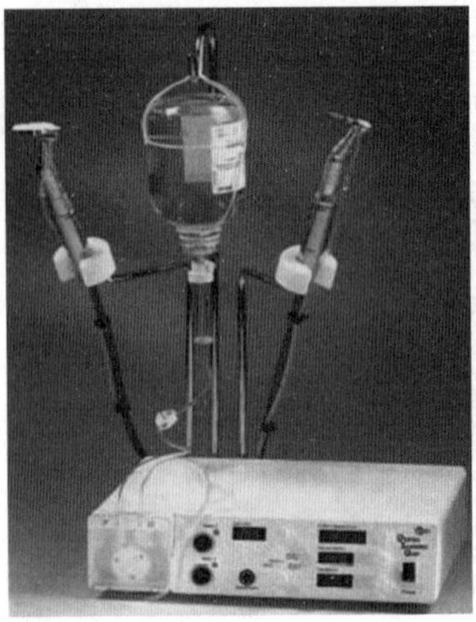

图 6-6　牙科种植机

1. 种植机的控制系统　因种植的特殊需要，种植机的控制系统具备以下功能：

（1）手机转速控制：种植机的手机转速控制有电子控制和机械控制双重机制。电子控制在预制的最高限速下，提供减速比例选择，速度降低时扭力相应升高，同时还能用脚踏板无级调控减速挡内的速度变化，以适应不同阶段的需要。

（2）手机扭力控制：预先设置最高的扭力限制参数，在手机切削钻入时的扭力达到最高限制值的时候，会发出灯光和声响警示。

（3）手机顺或逆转向控制和蠕动泵供水量控制。

（4）记忆功能：一些种植机的控制系统具备“记忆功能”，可将特定的工作项目控制参数组合记忆，在手术中快捷地调用。

2. 种植机的冷水冷却系统　种植手术中的冷却用水是无菌密封包装的生理盐水，手术中以蠕动泵输送到钻头部位，起到冷却和清晰视野的作用。冷却水的输送路径有内冷和外冷两种：①外冷供水和通常手机的冷却喷水相似；②内冷供水需要手机和钻头上配置专门的同轴管道，使内冷水可以通过旋转的钻头，直接达到钻头的刃端。钻孔较深时内冷供水效果比外冷方式好。必要时，还可在操作过程中由助手在椅旁用注射器不断给钻头喷生理盐水。

3. 口腔种植的专用手机　种植通常配备高速和低速手机各一支，均为电动马达驱动。

（1）高速手机：工作转速每分钟约 1500 转，与常规的牙科涡轮手机（转速可达到每分钟 10 万转）相比实属低速，用于大部分的骨组织磨削、种植窝钻孔作业。

（2）低速手机：通过机械减速机制将转速降至每分钟十转至数十转，同时维持扭力不变，低速恒扭力可有效地控制切削产热，主要用于形成种植窝壁的最后一级扩张和螺纹套丝扣，也常被用于种植体上部结构组装。

（二）种植外科和修复专用器械

1. 种植手术用钻　各种植系统均配置了直径分几档加大的系列钻以便实施“级差备洞”，使种植手术组织产生机械损伤和热损伤的风险减小，并确保种植体与种植窝吻合。系列钻的形状根据其功能而不同，每种钻都有长度标志（图 6-7）。

（1）球钻（round bur）：用于在颌骨上设订的位置形成初步的种植窝。

（2）先锋钻（Pilot drill）：又称“导航钻”。用于扩大初步的种植窝，并确定种植窝的长轴方向。

(3) 扩孔钻(twist drill):用于沿设定的种植窝长轴方向扩大其直径。对直径较大的种植体,可能需要多级扩孔完成种植窝制备。

(4) 颈部形成钻(countersink drill,profile drill):一些种植体头端的直径扩散,颈部形成钻用于在种植窝开口处制备相应的“沉头”凹。

(5) 螺纹攻丝钻(tap):用于在种植窝壁制备丝扣,供螺钉状种植体植入。

(6) 环形钻:用于:①经由口腔取患者自体骨,植入到需要部位;②取出失败的种植体。

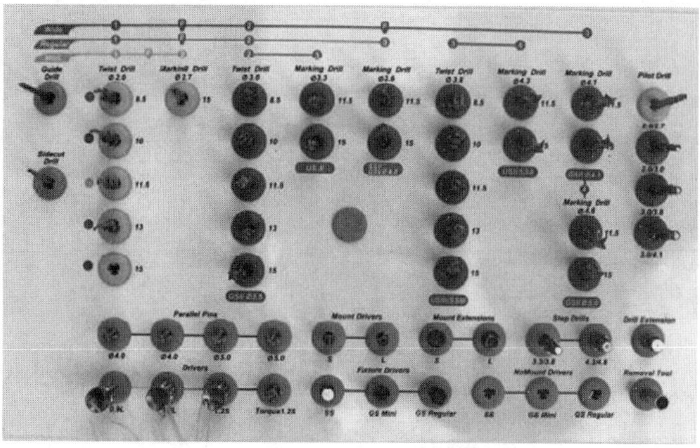

图 6-7　牙科种植及修复器械盒

2. 专用手术器械　种植手术需要配置一些专用手术器材,这些器材不仅能提高手术效率和手术质量,而且还是不可缺少和替代的(图 6-8)。

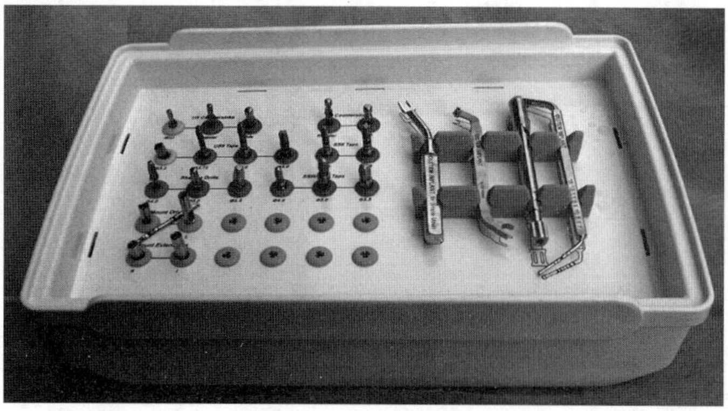

图 6-8　种植专用工具

(1) 棘轮扳手:用于将植入体旋入种植窝,或是组装螺丝联结的种植体上部结构。与低速手机相比,术者更容易通过手动的棘轮扳手感觉到阻力大小,这对于判断颌骨的密度质量很有帮助。

(2) 骨挤压器(bone condenser):用于挤压种植窝,提高窝壁的骨密度。

(3) 曲杆:圆柱状种植体需敲击就位,曲杆可帮助从接近种植体长轴方向施以敲击力。

(4) 指示标志:包括深度标尺(depth gauge)、距离标尺(distance indicator)、平行杆(parallel pin)等,种植模板通常在先锋钻后撤除,此后主要用这些标志物向术者指示种植体植入的位置、方向和深度。

3. 种植体与骨粉和生物膜　种植体的种类和生产厂家很多,每套系统也各不相同。各系统的工具均为配套工具,规格、型号各不相同(图 6-9)。因此,使用每套系统时,应详细看一下使用说明。

4. 种植专用种植材料　愈合机台、修复用转移体、技工用替代体等(图 6-10)。

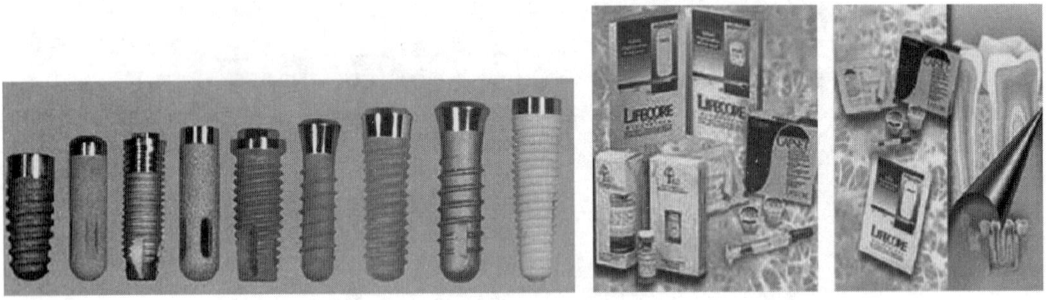

图 6-9　种植体与骨粉和生物膜

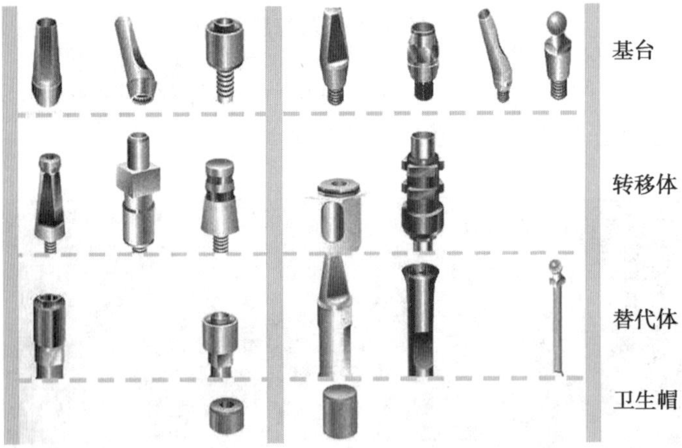

图 6-10　种植专用材料

(三) 其他辅助器械

1. 常规手术器械　种植手术需要使用各种常规外科手术器械,如口镜、牙周探针、麻醉注射器、拉钩、手术刀、手术剪、止血钳、组织镊、骨膜剥离器、咬骨钳、骨锉、刮匙、持针器和缝合针等(图 6-11)。

2. 一次性常规材料　各种手术耗材,如一次性手术衣、手术帽、口罩、生理盐水等(图 6-12)。

3. 常规修复器械　修复常用工具,如托盘、开口器、石膏调刀等(图 6-13)。

4. 印模器械和材料　种植过程中所需的器械和材料,如皮碗、调刀、印模膏等(图 6-14)。

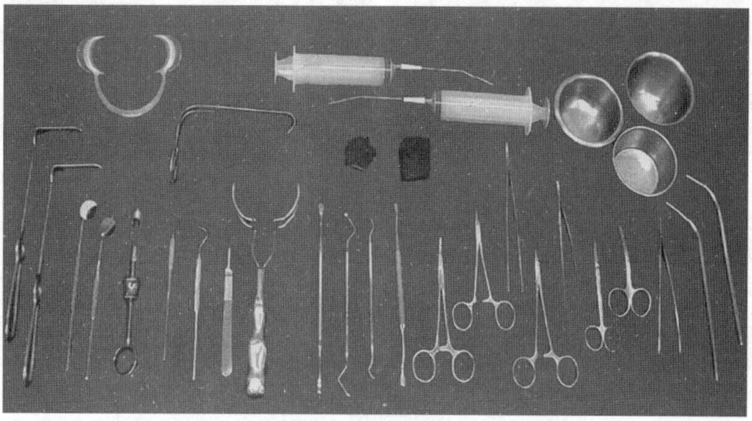

图 6-11　常规外科手术器械(一、二期手术)

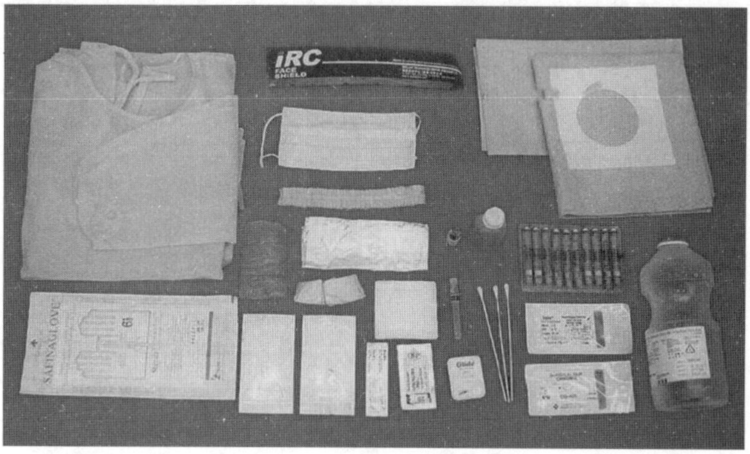

图 6-12　一次性常规材料

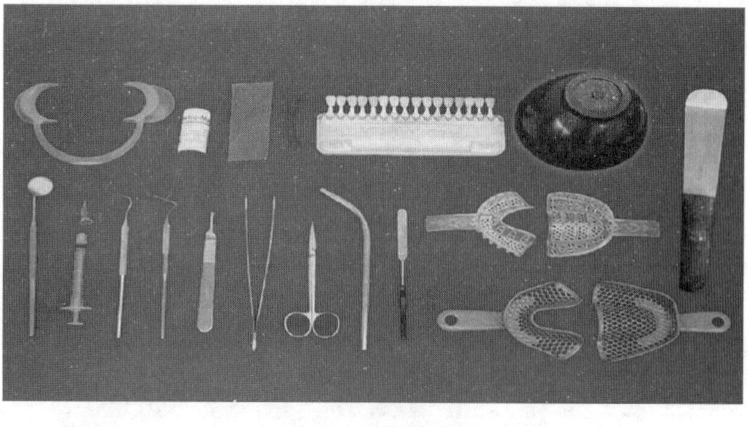

图 6-13　常规修复器械

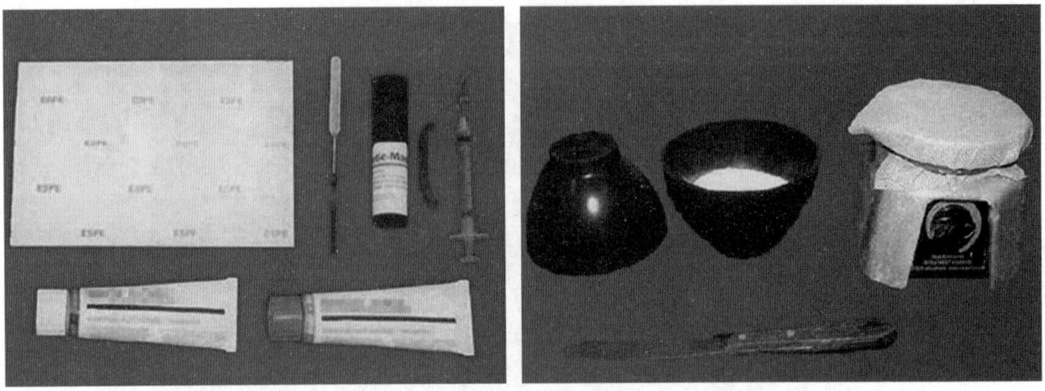

图 6-14　种植印模器械和材料

二、牙科种植美容手术步骤

牙科种植美容手术步骤已经形成了相对固定的流程。根据患者牙齿缺失多少实际情况有所不同，具体问题具体分析。下面主要从一般的流程方面介绍，详见流程图（图 6-15）。

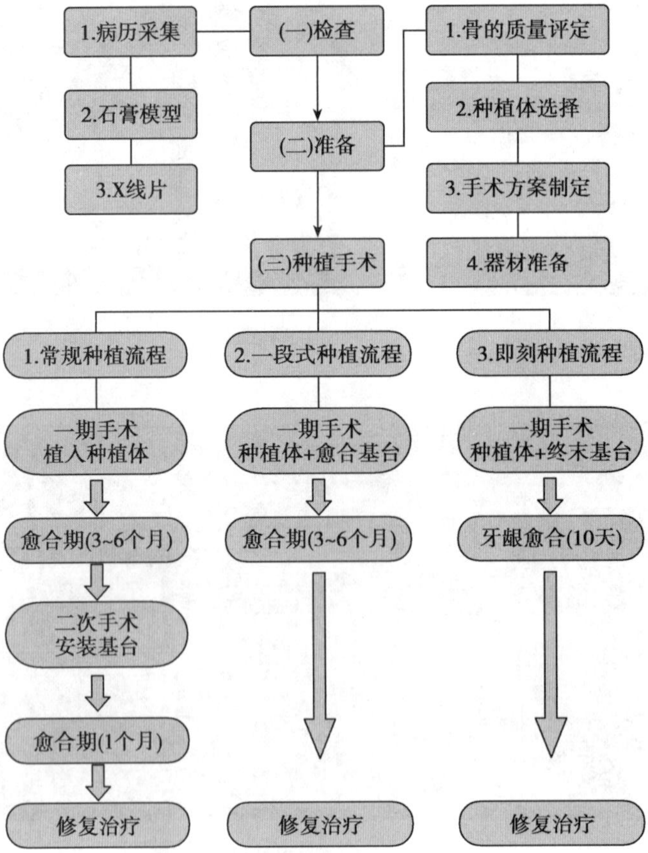

图 6-15　牙科美容种植手术流程

（一）检查

病历采集　种植门诊的病历可以根据各单位的实际情况进行设定表格式病历，项目要求按国家统一规定病历书写要求进行，并根据实际需要有所侧重（病历书写见第四章）。

同时需要采集：①X 线口腔全景片；②X 线片；③石膏模型（图 6-16）。

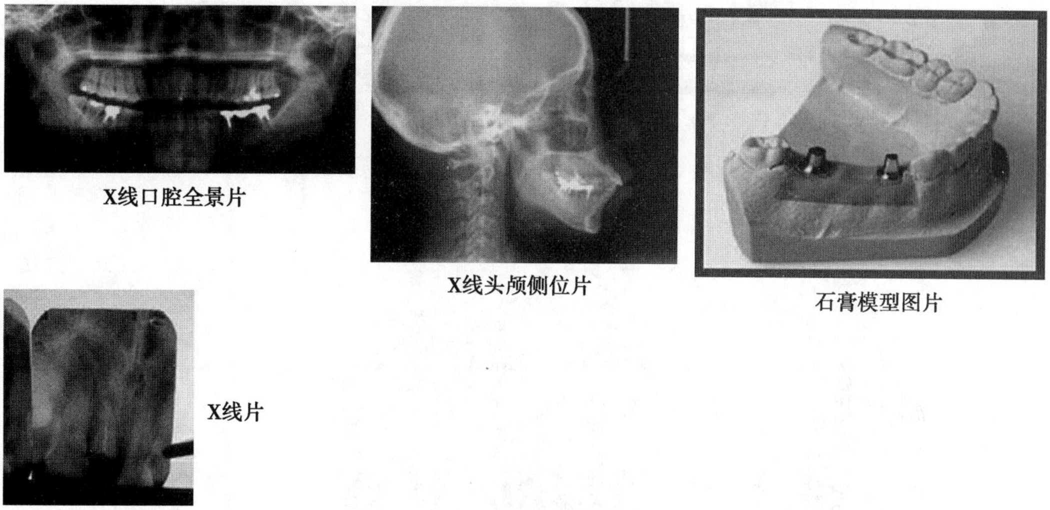

图 6-16　种植用的特殊准备项目

（二）准备

1. 骨的质量评定　主要从以下 3 个方面进行考虑：①种植位置的骨量评估，种植体周围至少要有 1.5～2.0 mm 骨组织包绕，才能确保成功率（图 6-17）；②种植体的间距；③生物力学角度，冠根比例不能超过 1.5∶1（图 6-18）。

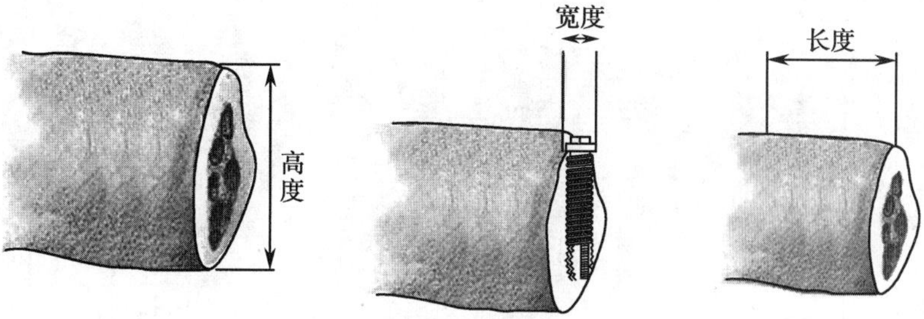

图 6-17　种植位置的骨量评估

种植体周围至少要有 1.5～2.0 mm 骨组织包绕，才能确保成功率

2. 种植体选择　主要从以下 2 个方面进行考虑：

（1）自然牙冠的近远中径决定修复所需要的空间。

（2）自然牙根的近远中径决定了合适的种植体的直径。

（3）种植体的位置控制：①垂直位置[图 6-19（a、b）]；②颊舌位置[图 6-19（b）]；③近远中位置[图 6-19（c）]；④实际距离（图 6-20）。

3. 手术方案制定

（1）种植位置及术式的确认：根据缺失数量、位置、牙槽骨的评定、牙龈状况决定植入位

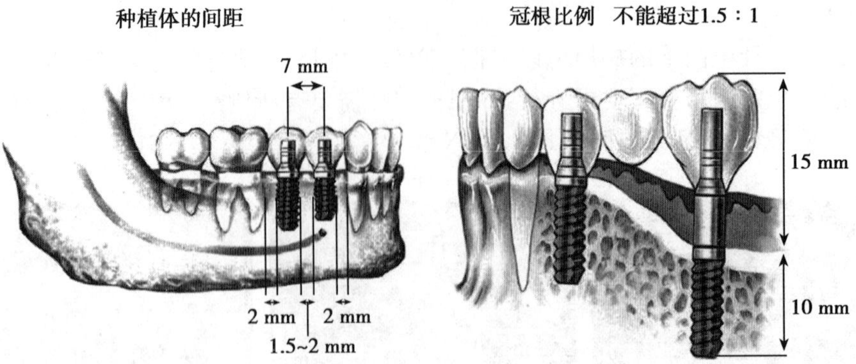

图 6-18 生物力学要求

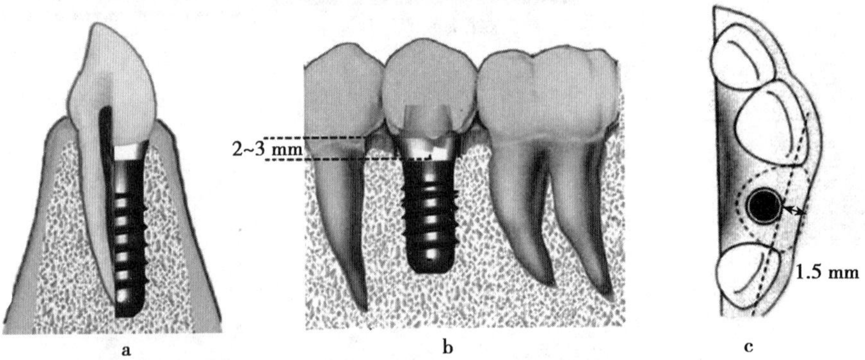

图 6-19 种植体位置要求

a. 自然牙与种植体结构示意图；b. 种植体植入的垂直位置，牙龈高度 2～3 mm；c. 种植体植入的水平位置

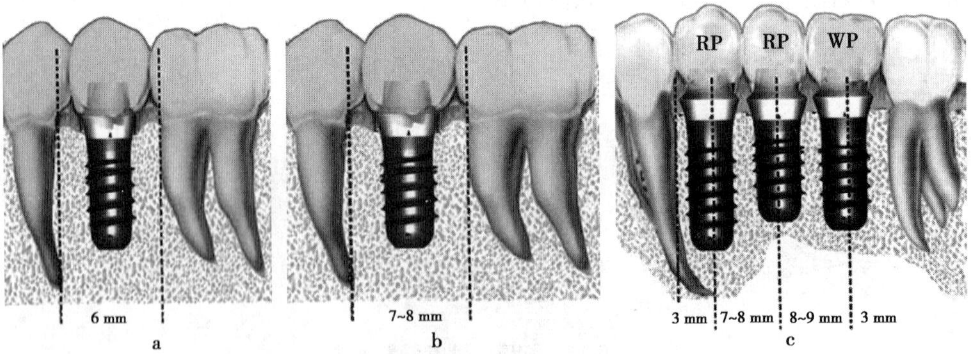

图 6-20 缺隙实际距离的种植设计

实际距离大于 5 mm 小于 13 mm 种一颗；小于 5 mm，一般不能接受种植治疗；大于 13 mm，种植两颗种植体，具体如下：a. 种植体植入的近远中距离最小不超过 5 mm；b. 种植体植入的近远中常规距离 7 mm；c. 多颗种植体植入的近远中距离分配（包括与相邻牙的距离和种植体间的距离）

置和附加手术的方式（表 6-1）。

（2）牙种植的适应证和禁忌证

1）适应证：①无牙颌；②游离端缺失；③单牙或多牙缺失，要求恢复牙龈形态；④外伤及肿瘤造成的骨与牙齿缺损；⑤面瘫患者；⑥特殊职业者；⑦对常规修复不接受者。

表 6-1　种植区的位置与手术选择

牙　　位		位置	数量	注意点	附加手术
美容区 1～5 号	常规 前牙区 1～3 号	上颌	单个牙	牙槽嵴厚度 形态 密度	1. 骨嵴整形术 2. 植骨术 3. 骨粉填充术
			多个牙		
		下颌	单个牙		
			多个牙		
功能区 6～8 号	常规 后牙区 4～8 号	上颌	单个牙	上颌窦底的位置	4. 上颌窦底提升术
			多个牙		
		下颌	单个牙	下牙槽神经管	5. 牙槽嵴增高术 6. 下牙槽神经移位术
			多个牙		

2）系统禁忌证：①高血压、心脏病、糖尿病；②代谢性疾病（甲亢、肾上腺疾病）；③肿瘤放化疗后；④妊娠、精神病等；⑤吸毒、酗酒或烟瘾。

3）局部禁忌证：①不良的口腔卫生；②口腔内局部感染，包括亚急性慢性骨髓炎；③严重的牙周炎；④口腔干燥症。

（3）患者牙种植适应证的评估指标：①患者的全身状态（生理上）：种植手术、上颌窦提升、下颌神经移位、骨移植等；②患者能否理解（心理上）：术中由于骨量不足引起的治疗程序的变化；③患者的抗风险能力（心理上）：对并发症和近、远期失败的承受能力；④患者具有良好的依从性：能否遵医嘱行事；⑤患者经济承担能力，不能为节省费用采用不合理的种植修复设计；⑥患者态度积极，主动放弃简单和便宜的常规修复方法充分了解种植牙的好处；⑦患者没有全身和局部禁忌证。

4. 器材准备　根据手术流程准备器械。

（三）种植手术

1. 一段式种植流程

（1）牙槽种植窝制备：切开黏骨膜，翻瓣，暴露牙槽骨。然后，按顺序进行种植窝的制备，制备步骤要求详见步骤 1～步骤 8（图 6-21～6-29）。

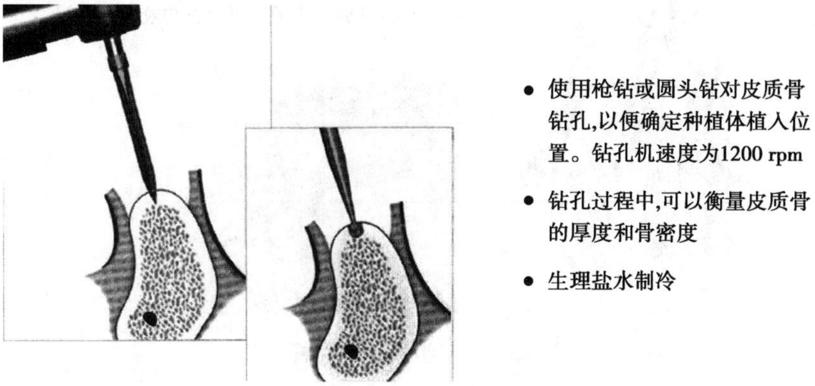

图 6-21　步骤 1：导向钻

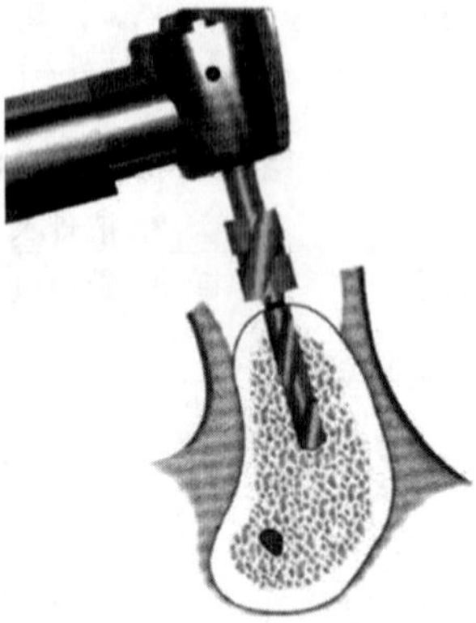

- 钻头的长度选择与固定物的尺寸相同的长度即可
- 若要使种植的固定物较浅，则钻到激光标记的上端
- 钻孔旋转速度1200~1500 rpm 钻孔时用泵注水

图 6-22　步骤 2:麻花钻

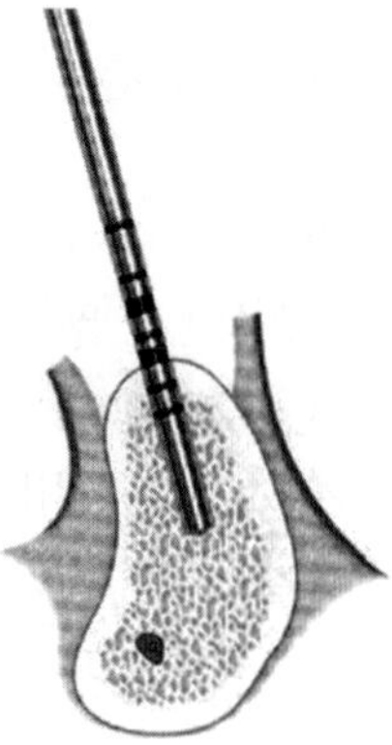

- 钻孔后检查孔的深度和底部的状态
- 激光标记为下端的标准线,为了便于区分长度,将10 mm 和13 mm的标记线用粗线进行了处理

图 6-23　步骤 3:深度测量标尺

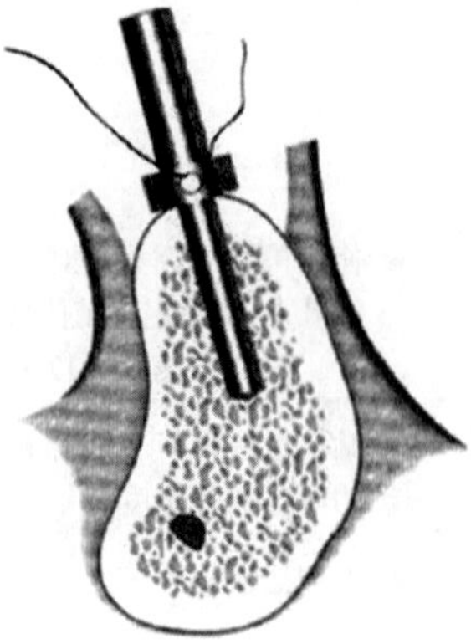

- 用于检查孔的位置和方向是否正确，确认对𬌗牙的咬合关系
- 插入平行杆后，施术者可检查与咬合牙之间的咬合程度

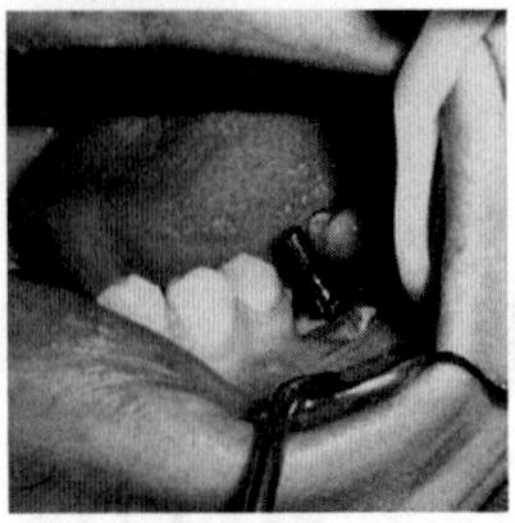

图 6-24　步骤 4:平行杆

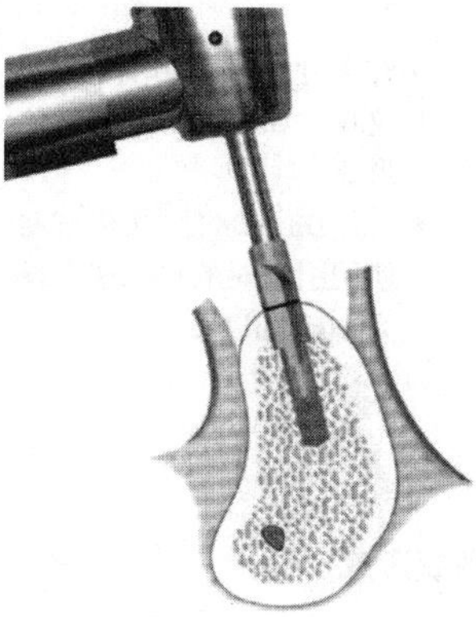

- 使用ϕ2.0/ϕ3.0先锋导向钻用于修正原来的钻孔方向,或用于扩展皮质骨而形成下一钻头的进入路径
- 旋转速度为800 rpm

图 6-25　步骤 5:先锋钻

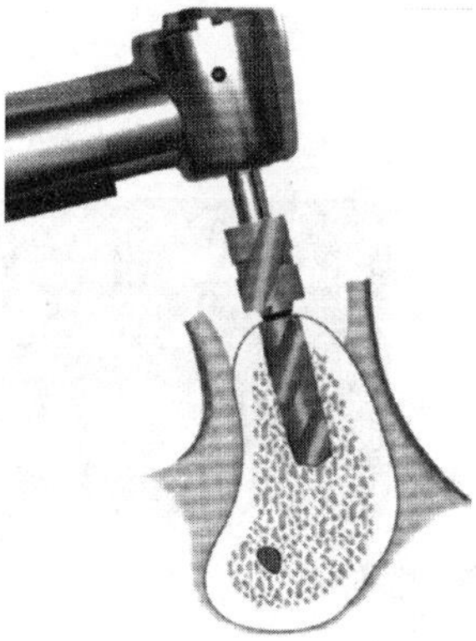

- 钻头的长度选择与固定物的尺寸相同的长度即可
- 后期钻孔最终决定钻孔的大小与深度。要注意钻头的长度、钻孔深度、制动器的长度选择，速度1200~1500 rpm

图 6-26　步骤 6:麻花钻

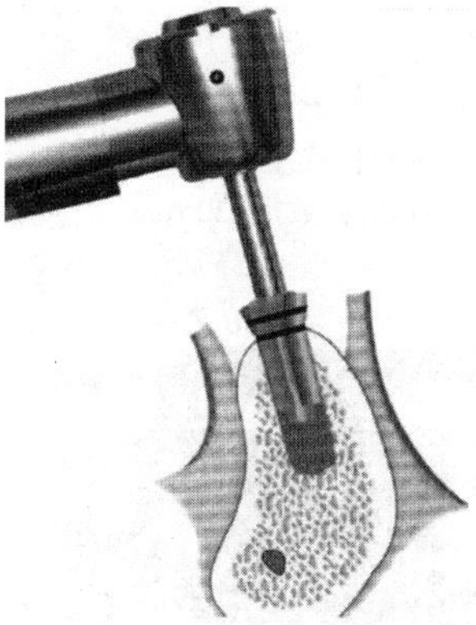

- 该工具可形成固定物上方3 mm的直体部位和2 mm 的锥体形状。只用于D1、D2骨,标记以下端线为标准
- 建议的旋转速度为800 rpm,同时应注水

图 6-27　步骤 7:肩台形成

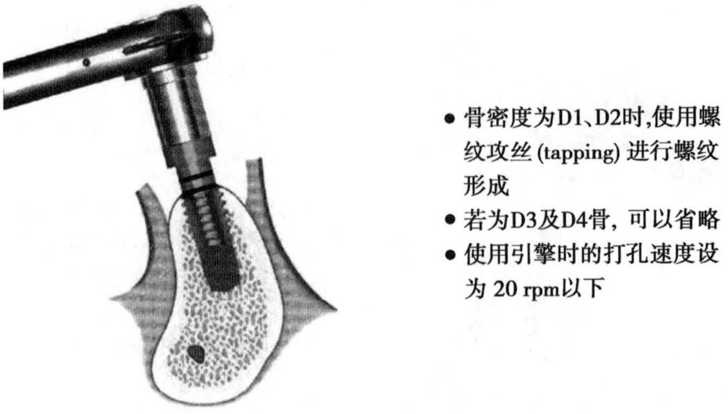

图 6-28　步骤 8:螺纹形成

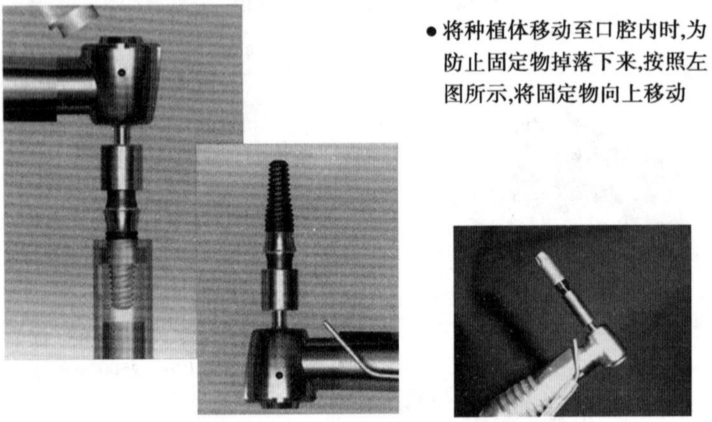

图 6-29　步骤 9:取种植体

(2) 种植体植入:植入种植体和愈合基台(图 6-30、6-31)。

(3) 缝合完成:将种植体覆盖螺丝旋入,缝合,种植体植入结束(图 6-32)。

(4) 愈合阶段(3～6 个月):在愈合阶段配戴临时修复体。

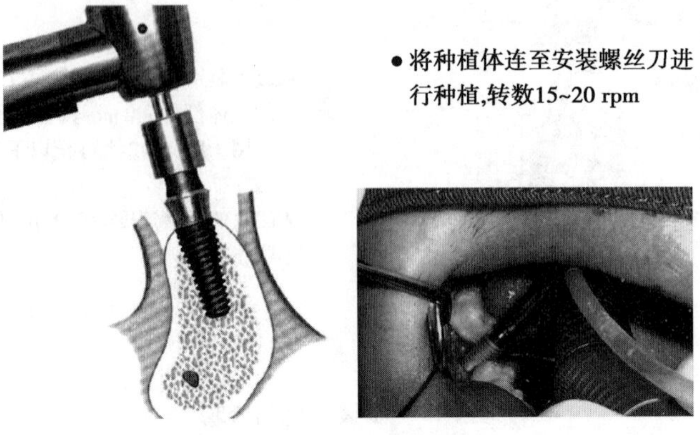

图 6-30　步骤 10:种植体植入

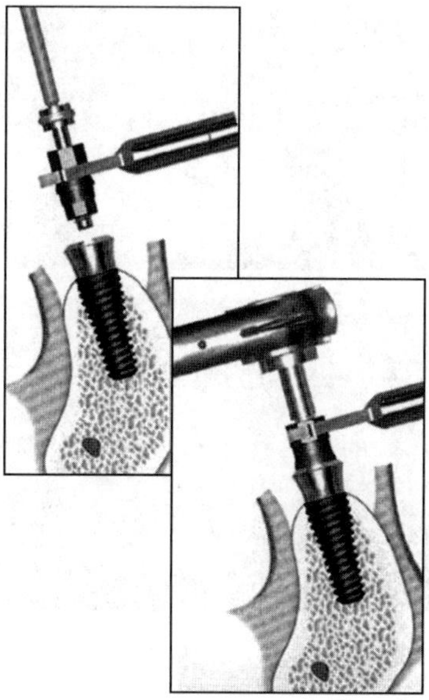

图 6-31　步骤 11:携带体拆除

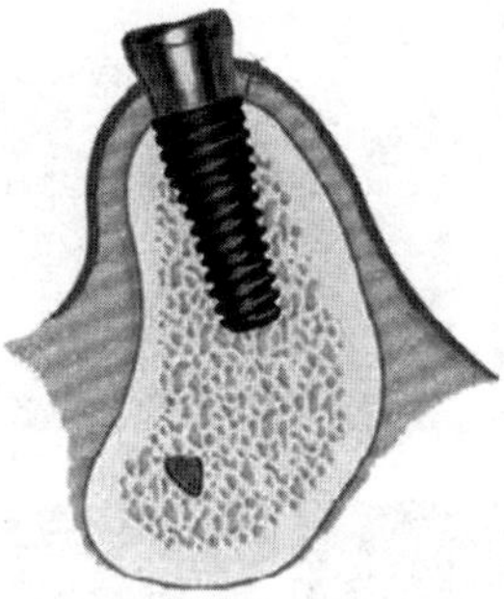

图 6-32　步骤 12:连接　缝合

(5) 修复治疗:待骨愈合良好后,进行永久修复体修复。

2. 两段式种植流程　两段式种植体植入过程(图 6-33)与第一阶段手术基本相同,所不同的就是第一阶段手术没有植入愈合机台,第二阶段手术要把愈合机台植入。两段式的好处就是种植体愈合不受干扰,愈合稳定,但周期较长。

第二阶段手术就是把牙龈切开,植入种植机台,待基台周围牙龈组织愈合后,进行永久修复治疗,这个过程通常需要 1 个月。

3. 即刻种植流程　前牙美容区的无法保留的牙齿,在拔除的同时,进行牙齿即刻种植(图 6-34)。先将拔牙窝制备成种植体窝,植入种植体,如果间隙较大,可用人工骨或者自体骨移植。然后覆盖引导膜,无张力缝合,也可即刻负重。其优点是即刻种植缩短了治疗时间,减少牙槽骨的吸收,外观形态好,尤其适合于前牙美容区的种植牙。

适应证:①外伤致根折不能保留的或脱落的患牙;②严重龋齿不能治疗的患牙;③严重牙周病不能治疗的患牙;④单个牙。

4. 种植体常见辅助手术

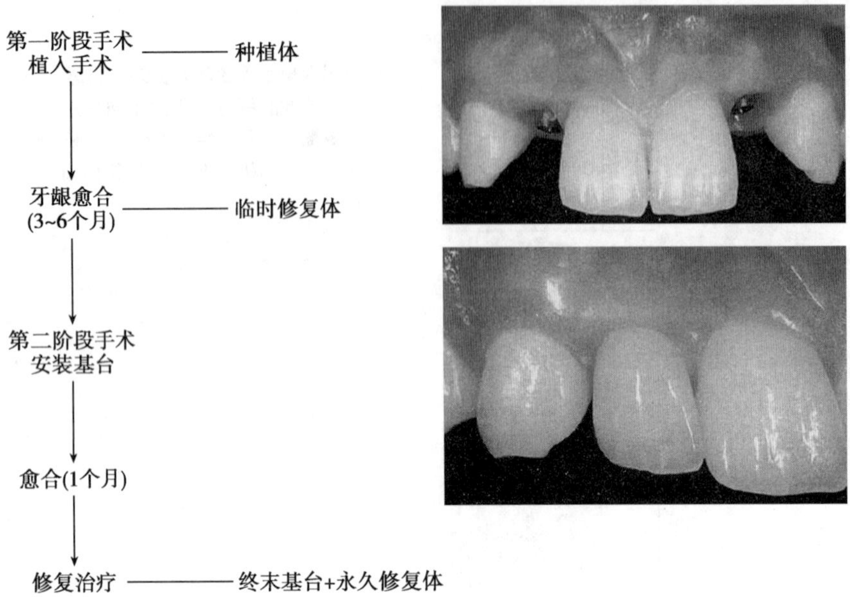

图 6-33　两段式种植流程

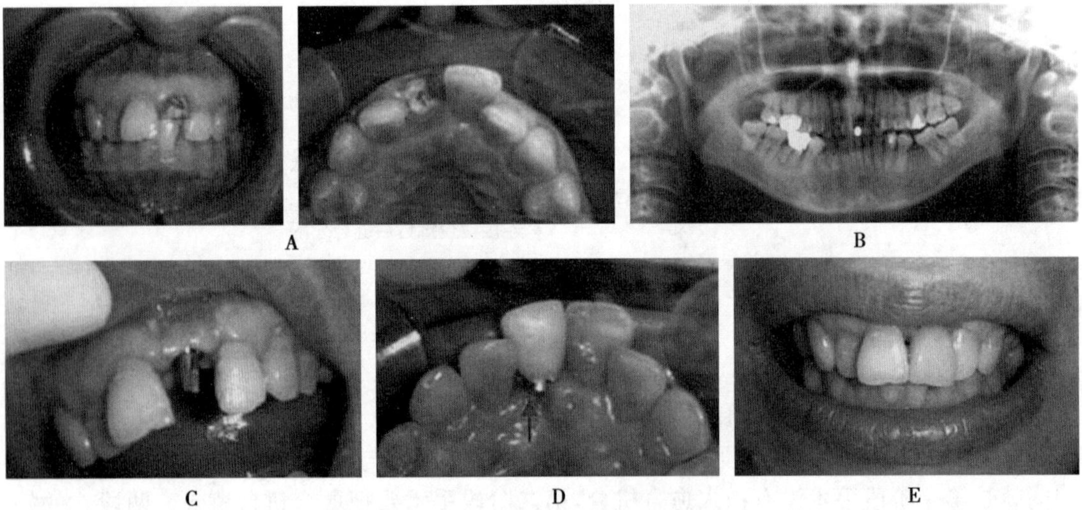

图 6-34　前牙美容区即刻种植(一段式)

A. 即刻种植(一段式)术前照:牙根缺损严重,达 1/2。无法修复;B. 即刻种植(一段式)术前 X 线口腔全景照片:不锈钢球标记尺寸;C. 即刻种植体(一段式)植入后照片;D. 临时牙修复后照片:临时修复体不能压迫种植牙,只做美容用;E. 即刻种植(一段式)永久种植体植入后照片

(1) 引导膜技术:是美容牙科技术最常用于解决前牙骨量不足,或者是即刻种植义齿牙槽窝的骨量不足问题的有效手段之一(图 6-35)。引导膜的作用是阻止快速生长的纤维结缔组织长入移植骨内,影响成骨质量。因为骨细胞的生成速度远较纤维结缔组织细胞缓慢。植入手术的同时用引导膜覆盖骨创面,阻止来自周围软组织的成纤维细胞,为缓慢生长的骨细胞的生长提供良好条件。植骨区的成骨细胞才有足够的时间和空间重建骨组织。

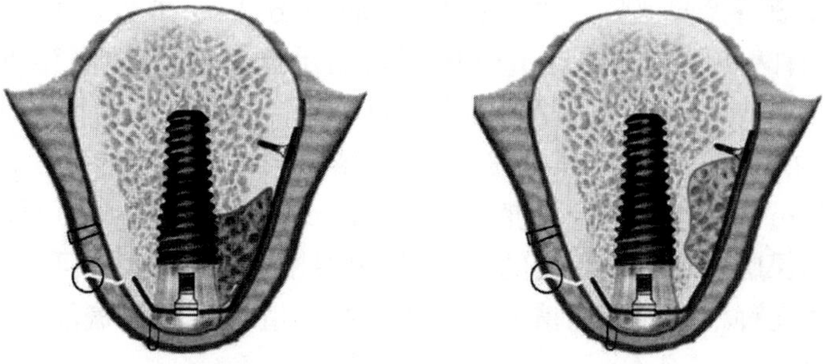

a　　　　b

图 6-35　引导膜技术

a. 侧壁牙槽脊缺损，植骨引导膜修复；b. 侧壁骨缺损，植骨引导膜修复

引导膜分为吸收性和不可吸收性两大类。可吸收性引导膜易操作，无需二次手术取出，而且有止血作用，主要为胶原膜。不可吸收性的引导膜最多的是钛膜和聚四氟乙烯膜，价廉易塑形，适用于需要固定移植材料的病例，但对黏膜有影响，需要二次取出。

引导膜常用于美容区前牙拔牙后的即刻种植及前牙美容缺牙区的牙槽骨吸收所致的凹陷美学修复。

（2）牙槽嵴扩增植骨手术：将自体骨组织、异体骨组织、人工骨材料不同类型的术式移植填充到牙槽嵴，解决牙槽骨高度和宽度不足的问题，常用于前牙美容区的牙槽骨形态修整（图 6-36、6-37）。

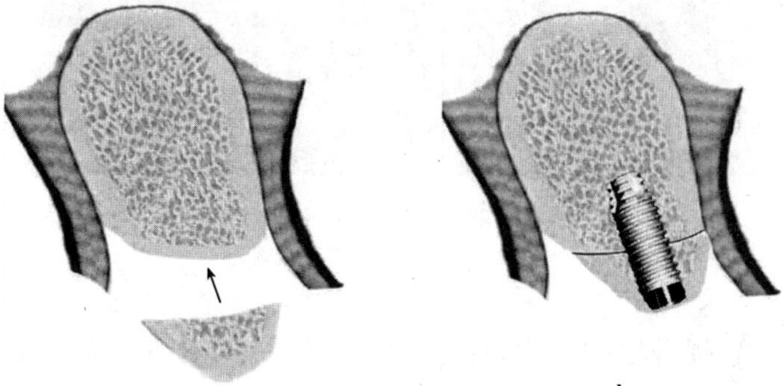

a　　　　b

图 6-36　外置式植骨

a. 牙槽脊高度不足，植骨修复；b. 植骨修复后植入种植体

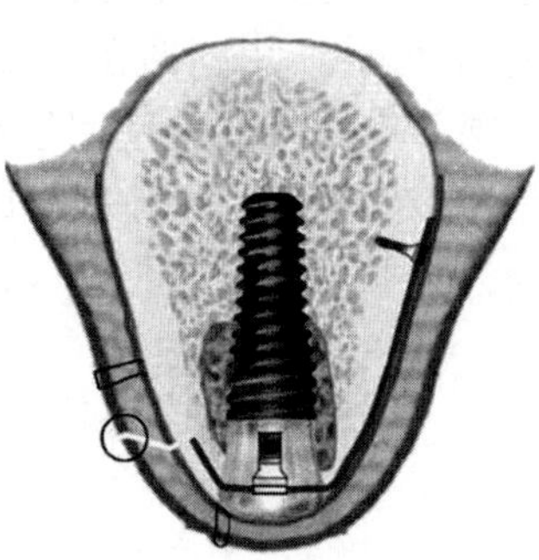

- 牙槽脊宽度不足，劈开夹层植骨修复
- 结合引导膜与钛钉固位

图 6-37　骨劈开夹层植骨

前牙美容区牙槽嵴扩增植骨手术可采用以下两种方法:①外置式植骨(贴敷式植骨),对于前牙美容区唇侧骨壁厚度低于1.5 mm的凹陷性牙槽骨、种植体侧穿或者高度不足的患者,均可采用。取自体骨皮质,用坚固内固定钛钉将骨块固定于牙槽骨上,然后,用引导膜覆盖,无张力缝合。②骨劈开夹层植骨技术,要求种植骨床牙槽嵴顶的宽度>5 mm,种植体唇侧至少要保留1.5 mm以上的骨壁厚度。如果3 mm<宽度<5 mm,可以用牙钻在牙槽嵴顶中央切开。在确保唇侧骨板不断裂的前提下,用器械扩展牙槽嵴颊舌径,然后在中央裂隙处植入种植体。并在种植体间隙内植入碎骨块。在移植骨表面覆盖固定引导膜,防止结缔组织长入移植骨块之间。

自体移植骨块取骨部位常在下颌升支外侧骨板,碎骨可以考虑在上颌结节处。颏部取骨易影响颏部美容形态,不提倡。

(3) 上颌窦底提升术:上颌窦位于上颌后牙区5～8号牙之间(图6-38),上颌后牙区因为牙齿缺失的原因,牙槽嵴吸收,导致牙槽突降低;致使上颌后牙区距离上颌窦的位置就更低。如果牙槽骨骨嵴的厚度距离上颌窦底的距离<12 mm,则需要进行上颌窦底的提升手术;其距离<12 mm,但>8 mm时,可以直接用上颌窦底冲顶提升手术方法;其距离<8 mm,则需要用上颌窦底提升手术。

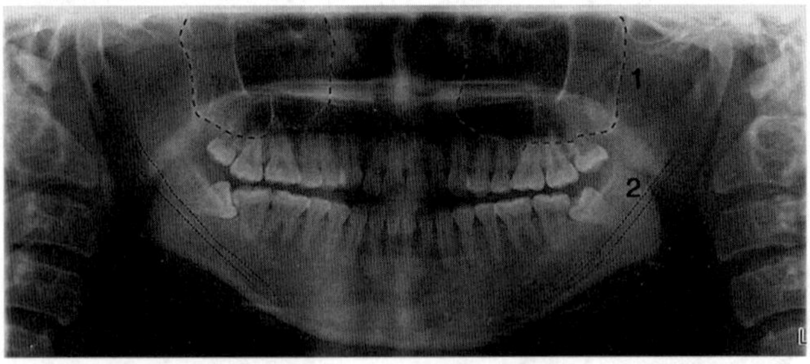

图6-38 口腔全景X线片

1. 上颌窦;2. 下牙槽神经管

1) 上颌窦底冲顶提升法(图6-39):上颌后牙区牙槽嵴顶距上颌窦底的距离<12 mm但>8 mm,骨质不太疏松,可考虑此法。该法可以提升2～4 mm左右。术式较简单,但难度大,稍不慎即可造成窦底穿通失败。

2) 上颌窦侧壁开窗骨板内推植骨法:常用于后牙区5～7号牙的种植牙齿(图6-40)。在口腔前庭颊侧黏膜上切开,剥离黏骨膜暴露上颌骨侧壁,用圆钻在上颌骨外侧壁开窗,暴露其深面的黏骨膜,然后将上颌窦底的黏骨膜连同开窗面上的骨壁完整地向上颌窦顶方向推进掀起。开窗面上的骨壁便形成新的上颌窦底。在新的上颌窦底与原窦底之间植入碎骨,也可用自体骨与人工骨混合使用。人工骨的比例不能超过50%,以免影响成骨质量。植骨后,创面用生物膜覆盖。

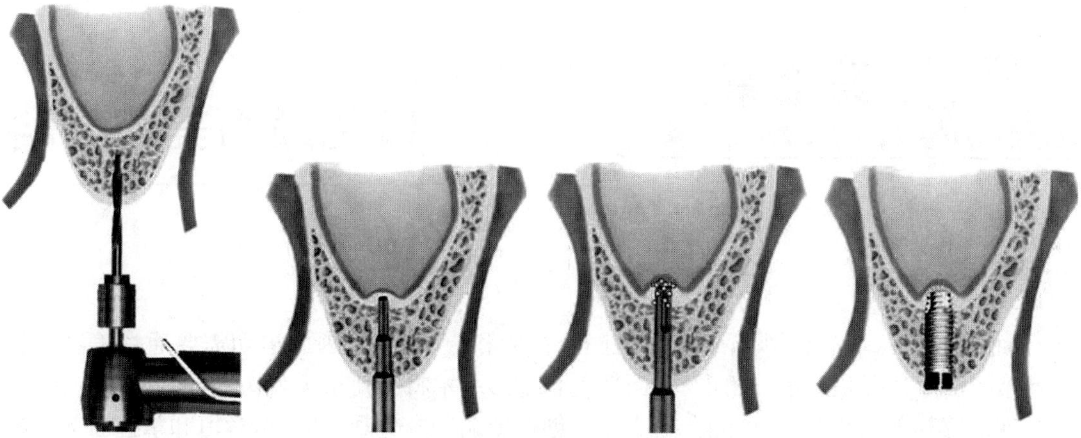

图 6-39 上颌窦底冲顶提升法

A. 第一步：用小裂钻将上颌骨后牙区的种植部位的牙槽嵴顶上钻一小孔，深度根据骨的厚度决定。原则上，窦底的骨壁要超过 2 mm。如果骨密度低，如三类、四类骨，可以突破骨皮质即可。术前要准确测量骨的厚度，测量办法可以用不锈钢珠做标记，标记骨的厚度。这是成功的关键步骤。B. 第二步：用专用骨挤压器，型号由细到粗。轻轻用力，既可以感觉骨的密度，又可以将骨压实。骨挤压器在外力（骨锤）的作用下，松质骨被挤压器向周围和上颌窦方向排挤，增加周围骨的密度。C. 第三步：骨质被挤压的同时上颌窦底也被提升，初期固定的深度一般大于 6 mm 为理想。上颌窦底的骨量高度不足 5 mm 想获得更多骨量的情形，先用骨挤压器行上颌窦底提升术，填入新鲜自体骨或人造骨，达到理想深度（10～15 mm）后缝合，并待 6 个月左右，再行种植术。D. 第四步：上颌窦底提升术影响种植牙成功的关键是，上颌窦底到牙槽嵴顶骨的高度小于 5 mm 的时候以二次埋入为好

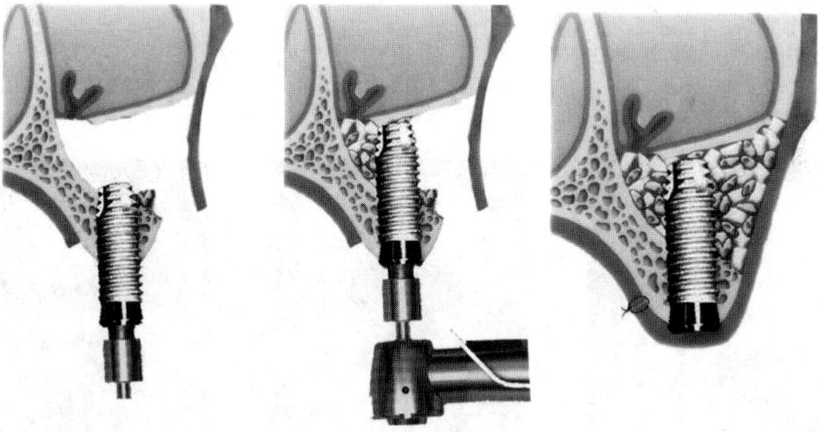

图 6-40 上颌窦侧壁开窗骨板内推植骨法

a. 上颌窦侧壁开窗，剥离上颌窦黏骨膜，将开窗后的侧壁骨板推向上颌窦内。牙槽嵴顶打孔，将种植体植入。b. 将种植体植入后，向窦腔内植入碎骨。直至将骨腔内充满。c. 将引导膜覆盖在种植体和充填植入的碎骨表面，固定，缝合黏膜

（于 江）

7

第七章

口腔颌面美容外科

面部畸形常造成患者明显的外形丑陋及功能和心理障碍，因此迫切需要通过美容外科手术整形治疗。但是从审美角度看，面部美容整形手术将会使求美就医者容貌发生变化，既可能恢复容貌美的和谐，也可能会造成新的创伤影响美容美观。因此，学习和掌握面部骨骼形态的美容整形基本知识十分重要。

第一节　面部骨骼形态的整形美容

医学发展，特别是外科学的发展，都是建立在对解剖结构不断认识和深入的基础上。美容整形技术和艺术发展也不例外，更依赖于解剖学的研究与发展。反之，解剖学的发展又促进了美容整形技术和艺术的发展和提高。

一、颌面部美学应用解剖

颌面形态是在三维空间中构成的，主要是由面部骨组织（图 7-1）和软组织（图 7-2）构成。

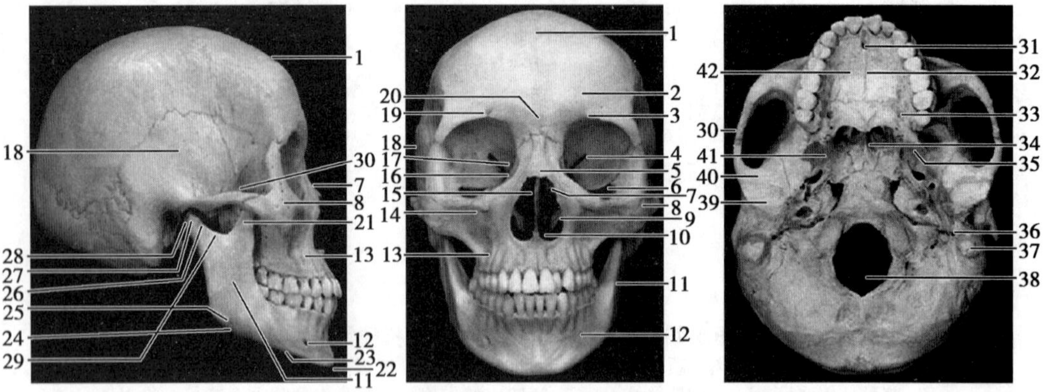

图 7-1　颌面骨骼形态三维解剖图（标本）

1. 额骨；2. 眉弓；3. 眶上切迹；4. 眶上裂；5. 鼻骨；6. 眶下裂；7. 中鼻甲；8. 颧骨；9. 下鼻甲；10. 梨状孔；11. 下颌支；12. 颏孔；13. 上颌骨；14. 眶下孔；15. 鼻中隔；16. 泪骨；17. 视神经管；18. 颞骨；19. 眶上孔；20. 眉间；21. 喙突；22. 颏隆突；23. 颏孔；24. 下颌体；25. 下颌角；26. 咬肌粗隆；27. 斜线；28. 下颌支；29. 下颌颈；30. 颧弓；31. 髁突；32. 下颌切迹

面部骨骼形态构成面部的主体轮廓，其中 4 个面部弓形（眉弓、颧颌弓、牙殆弓、下颌弓）起到框架作用。

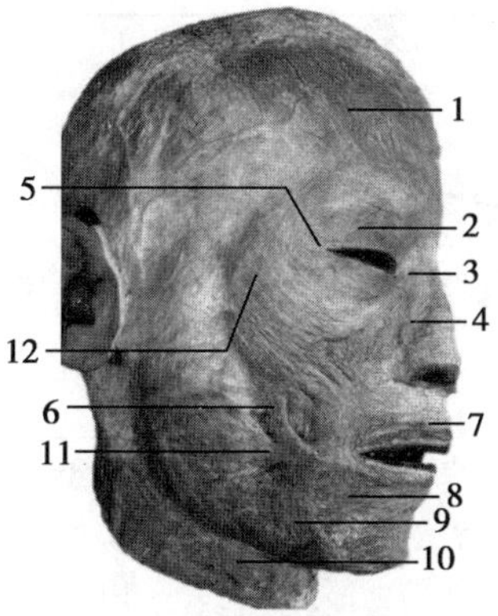

图 7-2　颌面软组织形态三维解剖图(标本)

1. 额肌;2. 眼轮匝肌;3. 内眦韧带;4. 压鼻肌;5. 外眦;6. 颧大肌;7. 口轮匝肌;8. 下唇方肌;9. 降口角肌;10. 颈阔肌;11. 笑肌;12. 眼轮匝肌眶部

面部的软组织则构成面部的丰满度及质感,丰富面部的韵律感(表 7-1、7-2)。美容牙科技术则侧重在面弓对于面型的影响及口唇形态的造型设计(图 7-3)。

表 7-1　面部表情肌群

额部肌群							
层次	名称	位置	起于	止于	作用	造型意义	相
浅层	额肌	成对盖在额部	帽状腱膜	眶上缘的皮下	收缩时能将眉提高,形成额部水平皱纹。更用力时则会使眉毛竖起,眼睛睁大	静止时额横纹 运动时额横纹	衰老 惊讶,注意
	枕肌	枕骨位置	上项线	帽状腱膜	收缩时部分发根立起	惊吓时收缩	紧张
眼周围肌群							
层次	名称	位置	起于	止于	作用	造型意义	相
深层	上睑提肌	眼轮匝肌深层	视神经孔	上睑板上缘及皮肤	自然提上睑、睁大眼睛,形成双眼皮的肌肉	松垂 紧张	困倦 萎靡不振 开大睑裂
浅层	眼轮匝肌　眶部 睑部 泪部	两眼周围遮盖眼窝及眼球	睑内侧韧带 睑内侧韧带 泪骨和泪囊后壁	皮肤 睑外侧缝 连于睑部	紧闭上、下眼睑 闭锁上、下眼睑 促泪液吸入泪囊	松弛时上睑下垂;紧张时增大睑裂	衰老 惊讶
深层	皱眉肌	沿眶上缘分布	鼻额缝	眉梢皮下浅层	皱眉	川字纹	
中层	降眉肌	眉间鼻根上部	鼻根	眉头皮下	降眉	鼻间横纹	
	降眉间肌	眉间鼻根上部	鼻根	眉头皮下	降眉	鼻间横纹	

续表

口鼻周围肌群							
层次	名称	位置	起于	止于	作用	造型意义	相
	鼻肌	鼻部	牙槽边缘	鼻背 鼻翼	聚鼻	激怒	威吓
浅层	口轮匝肌	扁环形盖于牙齿处	口角黏膜、皮下颊肌等	正中线附近皮下	闭口	唇向口内收	坚定自信
	上唇方肌 内眦头	鼻两侧眶下凹处	内眦	向下走行汇合，一部分止于口角上方的鼻唇沟处皮下，一部分与口轮匝肌交错相连	上提上唇 开大鼻孔 鼻唇沟上部向外上方深陷	使鼻翼向外方扩张，鼻孔向外扁而大，使上唇外端皮肤和肌肉向颧肌移动，鼻唇沟加深	不满意 轻蔑
	上唇方肌 眶下头		眶下缘				
	上唇方肌 颧头		颧骨面				
	颧小肌		颧上颌缝	口角皮肤及口轮匝肌 一小部分止于颊黏膜	牵口角向外上方，使颧部增大	笑的主要肌肉	喜悦 开心
	颧大肌	颧骨面与口角之间	颧颞缝				
	笑肌	口角外侧，面颊中部	咬肌筋膜	口角皮肤	牵引口角向外下方	形成酒窝	喜悦
中层	颏三角肌		下颌骨斜线				不满意
	尖牙肌		尖牙窝	口角皮肤和黏膜	上提口角	上提可露出尖牙	轻蔑、不屑抵触
	下唇方肌	下唇下方在中层	下颌骨斜线	下唇皮肤和黏膜与口轮匝肌交错	牵引下唇向下方	与颧、笑肌为对抗肌	不满意 后悔 惋惜
深层	颊肌	面颊中部，深层	颊咽缝	口角皮肤黏膜	牵引口角向外	助咀嚼，横拉口角	不满意
	上切牙肌	唇部	上切牙牙槽边缘	与口轮匝肌交错，止于唇边黏膜处皮下	使唇向外翻转	与其他肌配合使口收敛或紧闭	
	下切牙肌		下切牙牙槽边缘				
	颏肌	颏前方颏隆突处	下颌中侧切牙下方	颏部皮肤	上提颏部皮肤	撅嘴	不满意

表 7-2　咀嚼肌群

层次	名称	位置	起于	止于	作用	造型意义	相
浅层	颞肌	颞窝内	颞线	喙突	上提颌骨	颞部饱满	显示年龄
	咬肌	颧弓下颌角之间	颧弓下缘及内侧面	下颌骨升支		加大面宽,影响脸型的主要肌肉	表现性格
深层	翼内肌	下颌升支内侧	翼窝	下颌骨升支内侧		无	
	翼外肌		翼外板	关节囊及颏突颈	拉下颌向前		

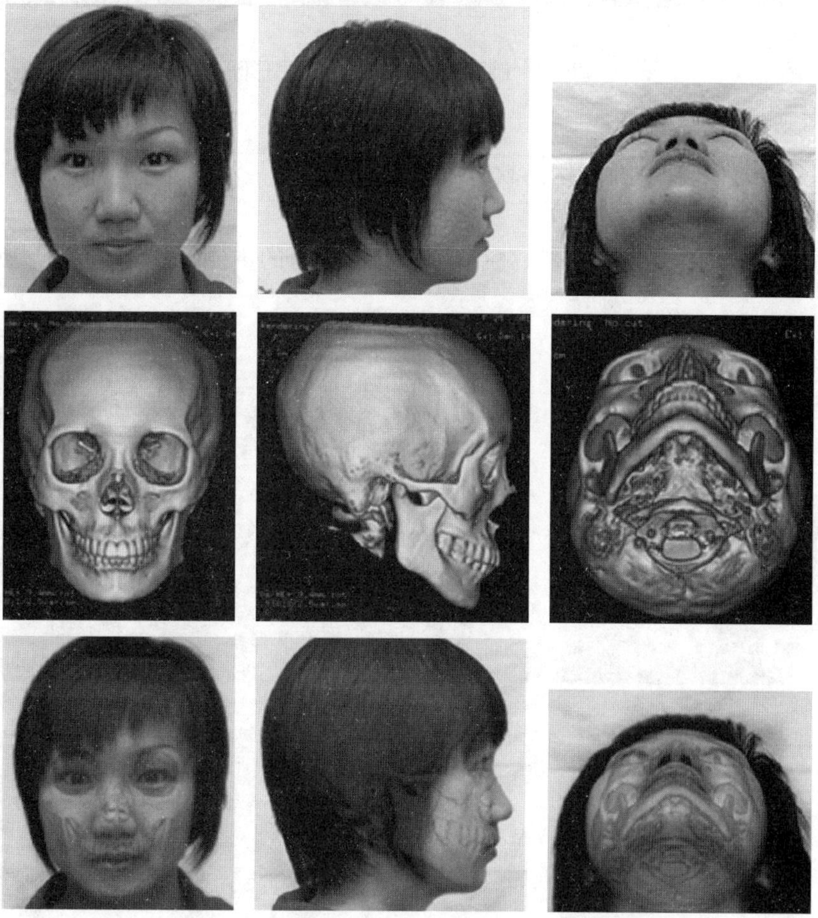

a　　b　　c

图 7-3　颌面三维形态解剖图(三维重建)
a. 正位;b. 侧位;c. 颏顶位

面型的解剖

1. 面弓形态与面型　面型轮廓是由面弓形态决定的,面弓形态是由额骨、顶骨、颞骨、上下颌骨、颧骨、鼻骨的形态有关。面型轮廓还与面部脂肪等软组织发育状况有关,并随着生理发育及年龄变化而发生变化。面弓形态主要由以下四个弓形组成(图 7-4):

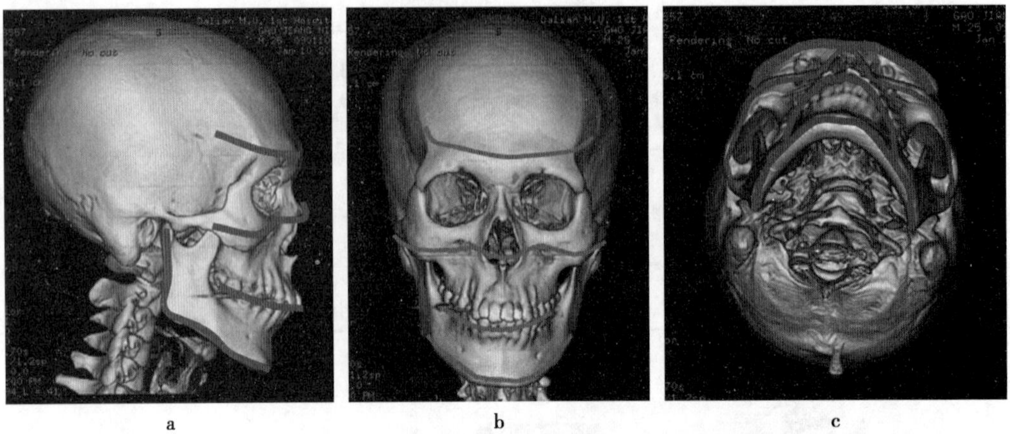

图 7-4 颌面三维解剖及面部弓形图

a. 正位；b. 侧位；c. 颏顶位

（1）眉弓：由额骨眉突及颞区的软组织形态所组成。眉弓形态对于情绪表达具有很强的功能，与颏部共同刻画性格（图 7-4～7-6）。

（2）颧颌弓：由上颌鼻突、颧骨、颧弓组成，是面中分的主要骨性支架。在头颅的形态上

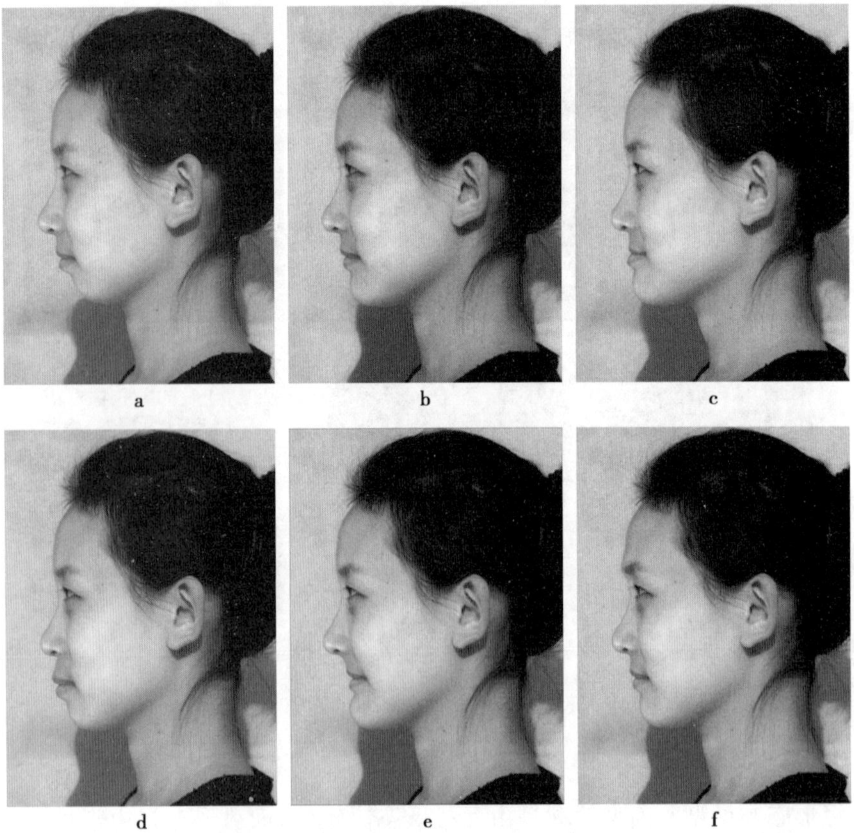

图 7-5 牙𬌗弓、眉弓对面部形态的影响

a. 下颌后缩；b. 正常颌位；c. 下颌前突；d. 牙𬌗弓前突；e. 牙𬌗弓后缩；f. 眉弓前突

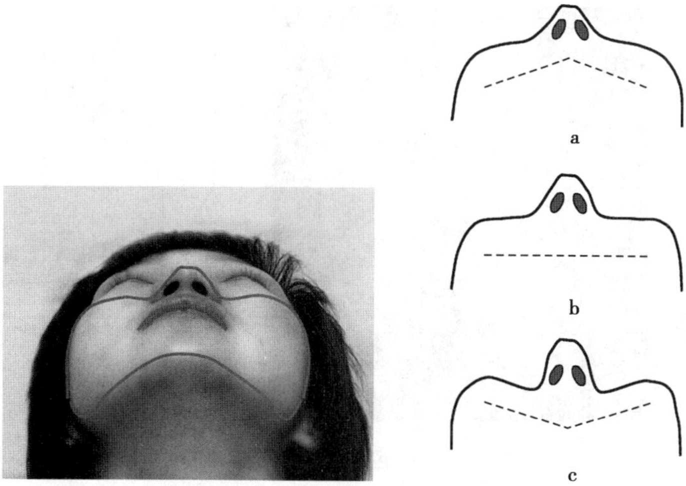

图 7-6　颧面弓形态与面型

a. 凸面型；b. 直面型；c. 凹面型

与其他弓形共同构成面型支架，其高度是否协调与下颌弓的关系密切；如果下颌弓窄小，则颧骨凸显（图 7-4～7-6）。

（3）牙殆弓：由上下颌骨及上下牙弓所组成（图 7-4～7-6）。

（4）下颌弓：由颏部、下颌骨体、下颌角所组成。构成面型的下面部形态，决定面型。颏部形态对于性格刻画起主要作用。

2. 三箱结构理论　千人千面，每个人的面部形态都不相同。如何能够将复杂的面部形态变化规律简单化，更好地理解面型变化控制因素，我们可将面部骨骼形态简约化，利用几何图形表示（图 7-7），从而达到认识控制面型的因素的目的。先看正位，将面部分为上、中、下三等份，以发际、眉弓、梨状孔下缘、颏底为界，形成三箱结构，上箱成凸字形，中箱及下箱成凹字形（图 7-8）。三箱宽度不同，形成不同的面型，如上下箱宽度相同，中箱宽度超出上下箱宽度，即成为“申”字形脸型（图 7-9）。侧面观主要是三箱间前后位置关系（图 7-10），正常位置是上箱在下箱前，下箱在中箱前。如果位置发生变化，则会使面型差异加大。综上所

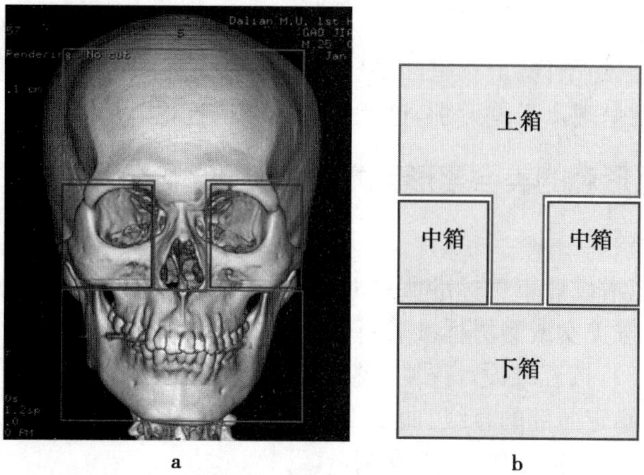

图 7-7　面型骨骼形态的三箱结构（正位观）

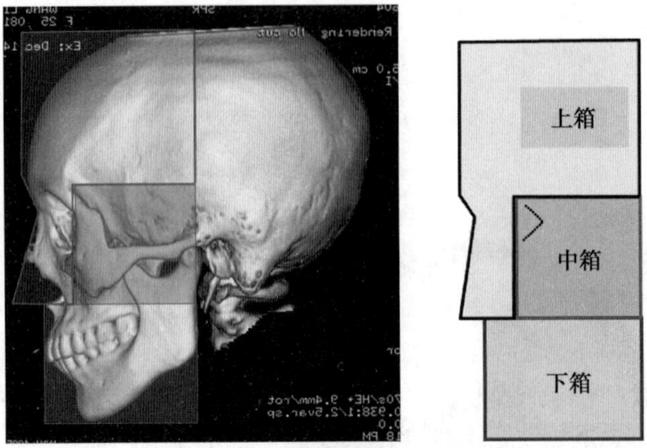

图 7-8 颅骨的三箱颌面形态（侧位）

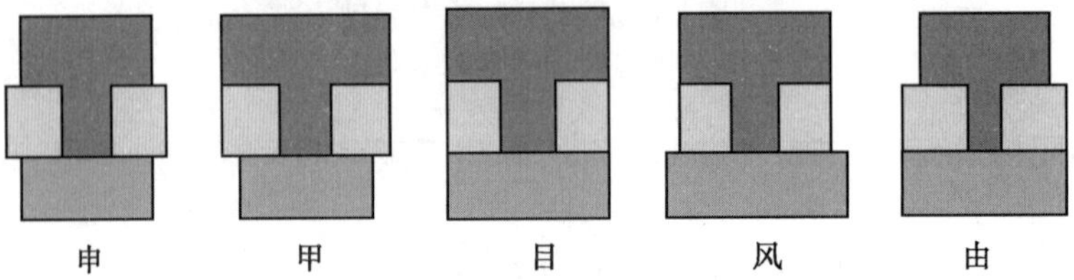

图 7-9 宽度不同的三箱颌面形态与汉字字形表达

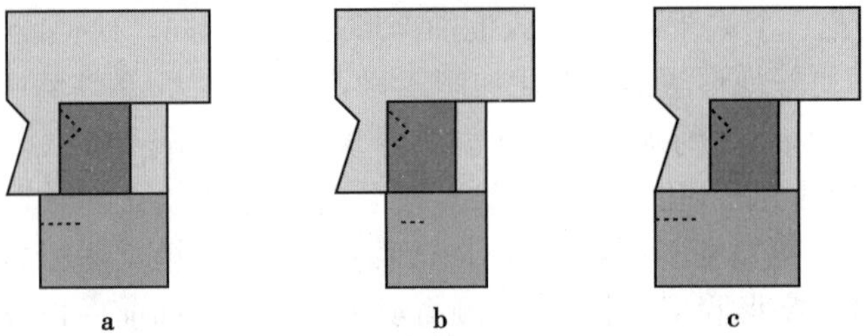

图 7-10 三箱颌面形态（侧位观）

a. 下箱位置正常；b. 下箱位置后缩；c. 下箱位置前突

述，面部可以简约为三箱结构，上箱呈凸字形，中箱和下箱呈凹字形，通过三箱的各个箱体的形态变化可以使面型呈现出千差万别，这就是三箱结构理论。

二、面部骨骼形态的美容整形艺术设计

（一）五维设计原则

面部美容整形艺术设计审美标准所遵循的原则是：①患者满意；②观众接受；③设计者按个性创作，而不是按美女或靓男标准进行机械性的设计。要想达到以上目标，设计者必须具备三大技能（表 7-3），按五维设计原则，遵循美学形式规律进行设计。

一维——点线：确定面部的直线、曲线。通过对面型的分析，用线条表达三维形态，分析面型特征。也可以进行特征创作，如美女制造。

二维——平面：确定平面、曲面。分析节奏与韵律感。平面是艺术创作的主要元素，点、

表 7-3　美容医师与临床医师的知识结构和技能结构比较

执业岗位	知识结构	技能结构			风格
		临床技能	心理技能	艺术技能	
临床医师	医学	临床技能 机能	心理技能 （个别科） 诊断＋辅导	无	普通学者
美容医师	医学 美学 艺术	临床技能 机能＋形态	心理技能 诊断＋辅导	艺术技能 审美＋创美	具有艺术家 气质的学者

线、面的理解，对于审美与创美的能力具有决定性作用。以上能力要经过艺术训练方能很好地理解和运用，可通过素描、色彩进行绘画练习。

三维——立体：三维角度分析。往往是设计者和创造者所缺乏的训练，它是点、线、面的空间表达。相同的形态，不同的角度观察，效果也不相同。这是相同的术式，手术效果不同的主要原因。

四维——时空：观察运动状态下的表现，确定术后效果。人体造型的一大特点就是动态观察。无论是软组织还是硬组织，都具有生理性、运动性或受运动影响。如重睑，隆胸。

五维——意识：型-相反应。一方面，面部形态可以形成相对固定的型，如直线型、曲线型。不同器官型的组合构成一定的心理反应，如温柔的面庞、刚毅面容。另一方面，不同的心理状态，长期影响面部表情，形成固定的面型特征。即所谓的“相随心生”，如《红楼梦》一书中林黛玉的忧郁面容。因此，在考虑面型设计时，需要进行心理的艺术造型分析。

（二）“形”与“型”相关系

三箱结构将面部形态简约化，使面部的相对位置关系理解起来更加容易。如高加索系人种的面部结构则表现为典型的上箱突出，蒙古系人种则表现为中箱前突的特征。而每种系中各箱的比例结构不同则形成了千差万别的面部形态，从这些面部形态可以清晰地辨别出男性或者女性面孔，即使辨别不出面孔的性别，也能通过行为分辨出来。为什么通过形态就可以分别出性别类型，它的表达元素是什么，这些均是美容医学有待研究的形与型的关系。同样的男性或是女性面孔，有的性别感特别强，有的则很难区别，如林黛玉的柔弱、孙二娘的强悍、007 的刚毅、F4 的英俊、河莉秀的秀美。通过各器官的型的不同组合，表现社会的一种心理认同反应，即为相。口腔颌面美容整形不单纯是医学问题，还有心理（美学）与艺术的问题（表 7-3）。这种型相关系的实际用途，以及如何运用这些关系应引起我们的关注。我们通过图 7-11 可试看一下，同样的线条所表现的不同的情感，用线条表达的性别感。

在颌面部美容整形手术设计中，同一个手术不同的设计效果是不一样的。如在面型改造中常用的下颌角切除手术术式为例。在下颌角区设计的角度线条的流畅度不同，效果也不相同（图 7-12）。曲线型女性气质明显，更柔和；直线型有干练、精明成分，体现睿智。从美学形式上讲，曲线型韵律感强，优雅；直线型节奏感强，明快。

线条的型是通过直线与曲线的组合来实现的。直线“相”的表现成分是刚直、坚毅，男性；曲线“相”的表现成分是柔美、懦弱，女性。

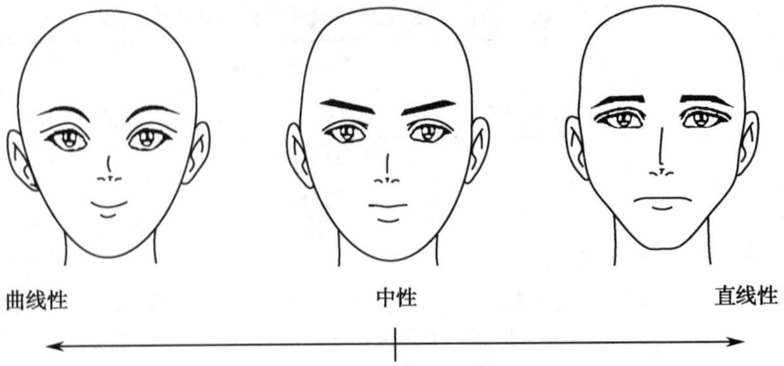

图 7-11　用线条表达的性别感

表 7-4　美容医学“形”与“型”相关系

学科	内容			表现形式
医学	解剖形态	形	骨、软骨、软组织	器官形态
艺术	艺术造型	型	直线型、曲线型	刚柔
美学	心理反应	相	硬汉型、黛玉型	美丽魅力

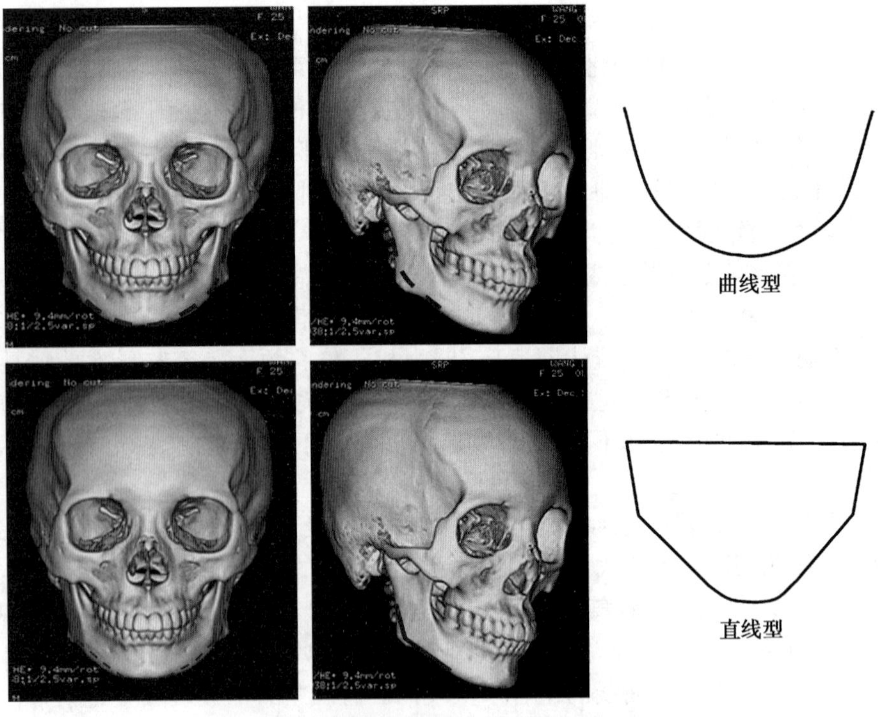

图 7-12　下颌角截骨曲线的直线型和曲线型

（三）颌面艺术美学设计的表现形式

颌面艺术美学设计时，除了上述的型相关系外，要获得良好的艺术美学效果还要遵循形式美学表现法则。我们以面型改造为例进行说明。

1. 对称与均衡　对称是相对的，是均衡的一种特例，均衡隐含着对称的原则，任何人的面部都不会完全对称。图 7-13 的例子即可证明。可以不对称，但一定要均衡，否则，就会显得面部不正，感到面部偏斜。

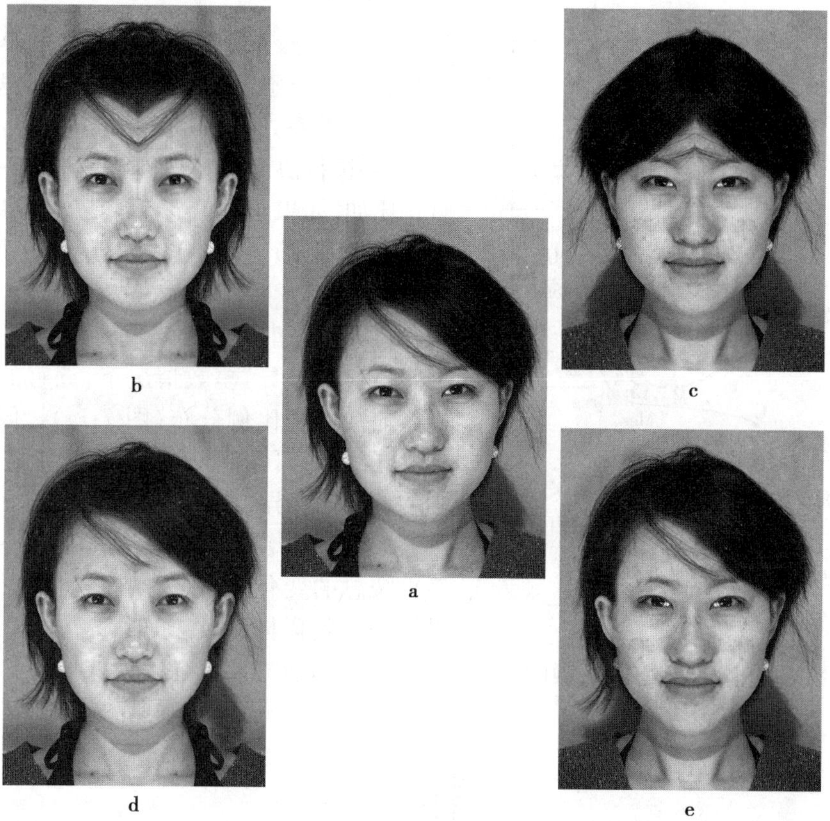

图 7-13　对称与均衡

a. 原图，从正中线将面部一分为二，用左半侧脸镜像合成 b，用右半脸镜像合成 c，可见左右不完全相等。但是我们又没有感觉 a 图的不对称，说明它是均衡的；b. 左半脸镜像合成图，眼间距、鼻型与 c 明显不同；c. 右半脸镜像合成图，眼间距、鼻型与 b 明显不同；d. 左半脸镜像合成图（排除视觉差），眼部、鼻部与 e 明显不同；e. 右半脸镜像合成图（排除视觉差），眼部、鼻部与 d 明显不同

完全对称的面型会使人感到没有动感，如在美容设计时，用文眉贴描出眉形后，再文上的眉给人不真实的感觉，而自然画上的眉形却自然美观，就是这个道理。临床上还经常遇到相关问题，比如重睑手术的患者会抱怨左右重睑线不对称，这种不对称的标准是其他人很难分辨的，而患者却不停地抱怨，易引发纠纷。实际上，医患双方都没有不是，主要是因为患者与美容团队的标准不同，观看的距离不同，因此，在考察对称性问题上，应在 1 m 以外的距离观看，没有不对称即可，而患者则在 20～30 cm 的范围内观看，差别自然会很大。双方统一鉴别标准后，结果就会一致。

2. 比例与协调　比例是部分与部分或部分与全体之间度或量的关系，是比率概念。比例是构成设计中一切单位大小，以及各单位间编排组合的重要因素。协调的协，有共同之意；调则为一致的意思。共同一致，是一个过程中的状态。如椭圆形的脸型，配合椭圆形的牙弓形态就协调，而配合方圆形就不协调。比例与协调不但表现在线段的数量关系上，还表现在角度上及色彩的轻重上(图 7-14～7-16)。

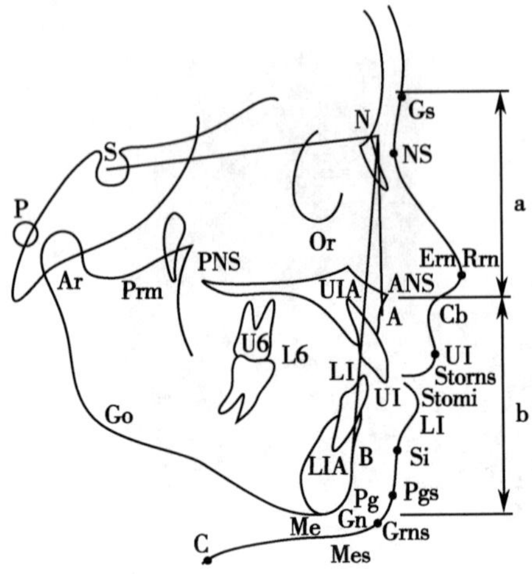

图 7-14　比例与协调

常用角度(平均值)：颅底-上牙槽座角(SNA)：上颌对颅底位置关系　82°±1；颅底-下牙槽座角(SNB)：下颌对颅底位置关系　79°±1；上下牙槽座角(ANB)：上下颌位置关系　3°±1；a 长度≈b 长度

通常我们将比例确定在长宽比或者线段比为 1∶0.618 时，称为黄金分割点。也有人将此点定为$\sqrt{2}=1.414$，面部比例关系究竟是以黄金分割点为标准还是以$\sqrt{2}$为标准更好，这里就是比例与协调关系，两个比例标准同时存在的情况下，就要进行协调，如何协调，就是按一个标准进行。比如，如果个体测量后，其比例参数多以黄金分割(0.618)参数为多时，其他设计标准就按这个标准执行即可。

亚洲人的审美比例与欧洲人存在差异，个体之间也存在差异，多数情况下，五官的比例不会机械地按这个比例分布(图 7-14)。但这个比例在不同的人群具有相对稳定性，比例与协调的原则就是求同存异。

3. 节奏与韵律　节奏本是音乐中音响节拍轻重缓急的变化和重复。在美容医学造型艺术设计中是指以同一要素连续重复时所产生的运动感。节奏是动的表现，韵律是静的显示。两者结合才能产生形象美的效果。韵律，即连续

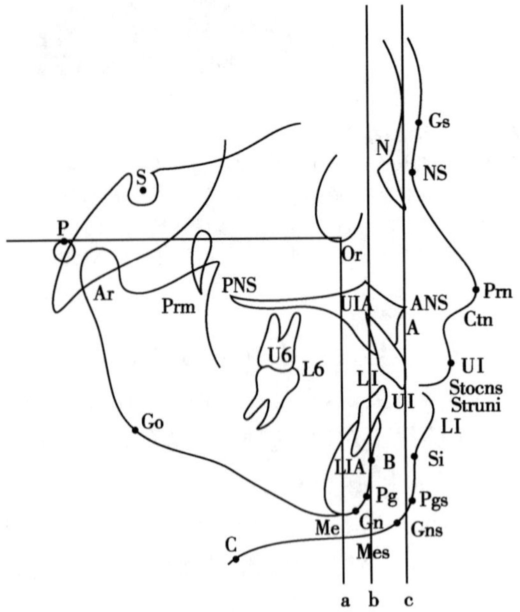

图 7-15　面部标记点与平面位置

颅颌面常用标记点：a. 眶耳面垂直线；b. 颏前点与眶耳平面垂直线的平行线；c. 经眉弓前点与眶耳平面垂直线的平行线。颅部：蝶鞍点(S)；鼻根点(N)；机械耳点(P)。上颌骨：前鼻棘(ANS)；上牙槽座点(A)；上中切牙点(UI)。下颌骨：下牙槽座点(B)；下中切牙点(LI)；颏前点(Pg)；刻下点(Me)；颏顶点(Gn)

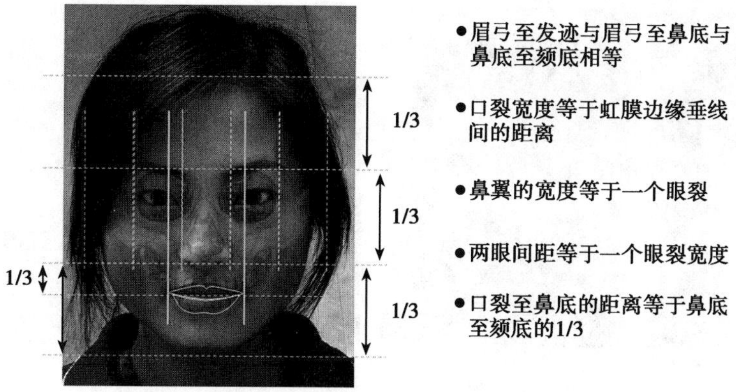

图 7-16　面部正位比例与协调关系

规律有节奏的变化。线条波浪状连续的起伏构成韵律；颜色的交替重复可构成韵律。

人体造型的韵律感是起伏不断连续的线条，规则、优美的曲线，反复交替，韵律优美，就像充满生机的心电图曲线一样；平直的线条犹如停跳的心电图线，毫无生气可言(图 7-17)。

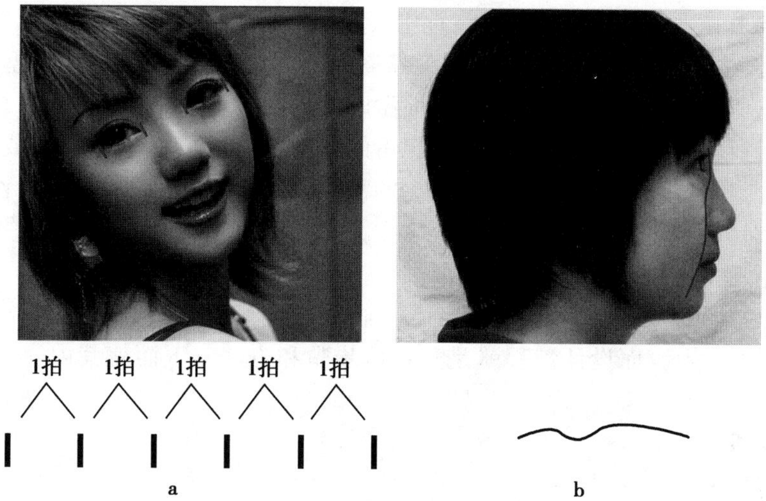

图 7-17　节奏与韵律

a. 眼间距的节奏感；b. 面型曲线的韵律感

4. 对比与统一　对比亦称对照，是在统一的前提下，把质或量反差甚大的两个要素成功地排列在一起，使人感到不同，而仍具有统一感的现象称为对比。鲜明强烈感触的对比称之为强调，它能使主题更加鲜明，作品更加活跃。

对比关系主要通过色调的明暗冷暖；形状的大小粗细、长短、方圆；方向的垂直、水平、倾斜；数量的多少；距离的远近疏密；图的虚实黑白轻重；形象态势的动静等多方面的因素来达到。

统一是指都一致。把对比和统一当成两个极端，调和是两者之间的一种状态。调和是在差异中趋向于“同”(一致)。如，色彩中的红与橙，橙与黄，圆与椭圆，方与长方。对比则是在差异中趋向“异”(对立)。统一是终点。

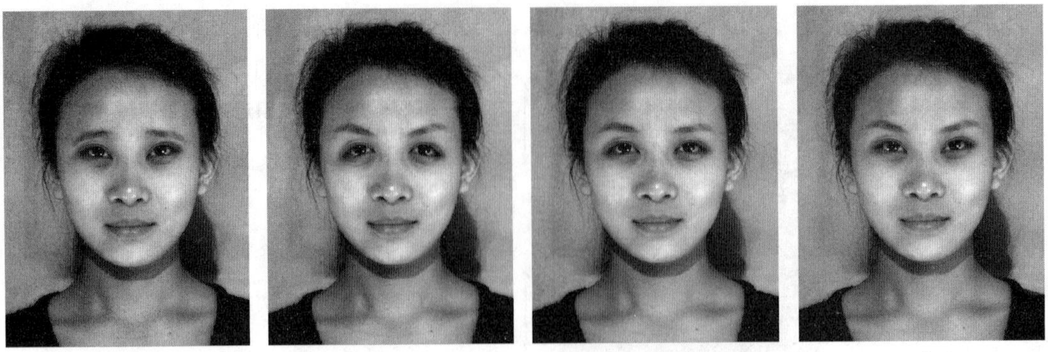

a 对比(弱)　b 对比(强)　c 调和　d 统一

图 7-18　对比与调和

a. 眼裂水平，眉毛下垂；对比（弱）；b. 眼裂下垂，眉毛上扬；对比（强）；
c. 眼裂水平，眉毛上扬；调和；d. 眼裂上扬，眉毛上扬；统一

美容医学造型艺术设计中的一般原则："高度调和，微小对比"。比如，对于眼角下垂的患者却文上了上翘的眉，形成强烈的对比，则缺少美感（图 7-18）。

5. 个性与和谐　在美容医学艺术设计中，此法则属特殊类型。造型艺术当中是多样性的统一性原则，共性中的个性问题。颌面美容整形的个性与和谐问题则包含型与相的问题。强调生理与心理和社会适应的一致性。如面型改造的设计，如果是男性患者，在设计下颌角的截骨线时则多采用直线型。这种设计与患者的社会生理身份一致，即改变成柔和的面型，又不感觉不适。假设该患者采用的是曲线型的截骨线，又配合曲线型眉毛，女性化身份特征明显，社会性别与生理性别不一致，个性程度太强，则有变态或者另类的感觉，不和谐。

（四）颌面美容整形艺术美学设计流程

颌面美容整形的艺术美学设计是咨询设计的重要内容，掌握艺术美学设计原则和方法就完成了本课的学习。而设计流程就是其具体步骤和方法。下面就其内容进行具体介绍（图 7-19）。

1. 资料采集

（1）病历采集

1. 资料采集
(1)病历采集 (2)心理调查(问卷) (3)社会适应(家庭背景、人际关系、人生经历)

⇩

2. 分析评估
(1)心理评估 (2)健康评估 (3)容貌评估

⇩

3. 设计方案
(1)矫治方案 (2)美观度与改善度 (3)风险

⇩

4. 医患沟通
(1)矫治流程 (2)美观度 (3)改善度

图 7-19　颌面美容整形艺术美学设计流程

1）主诉：首次就诊时的主诉，往往反映患者对自身状态的一种认识和理解，很大程度上这种认识存在某些偏见或过于理想化。因此，其主诉的目的和要求具有多样性。有的可能是以美容为主诉，要求将上下颌骨畸形矫正，做颌面美容外科手术，这是多数就诊者的目的；有的以发音困难和切割食物困难等功能障碍就诊；或因牙列不齐造成口腔疾病就诊，要求矫正错颌畸形等。

主诉的多样性，使颌面整形美容艺术设计也不尽相同，因此，这些均须详细地记录在病史中。

2）家族史：面型存在强烈的多基因遗传特征，其在出生时面型即已基本确定，虽然可以受到环境因素的影响，但基本型是由遗传基因所控制的。面部形态具有种族及家族的特点，如白种人与黄种人的面型均具有种族间的系统特征。

遗传因素引起的牙颌面畸形包括常见的骨性下颌前突、上颌前突下颌后缩、长面综合征、短面综合征、双颌前突等。因此，在询问病史时应该仔细了解患者家族中的发病情况，如父母、兄弟姐妹及其他近亲是否有类似的畸形发生。另外在检查时应注意具有独特面部特征的有关颅面综合征。是否存在其他的遗传性疾病。

3）医学治疗史：全身健康状况影响着牙颌面的发育。在检查时应详细了解患者既往就医情况、过敏史、输血史、慢性疾病史，与健康有关的个人习惯如吸烟史、创伤史等。

4）不良习惯：常见的不良习惯有吮指习惯、伸舌习惯、口呼吸习惯、偏侧咀嚼习惯等。这些不良习惯可以导致复杂、严重的牙颌面畸形，如前牙开𬌗、颜面不对称畸形等。

5）牙颌像和面像采集：常规的面像及咬合像记录应包括：正位、双侧位、双侧斜位、颏顶位面像，正位、双侧位颌像，颜面不对称畸形患者加拍并记录偏斜的咬合平面的面像，后者是在咬一钢尺的情况下类似正位面像的拍摄。拍摄上述照片时，应保持患者的眶耳平面与地平面平行，目视前方，且术前术后拍摄条件基本一致。

6）X线检查及头影测量分析：颌面美容外科患者常规应拍摄头颅正、侧位X线片，曲面体层片以及CT、三维重建片。对伴有牙齿疾患或手术设计需行分块截骨者应对分块截骨部位加拍X线牙片。

（2）心理调查（问卷）：牙颌面畸形具有功能性和心理性两方面的因素，这些因素直接影响治疗效果。在制定矫治计划时应进行心理评估（表7-5）。

表7-5 心理学分类调查表

项　目	阳性反应		阴性反应
1. 𬌗面变形的程度	高度	中度	轻度
2. 患者自身对变形的认识	明确	不太明确	不明确
3. 患者对变形苦恼时间	年	月	日
4. 变形的性质	发育性		后天性
5. 患者的社会适应状态	安定	疑问	不安定
6. 变形对于患者性格的影响	小	中等	大
7. 希望颌面美容整形的动机	确定	犹豫	不确定
8. 患者对于颌面美容外科的期待	很现实	较现实	不现实
统计			

由畸形产生的心理压力与牙颌面畸形的实际严重程度往往不成比例。畸形明显的患者，对外来的反映有一定的思想准备。而相对畸形不明显的患者，往往对外来刺激比较敏感，要求矫治的愿望、要求及所描述的畸形程度与实际不相符合。所以医生在询问病史时应仔细检查、分析以作出正确的诊断和矫治设计。

（3）社会适应（家庭背景、人际关系、人生经历）：社会适应性主要是指在社会的融入度，比如在职场、家庭、人际关系等方面。主要从家庭背景，尤其是从儿时记忆开始的生活情况，直至成年后，重点时期是青春期前后。因为这段时光的生活背景直接影响其生活习惯与行为习惯，如果有缺陷，就会造成心理负担。尤其要了解清楚中年女性患者的婚姻状况，其整形美容的目的性直接导致手术效果的满意度。

2. 分析评估

（1）心理评估：根据表 7-5 心理学分类调查表项目，分类如下：

第一类：Ⅰ群，高度阳性患者。表 7-5 显示的调查项目全部为阳性反应的患者，即为一类患者，这类患者对于颌面美容外科矫正治疗容易满足，术后效果好。

第二类：Ⅱ群，中度阳性患者。大部分项目是阳性反应，2、3 项呈现阴性或者中性，要比Ⅰ群患者多进行有效地沟通与辅导。

第三类：Ⅲ群，阴性反应患者。超过 3～4 项阴性或者不确定，这类患者表现出对于自己的容貌过于关心，希望改善社会适应性，对于自己的变形与手术认识不清。多数情况下，患者对于治疗结果不满足，有时需要与精神科医师进行交谈。

（2）健康评估：主要是通过临床检查，比如：①全身检查及实验室检查，全身检查的重点应放在心血管、肺及肝肾功能上。②胸肺及呼吸系统检查，可以通过拍摄 X 线胸片检查。颌面美容外科手术本身并不直接影响慢性肺部疾患，慢性肺部疾患对颌面美容外科手术来说不是绝对禁忌证。但必须结合考虑手术的性质、时间长短及患者的肺功能状况，以决定患者身体情况是否能够承受手术的创伤。③心血管系统检查，心血管系统的健康状况对颌面美容外科手术显得尤为重要，例如有冠状动脉供血不足和心肌梗死病史的患者，在手术时发生心肌梗死的危险性比没有心肌梗死病史者大 50 倍，因此，有心肌梗死病史的患者应视为手术的相对禁忌证。所以对于像颌面美容外科这类选择性手术，术前必须做常规心电图检查，以排除心血管系统疾病的存在。高血压患者手术时出血多，使得手术视野不清楚，影响手术操作，延长手术时间。即使术中采用控制性低血压麻醉，也难有效地控制出血。所以手术前应充分了解患者的血压情况。一般认为在收缩压超过 17.3 kPa，舒张压超过 12.0 kPa 时，应考虑在血压得到控制后再行手术。④实验室检查，化验检查在颌面美容外科手术前检查中具有重要意义。常规的术前化验应包括血常规、出凝血时间、血小板计数、尿常规等。特别是对有出血倾向的患者及有肝病史的患者应做进一步的化验检查，必要时请有关专科医师会诊。

（3）容貌评估：牙颌面畸形可单独存在或合并身体其他部位的疾病，即各种综合征的牙颌面表现。颅面结构复杂，可受多种遗传基因影响，虽然遗传基因在决定牙颌面形态方面起重要作用，但出生前后的环境或功能因素亦不容忽视。有些畸形的形成可能是多种因素作用的结果。为了使畸形患者得到更为合理的治疗，有必要对畸形进行分类。

目前临床上大致将牙颌面畸形分为以下 3 类：

1）颅面发育异常综合征

尖头并指综合征：为常染色体显性遗传。颅面特征为颅缝过早融合呈尖头畸形，枕骨平坦，前额高陡；面中 1/3 发育不全，下颌相对前突。鼻背扁平，眼距增宽，突眼，睑裂下斜，牙弓呈 V 形，牙列拥挤不齐，牙槽突隆起；Ⅲ类错𬌗，前牙反𬌗，单或双侧后牙反𬌗，常见牙萌出迟缓或额外牙；存在对称性手和脚的畸形，指、趾融合，常累及 2、3、4 指(趾)。

颅面骨发育不全综合征：为常染色体显性遗传。主要表现为颅缝早闭，上颌骨、颧骨发育不全，眼眶浅显得眼球明显外突，侧貌呈上颌后缩常合并有下颌骨相对前突，上唇短缩而下唇下垂，鹰鼻。口腔表现腭盖高拱狭窄，上颌牙列拥挤不齐，V 形牙弓及Ⅲ类错𬌗。

眼睑-颧骨-下颌发育不全综合征：为常见的合并下颌骨及面部发育不全综合征，又称 Treacher-Collins 综合征。常染色体显性遗传。面部畸形明显，睑裂下垂，下睑下斜，下睑无睫毛，外眦向下倾斜，颧骨体发育不全或缺失，与颧弓不愈合；下颌骨发育不足，下颌角圆钝，升支短小，髁突及喙突扁平或发育不全；下颌下缘凹陷，角前切迹明显；由于上颌骨发育不足，腭盖高拱或腭裂，常有错𬌗畸形；牙发育不良、移位，牙间隙增宽，也可存在开𬌗。但是患者颅骨发育基本正常。对于这种病症一般主张在发育期手术，可以获得较好效果。

第 1、第 2 鳃弓综合征：颜面畸形明显，畸形不仅包括自第 1、第 2 鳃弓发育而来的组织，还包括非第 1、第 2 鳃弓发育而来的颞骨始基。常为单侧畸形，右侧较多，偶有双侧受累。患者睑裂低于对侧但不向外下倾斜。外耳道、外耳、中耳、听骨可发生畸形而致传导性耳聋。颞骨、颧骨、颧弓小而扁平，上颌骨窄小，下颌升支及髁突有轻重不等的畸形、短小，甚至颞下颌关节缺失，咀嚼肌及面部表情肌及腮腺有不同程度的发育不足。可发生不同程度的大口畸形。

第 1、第 2 鳃弓综合征的患者应待发育完成后再手术治疗，以减少畸形复发。

2）发育畸形：牙颌面组织器官的生长发育形态不仅受遗传基因的影响，而且也受环境的影响。因此在颜面发育畸形病因中，遗传及环境因素均十分重要。环境因素不但表现在出生后，也表现在出生前期。在颌面部生长发育中宽度完成得早，大约在 6～7 岁，前后方向的发育大约在青春期后一年完成；垂直方向的生长发育完成的最晚，要到全身骨骼生长停止后才完成，因此各种致畸形因素可影响垂直方向生长发育的时间最长。颌面美容外科手术矫治的对象主要是这类畸形。

常见的牙颌面畸形分类：常用的 Angle 错𬌗分类。由于 Angle 分类主要是针对牙-牙槽突畸形，而颌面美容外科面对的主要是骨性畸形，即上、下颌骨与颅底之间的位置不协调(图 7-20、7-21)。虽然许多患者同时也存在错𬌗畸形，但错𬌗是由于颌骨位置不正常引起的。而且面部软组织畸形也比单纯牙-牙槽突畸形严重。

上下颌前牙及牙槽前突称为双突颌畸形，是中国常见的一种牙颌面畸形，常伴有颏后缩。颜面左右不对称畸形大多是由于下颌不对称畸形引起，可波及上颌骨、颧骨、颧弓及至眼平面，可由同侧下颌骨发育不足或发育过度引起。颌面美容外科中不对称畸形的治疗往往是复杂而困难的。

3）后天获得性畸形：上下颌骨恶性肿瘤切除，大量骨质缺损可造成严重畸形。上下颌骨骨折后错位愈合或骨缺损，外伤性颞下颌关节错位可伴发或不伴发关节强直，其结果均可形成明显的颌面畸形。

3. 牙颌面畸形的诊断　正确的诊断来自对患者的详细检查，通过全面细致的临床检查、X 线头影测量分析及模型外科，即可以得出明确的诊断，从而进行正确的治疗。

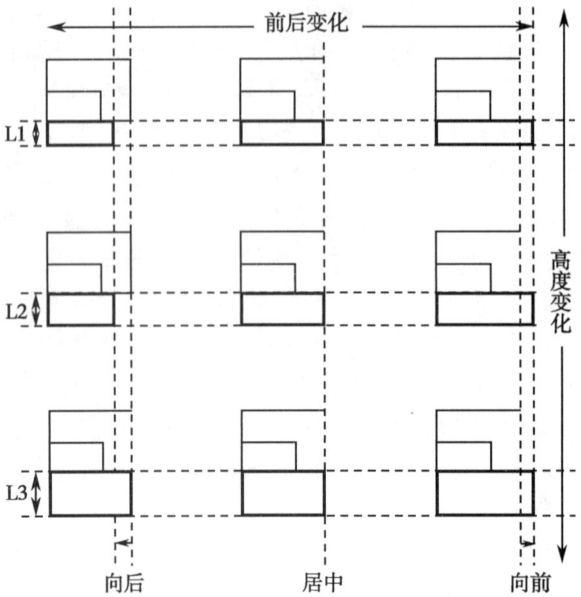

图 7-20　三箱结构之下箱变化箱型

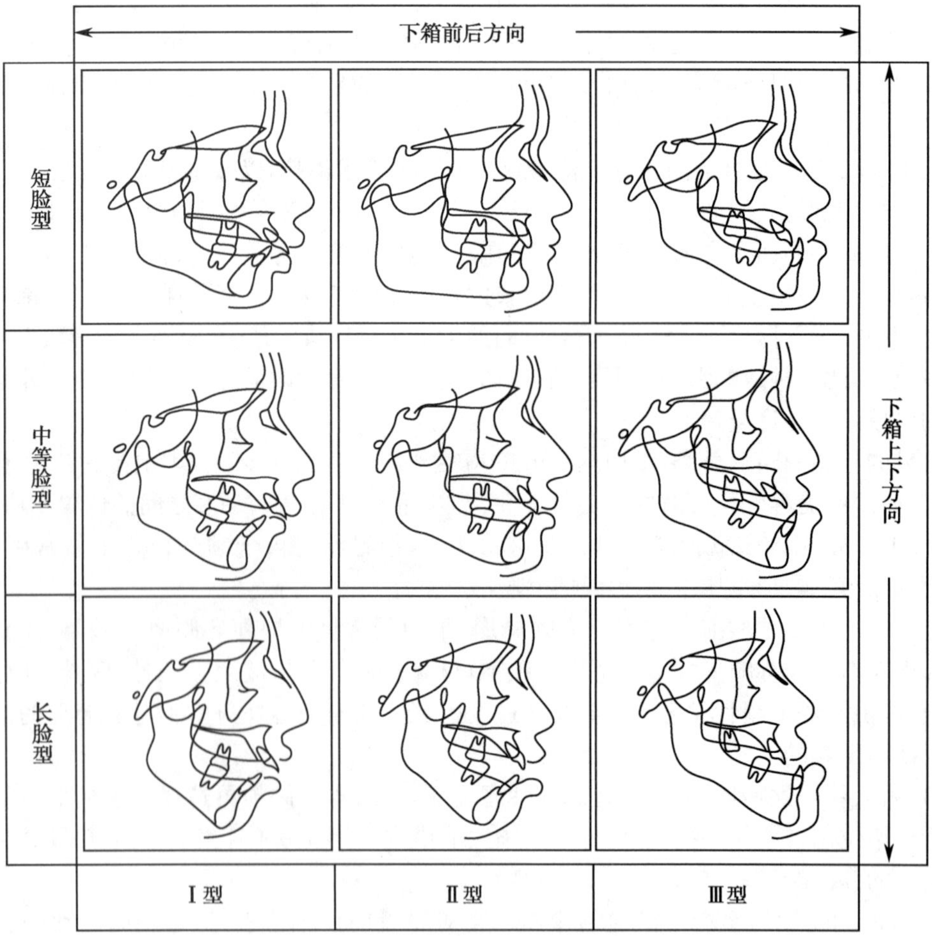

图 7-21　三箱结构中下箱变化骨骼示意图

经过前述的临床检查，头影测量分析机模型研究可得出确切的诊断，根据诊断设计出可行的矫治方案。由于牙颌面畸形往往是复杂的，涉及多个部位，畸形的表现是三维的，因此矫治方案的设计必须兼顾到各个方面。

4. 矫治方案设计的基本原则

（1）正确的诊断是矫治设计的基本前提，如诊断错误将导致设计失误。

（2）根据畸形表现、严重程度，选择适当的手术方式。例如下颌后缩畸形的矫治，理想的手术方式则是选用口内进路的升支矢状劈开截骨术；上颌前突伴垂直方向过长，需同时向后向上移动上颌骨且向上移动的距离大于 3 mm 时，则应采用 Lefort Ⅰ型截骨术等。

（3）兼顾容貌型、相分析，增加必要的辅助手术，以达到鼻唇颏关系的完美协调。在矫治设计中，为了达到上述目的，水平截骨颏成形术常被采用，必要的骨或人工骨移植，也常被用来弥补正颌外科手术在矫正某些畸形方面的不足，例如不对称畸形及上颌后缩畸形的眶下区凹陷等。

（4）结合患者的容貌审美要求。例如有的双颌前突畸形患者，希望双唇不过于回缩以免显得苍老，有的希望脸形窄长而不至于太宽大等，都应在矫治设计时予以考虑。

5. 口腔颌面美容专科检查　可请患者保持坐位，医生从正侧面进行检查。检查的重点是颜面各结构间的比例关系，按常规病历格式项目进行顺序性检查。特别是面下 1/3 之各结构间的协调与对称性以及𬌗关系、颞下颌关节等。检查时患者挺胸坐直，头颈部肌肉放松，平视前方，使头部保持自然位置。

（1）正面观察：根据三箱结构特点，将面部可分成上、中、下三部分，从发际正中至眉间点为面上份；自眉间点至鼻下点为面中份；自鼻下点至颏下点为面下份。正常情况下面上、中、下三份的高度应大致相等。①上箱：面上 1/3 检查，重点看眉弓的高度、鼻根部的形态。鼻背、鼻尖的高低与形态及其与唇和面部其他结构是否和谐，鼻旁与眶下区的关系。除严重的颅面畸形外，面上 1/3 的畸形少见。②中箱：面中 1/3 检查，重点是眼、鼻、颧部以及耳廓等颜面结构。眼距的宽度、鼻翼的宽度。两侧颧骨的突度，对称与否，与面部其他结构的协调性。③下箱：面下 1/3 检查，主要是上下唇结构、唇齿关系、鼻唇角以及颏部突度和颏唇沟是否和谐等。应检查上唇自然松弛状态时，上唇与上下切牙的位置关系。正常情况下，上唇应在上中切牙切缘上 2 mm。这是决定上颌骨垂直方向上移动时的一个重要标志。上下唇自然状态下其间隙约 2～3 mm。另外唇突度、丰满度及形态等检查对决定上颌部手术方式及截骨部位具有重要参考价值。④面部的对称性检查：可设想连接眉间点、鼻尖点及颏中点的一条线为面部正中线。比较两侧颜面结构的对称性。对称性检查包括颜面各结构左右两侧在前后、左右、高低三维方向上的对称与否。正常面部左、中、右五份基本相等。

（2）侧面观察：主要观察颜面结构前后方向和垂直方向的位置及比例关系。在侧貌观察时应分别就额骨、上颌骨、下颌骨之间的位置关系，鼻唇颏三个主要结构的相互关系进行分析研究。①上箱：面上 1/3，额部倾斜平面及眉弓的突度。检查鼻部侧面轮廓，包括鼻背、鼻尖的突度和形态及眉弓上下缘的前后距离。②中箱：面中 1/3，眼眶的突度，眶上、下嵴的位置与其他结构是否和谐；鼻唇的位置关系，一般鼻唇角的角度为 90°～110°；颧部的突度等。这些项目的检查结果是手术移动上颌骨时的重要参考依据。③下箱：面下 1/3，检查牙弓形态及上唇、下唇、颏部之间的位置关系。

上中切牙的突度，以及上中切牙与上唇的关系，上中切牙切缘一般在上唇下 2 mm，上唇高度（鼻下点至上唇下缘）与唇颏高度（下唇上缘至颏下点）之比为 1∶1.7～1∶2。头部保持自然位置时，做一条通过鼻下点的垂线，上唇突度在此线的稍前方，下唇突度在此线的稍后方或在此线上，颏前点位于垂线后约 4 mm 处。男性颏前点比女性更靠近垂线。对直面型的人，此线向上的延长线通过眉间点。突面型的人此线位于眉间点的前方，但如果鼻形态正常，鼻唇颏三点的位置与垂线的位置关系是协调的，在中国以突面型为多。颏颈角大小的检查也是重要的。下颌角的大小反映下颌平面的陡峭程度，过大时下颌平面过陡，侧面轮廓不良；正常下颌角的角度 120°。

（3）牙颌检查：恢复术后正常的咀嚼功能是颌面美容外科的治疗目的之一，术前应仔细检查牙颌系统情况。检查包括牙弓形态是否正常，上下牙弓是否协调；牙列是否排列整齐，是否具有正常的𬌗曲线。如果牙弓不整齐是否可行分段截骨术解决，还是需要术前及术后正畸治疗。颌骨畸形患者的上下颌牙齿常有代偿性唇倾或舌倾。如下颌前突患者的下前牙舌倾，下颌后缩患者的下前牙唇倾，开𬌗时的上颌牙唇倾等。所以应在手术前用正畸的方法去代偿，才能保证术后获得良好的𬌗关系，使得术后结果稳定。对牙弓、牙列及𬌗的临床检查常需结合石膏模型分析。牙颌检查中的另一个重要问题是对下颌阻生牙的检查及处理。如有阻生牙存在，一般情况下在术前或术前正畸之前应予拔除。

（4）颞下颌关节检查：包括开口度、开口型、关节有无疼痛、弹响及其他杂音。许多牙颌面畸形患者伴有颞下颌关节紊乱病，应予仔细检查和记录。

6. 术前后的正畸治疗　目的是：①排齐牙列；②矫治重度深覆𬌗；③关闭重度深覆盖时的上前牙唇向倾斜而产生的牙间隙；④下前牙的去代偿矫正以及重度闭锁𬌗的牙轴方向矫正等。

（五）设计方案

1. 矫治方案　首先是制订方案。

（1）术式和截骨部位的确定：术式的预测是根据牙颌面畸形的机制确定各种手术的程式，目前正颌外科的手术方式已经成熟，有单颌、上颌或下颌，或颏部，或根尖下骨段；还包括不同的截骨方式，如下颌升支矢状劈开截骨术，下颌升支垂直截骨术，上颌 Lefort Ⅰ型、Lefort Ⅱ型、Lefort Ⅲ型截骨术，上颌前部截骨术，下颌前部根尖下截骨术，颏成形术等。预测术式和截骨部位的关键是通过 X 线头影测量对牙颌面畸形机制的分析。

（2）美观度与改善度：①美观度：将颌面美观进行量化，如颌面部美观度 100%，其中面部四个弓形占 50%（上下𬌗弓占 15%；下颌弓占 15%；颧弓占 10%；眉弓占 10%），鼻部占 15%，眼部占 15%，口唇占 10%，皮肤占 10%。以参数集合的形式进行分类，经过上述各项评定打分所得数值，即为美观度。美观度越高，术后观众满意度越高，效果理想性越大。②改善度：通过美容设计，多能提高的美观度数值，称为改善度。所能改善的部分越大，美观度提高的幅度越大，改善度越大。改善度越大，术后对比度越大，患者所表现的变化越大。

手术效果与美观度与改善度都有关系，基础美观度很重要，基础美观度高，社会认同度就相对高，患者的心理就容易满足。改善度大，美观度不高，社会认同度低，效果不易确定。

美观度与改善度是一个相对的概念，在实际工作中应灵活运用。

2. 截骨量及骨段移动方向的预测 当术式和截骨部位确定后，则需进一步预测为达到手术的需要而需截骨的量及牙骨段移动的方向。因为正颌外科手术对上下牙殆关系的重建是通过截骨后的骨段重新组合来完成的，而这是要以对骨段的修整及其三维空间的移动才能获得。故预测截骨量及骨段移动方向也是正颌外科预测分析中的一个重要内容。①术后颌位关系的预测：正颌外科矫治中，恢复口颌系统功能的基础是建立良好的殆关系。良好的殆关系的确定，一方面是通过术前正畸获得，另一方面是随骨块移动获得良好的颌骨位置关系的同时，取得良好的殆接触关系。因此在预测骨块移动和组合的同时也必须预测殆关系的情况。②软组织侧貌的预测：软组织面型的矫正是正颌外科矫治中的一个重要目标。软组织侧貌改变的基础，来自牙颌位置的变化。因而在预测术后牙颌的位置变化后，根据软硬组织移动的比例关系，可相应预测到术后软组织侧貌的变化。

完成上述4个方面的预测分析，基本可保证手术的进程及术后的良好效果。

3. 模型及模型外科 取口腔上下牙弓的石膏模型，有条件的可取仿真立体头颅骨骼模型。牙颌面、颅颌面畸形都是三维空间的畸形，照片、X线片资料仅能提供二维方面的基本资料和信息。矫治手术要达到满意咬合关系的建立，协调匀称的容貌重建，还必须获取记录患者口腔内实际情况的上下牙颌模型及咬合关系记录。并通过面弓转移于殆架上进行分析及模型切割拼对即进行模型外科，从而为手术矫治提供一系列更为准确的参数，而且术中术后的一系列颌间固定装置也要在完成模型外科后的模型上进行，如中间引导殆板、终末殆板、上下颌唇弓等。因此模型分析、模型外科既是颌面美容外科诊断矫治设计必不可少的步骤，也是颌面美容医生临床训练的基本功。

4. 风险预测与规避 ①手术风险：处于生长发育期的患者，其畸形是不稳定的，若在此期进行颌面美容外科手术，术后可能随着颌骨的继续生长发育而导致畸形的复发；一般外科矫治的时间在青春期后。②认知风险：根据心理学的测定结果，明确医患与社会认知的差异度，确定手术效果满意度的认知结果的相同性。存在差异，术前一定要交代明确；否则，不能进行手术。③健康风险：避免突发意外，结合临床手术分级进行。④其他风险：材料质量，自然灾害等不可预知的风险。

5. 医患沟通 医患沟通的重点在于双方对于手术方案的认可，术后效果标准的一致性。从以下4个方面进行沟通：

（1）矫治流程：详细介绍计划细节。

（2）美观度：评定等级的客观性，尤其是美观度分值低的情况下，要降低患者的期望值。

（3）改善度：对于改善度较大的患者也要注意，尤其是中老年患者，不能一次性改善度太大，要循序渐进，需要一个接受过程。

（4）风险承受能力：患者心理的风险承受能力对于手术效果的评定很有意义。尤其是注意其马鞍形心理反应期，术后近期的心理护理很有必要。

三、调整面弓形态的美容整形术式

颧颌弓是由颧骨、颧弓、上颌鼻突构成，是面中分的主要骨性支架。在头颅的形态上与其他弓形共同构成面型支架，其高度是否协调与下颌弓的关系密切，如果下颌弓窄小，则颧骨凸显。根据颌面测量与分析，结合患者要求及社会适应性评估，制定出面型调整方案，根据方案，运用下列对应的手术方法（表7-6）进行操作。

表 7-6 骨性畸形面型美容整形雕塑术式

弓(骨)形		调整方向	整形术式		辅助方法
			增高术	降低术	
颧颌弓	颧骨	前后(Z轴)			
		左右(X轴)	假体填充整形术	磨削术	
		上下(Y轴)			化妆矫正
	颧弓	左右(Z轴)	颧弓截骨植骨增高术	颧弓截骨降低术	
	上颌鼻突	左右(Z轴)	假体填充整形术	上颌鼻突劈断整形术	
	下颌骨体	前后(Z轴)	下颌升支矢状劈开前徙术	下颌升支矢状劈开后退术	
下颌弓	下颌角	前后(Z轴)		后缘截骨	
		左右(X轴)	—	外板切除	
		上下(Y轴)		下缘截骨	
	颏 部	前后(Z轴)			
		左右(X轴)	1. 假体植入整形术 2. 颏部截骨前徙术	颏部截骨整形术	
		上下(Y轴)			
牙殆弓	上牙弓	前后(Z轴)	LefortⅠ型截骨前徙术	前牙区根尖下骨段截骨后退术	拔牙正畸矫正
		左右(X轴)	LefortⅠ型截骨矫正术		正畸矫正
		上下(Y轴)	LefortⅠ型截骨植骨增高术	LefortⅠ型截骨降低术	种植钉辅助正畸矫正
	下牙弓	前后(Z轴)	下颌升支矢状劈开前徙术	前牙区根尖下骨段截骨后退术	拔牙正畸矫正
		左右(X轴)			—
		上下(Y轴)	根尖下骨段截骨升高术	—	
眉弓	额骨眉突	前后(Z轴)	假体植入整形术		
	颞区	左右(X轴)	脂肪填充整形术	—	化妆矫正
	额骨	前后(Z轴)	假体植入整形术		

(一)颌面常用美容术式简介

1. 颧骨磨削术 调整面部前突度。颧骨的高度感觉受颧骨的形态与颧弓的形态双重影响,而影响最大的因素不是颧骨本身,而是下颌弓形态(图 7-24)。正如猫是否走直线取决于老鼠一样,如果下颌弓的形态过尖过窄,则凸显出颧骨过高。面颊消瘦,骨感突出,软组织的厚度影响也较大。在综合以上各种原因后,确定颧骨磨削后,可以进行颧骨磨削。由于颧骨的厚度有限，其调整范围不会超过 0.5 cm。此手术解决前后向的效果较好，解决宽度的问题还需要颧弓截骨术。切口在口内，上颌龈颊沟下方，根据设计，适当确定切口长度。

2. 颧弓截骨术　调整面部宽度（图 7-22）。颧弓截骨术可以降低颧弓的高度也可以增高颧弓的高度。降低颧弓高度需要截除部分颧骨，增高颧骨高度则需要在截骨缝间植入骨块。切口在口内，上颌龈颊沟下方，根据设计适当确定切口长度，外侧辅助耳屏前发际内小切口。

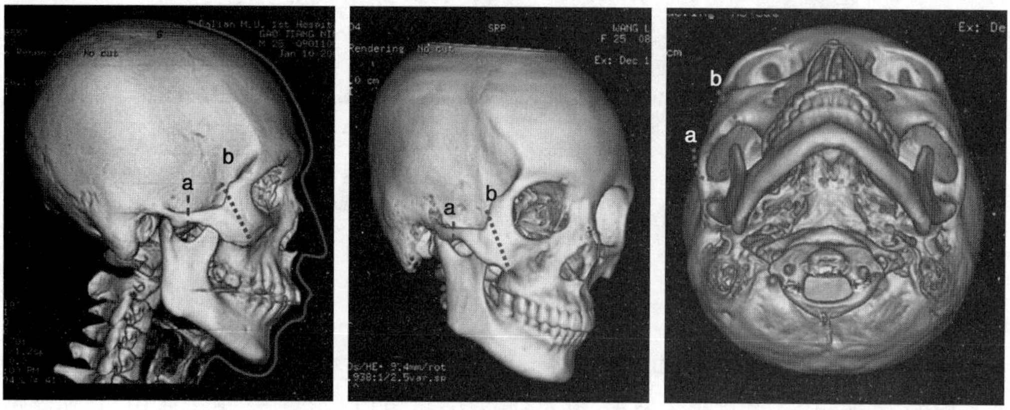

a　　　b　　　c

图 7-22　颧骨截骨整形术式

a. 颧弓截骨线：截骨时不完全离断；b. 颧骨截骨线：增高时在此处植入骨块，降低时截骨

（二）下颌角截骨术

下颌角截骨术调整面下 1/3 曲度形态。下颌角通过角度和外展度对面型进行影响，通常认为侧面观下颌角度超过 120°较为理想，角度过小则感觉面型方圆。下颌角截骨术则可以解决这个问题，通过下颌角截除（图 7-23），改变下颌角度，增加侧面的曲度；正面观时，如果下颌角是外展的情况下，正面的方形可以变成卵圆形或者尖圆形，如果是内收的情况下，则没有太大的变化，也就不能解决正面的面型曲度（图 7-24）。需配合外板切除，咬肌切除，下颌骨下缘去骨等一项或多项手术。实际上，这就是一个对于面型进行雕塑的过程，只不过是针对活生生的人用手术刀等工具进行。因此，颌面手术设计和治疗需要具有三维的感知和表达能力，艺术表达能力。这些能力可以通过美容医学造型艺术设计的课程训练来达到。切口在口内，翼下颌韧带外侧，下颌升支前缘处，上方最好不超过上颌磨牙平面，沿外斜线下行至第二前磨牙位即可，切口可以根据情况适当变化。

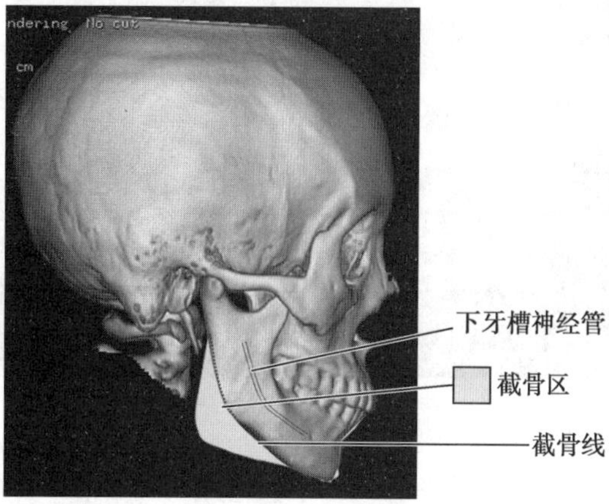

图 7-23　下颌角整形

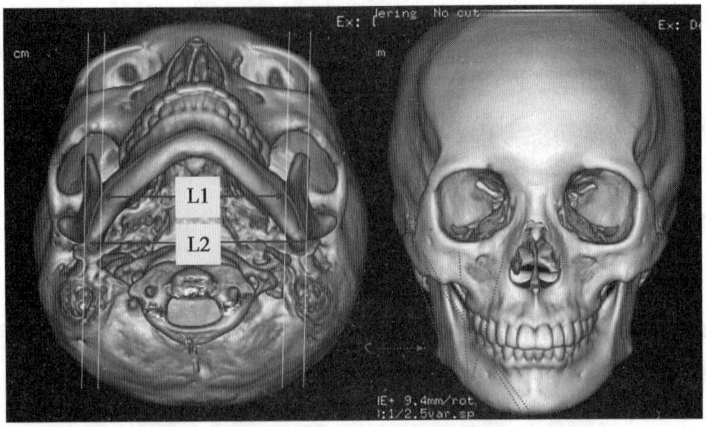

a b

图 7-24 下颌角整形正位

a. 底面；b. 正面观（面型曲线与下颌下缘）。L1：下颌升支间的宽度，位于咬肌前缘；L2：下颌角间的宽度；L2>L1：下颌角属外展型；L1>L2：下颌角属内收型

（三）下颌下缘磨削术

下颌下缘磨削术主要用于调整颧颌弓与下颌弓相对位置关系。面型进行改造时，此手术有一定的效果。属于微创手术范围，可单独使用，也可以配合其他手术使用，其功能就是减小下颌弓的曲度（图 7-25）。手术可以采用磨削、切除等手段，其范围和厚度不一定一致，因为是在三维的空间进行，艺术造型能力必不可少。必须在术前设计效果预测明确的前提下进行，否则，可引起与预想相反的效果。切口在口内，位于龈颊沟上，如果直接在龈颊沟处，术后可引起食物嵌塞等不适感。

（四）下颌角外板截骨术

有些方圆形面型侧面的下颌角角度大于 120°，符合卵圆形脸型特点，但是，正面位看时，还是方形脸型，原因是下颌角外展所致。因此，只要将下颌角外板劈出即可（图 7-

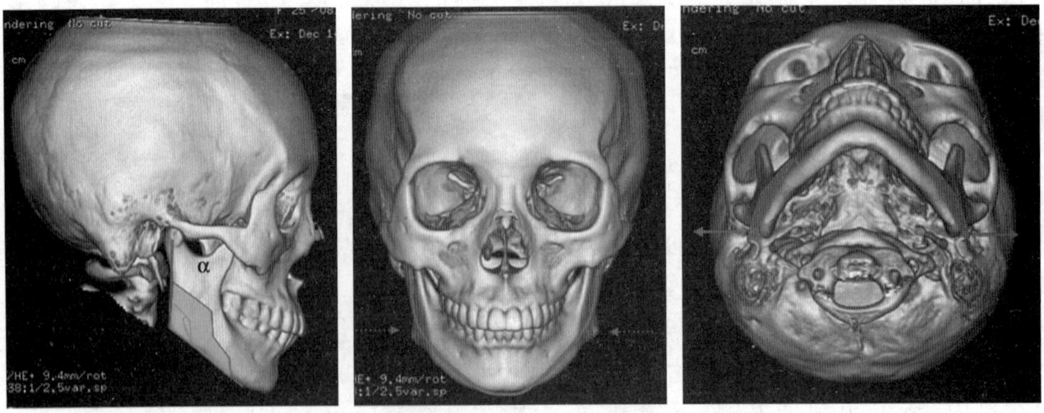

a b c

图 7-25 下颌角外板劈除

a. α 角>120° ▭ 劈骨区；b. α 角>120°，下颌仍方圆 ▬ 为劈除外板后面型；c. 下颌角外展下颌方圆 ▲ 外板劈骨区

25)。其手术术式与下颌角截骨术相同。切口在口内，位置是翼下颌韧带外侧，下颌升支前缘处，上方最好不超过上颌磨牙平面，下行至第二前磨牙位即可，切口可以根据情况适当变化。

（五）颏部截骨整形术

颏部在表现性格的面型刻画中，起决定性作用。如尖下颏显得稚嫩，前翘显得俏皮（表 7-7）。颏部手术时可以进行下颌颏部截骨前移术。颏部截骨前移固定术有多种术式，其共同优点是自体骨移位，没有排斥反应，自然。但有出血、线条优势不流畅等缺点。可根据实际技术水平进行选定。切口在口腔前庭内，龈颊沟上方的唇侧黏膜上，缝合时有足够的软组织强度，长度根据截骨范围确定即可，原则是不损伤颏神经的前提下，尽量使术野暴露充分。

表 7-7　颏部形态的型相关系

<table>
<tr><th rowspan="2">位置</th><th rowspan="2">型</th><th rowspan="2">相（心理反应）</th><th colspan="2">韵律感（唇颏沟）</th></tr>
<tr><th>强（曲线）</th><th>弱（直线）</th></tr>
<tr><td>正常</td><td>发育良好</td><td>勇敢　果断　刚毅</td><td></td><td>√</td></tr>
<tr><td>后缩</td><td>后缩　发育不足</td><td>不成熟感觉　胆怯　优柔寡断</td><td></td><td>√</td></tr>
<tr><td rowspan="2">前翘</td><td>尖翘</td><td>俏皮　活泼　年轻</td><td>√</td><td></td></tr>
<tr><td>圆翘</td><td>活泼　庄重　成熟</td><td>√</td><td></td></tr>
</table>

（六）假体植入隆颏术

假体植入隆颏术调整颏部的前后和上下的突度和高度（图 7-26）。本术式适合各种隆颏手术，但前移范围有一定的局限性。下颏严重后缩的患者使用本手术时应注意，不能强行进行，因为本身是假体，异物排斥风险会伴随着张力的加大而增大。其增大方向可以向前方、向下方。切口采用口内切口。具有一定的切口不愈合的失败风险，大多因消毒不彻底或张力过大。切口在口内及下唇系带旁，根据假体确定切口长度，原则是尽量小，分离范围与

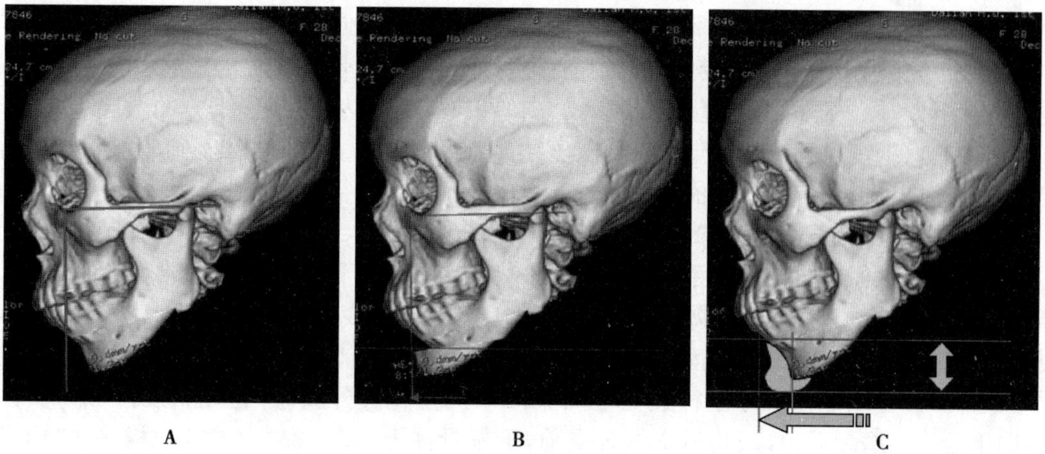

A　　B　　C

图 7-26　颏部美容整形

A. 颏部后缩；B. 颏部前徙；C. 假体隆颏术

假体形态相适应即可。过大切口与过大的分离范围会导致术后切口不愈合和假体移位。

（七）前牙区根尖下骨段截骨后退术

前牙区根尖下骨段截骨后退术主要调整上下颌前后向关系（图 7-27）。双颌前突的患者大多因双颌过度发育所致。常规的后缩手术采用前牙区根尖下截骨术，截骨线的位置如图所示，常规拔除上下颌第一前磨牙，然后在此区截骨，而后将骨块后退，固定。该手术安全性好，方法简单，效果显著。而且还可以矫正上颌前突的症状，对于颌面的下 1/3 前后向距离的改善有重要意义。但手术实施前应充分论证，后退的前牙骨块宽度小于后牙区的横径，容易形成断差。可以用正中缝分块的术式，切口在口腔前庭内，龈颊沟上方的唇侧黏膜上，缝合时有足够的软组织强度，长度根据截骨范围确定即可，原则是要保证骨块的足够血运的前提下，尽量使术野暴露充分。上颌可辅助腭侧正中纵向小切口，便于腭骨的水平截骨。

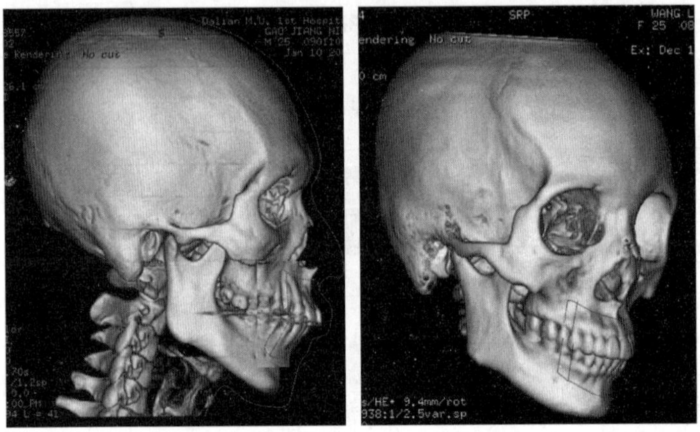

图 7-27　前牙区上下颌骨根尖下截骨

---- 截骨线

（八）Lefort Ⅰ型截骨矫正术

Lefort Ⅰ型截骨矫正术主要调整上颌的前突度，上颌向前、上颌后缩的患者多由于唇腭裂所致和发育不足，患者容貌呈现出下颌前突的表现，两者也可以同时存在（图 7-28）。上颌后缩的患者常常伴有上颌骨发育不良的情况，表现在骨质疏松，腭裂患者的上颌骨还伴有中间断裂不完整等，手术难度较大。上颌前移后，还需要植入骨块以防止复发。切骨线前方是梨状孔下方，向外至翼上颌缝（图 7-28）。切口在口腔前庭内，龈颊沟下方的黏膜上，缝合时有足够的软组织强度，从前至后，直到上颌结节后缘。由于上颌骨的供血血管是在骨壁内走行，截骨时出血较多，术前应根据手术时间及出血预测量进行备血。

（九）下颌升支矢状劈开截骨术

在进行下颌前后向移动的手术中，下颌升支矢状劈开截骨术是一项非常有用的技术。其优点是下颌骨整体移动，能够保持咬合关系的良好状态不变，而且移动度较大，稳定性好，便于操作。经常配合 Lefort Ⅰ型上颌截骨术式一同进行，面型改善效果大，能很好地完成手术设计。截骨线是在下牙槽神经孔上 0.5 mm，向前越过外斜嵴，在外斜线内侧与其并行，向下至第一磨牙远中，颏孔后下颌升支前，下颌骨体上（图 7-28）。劈开外板，使之形成下颌升支外板与下颌骨体分离的状态，前伸或后退下颌骨体，使之达到下颌骨体整体的向前或向后移动。向前移动需要在下颌骨体的截骨线间植入骨块，向后移动则需要去除截骨线

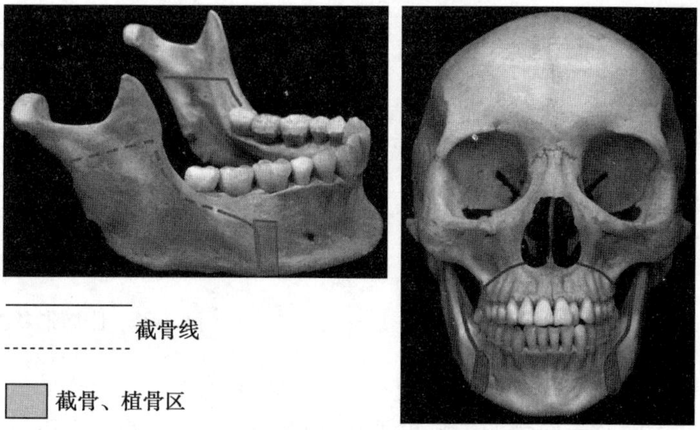

图 7-28　下颌升支矢状劈开和 LefortⅠ型截骨线

外板的骨片。植入的骨块通常采用髂骨的外板，也可以直接用夹板固定。

第二节　面部软组织形态的整形美容

一、口唇部美学应用解剖

（一）口唇部表面解剖标志(图 7-29)

上唇：人中、人中嵴、唇弓、唇珠、唇峰、上唇腹。

下唇：唇缘、下唇腹。

口裂：上下唇的交界，为一弧形三维曲线。

口角：由面部表情肌在此处形成涡轴，形成动态美，是面部表情的重要表现位置。

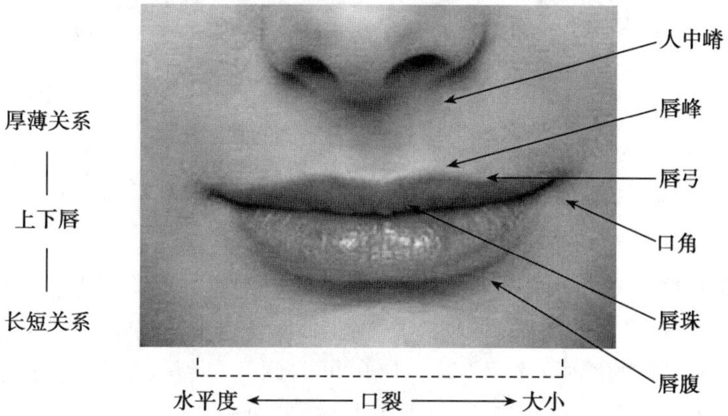

图 7-29　口唇的表面解剖

（二）唇部形态对于面型的影响

口唇在面部形态表情的表现中，具有影响整体情绪的功能，其影响的主要因素是口型和曲线方向(图 7-30～7-36)。

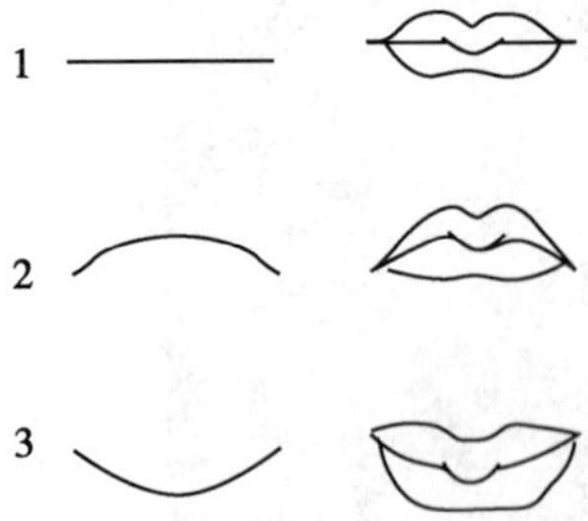

图 7-30 口唇水平度图示

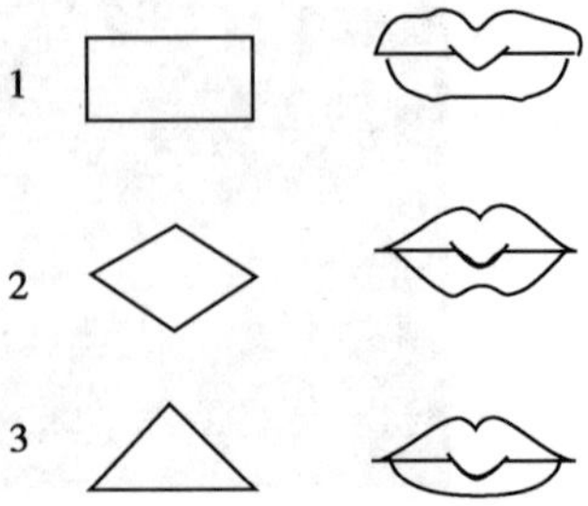

图 7-31 口唇形状图示

（三）上下唇厚度

上下唇的厚度不同对于面型的影响也不相同（图 7-30～7-33）。上下唇的厚度比为 8：10，下唇略比上唇厚。如果厚度比例发生变化，则会引起不同的情感表述，如性感、臃肿、尖刻等。在面部造型过程中，合理使用厚度比可以达到不同的效果。不能机械地讲小于4 mm为薄唇，超过 9 mm 为厚唇。因为人的身高、脸型、体重等都不相同，相同的尺寸在不同的脸上也会有不同的效果。

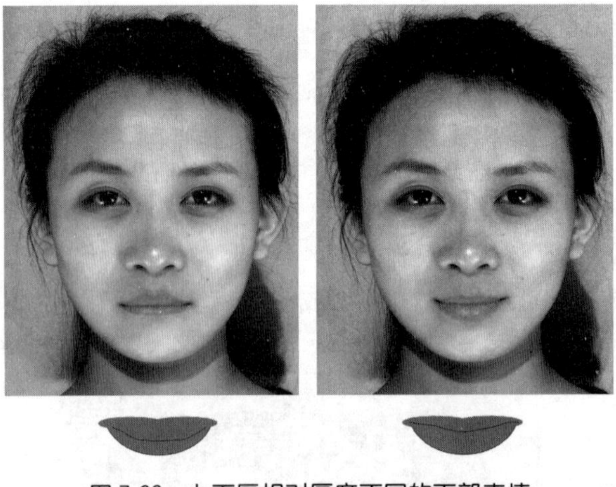

图 7-32 上下唇相对厚度不同的面部表情

1. 口裂长短比例 上下唇轻闭时，两口角间距离的长度即为口裂长度，相当于两眼平视时虹膜外缘垂线间距离时，视觉效果较平衡（图 7-34）。

2. 口裂水平角度 口角水平度在面部表情中起决定性作用，口裂水平曲线向上翘，呈现微笑表情，无论其他器官的曲线角度如何变化，都会表达愉快感觉；相反，则会表现出不愉快的感觉或者表现忧愁的感觉（图 7-35）。口角可以调整口裂水平曲线，相随心生，内心愉悦，口角上翘，呈现出开心微笑；如果口角天生上翘，则面相和善。

3. 唇峰的形态 唇峰的形态可以呈现出直线型与曲线型，女性静态唇峰形态对于面部的柔和度体现功能强大，其动态变化也受影响（图 7-36）。曲线柔和，直线刚毅。牙弓形态不佳，则会突出其不良视觉，因此要合理运用，如文唇、漂唇时。

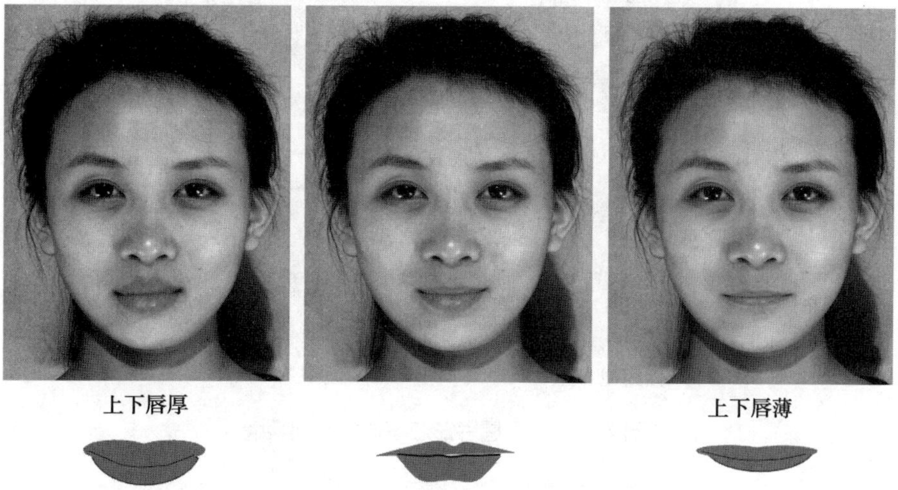

图 7-33　上下唇厚度不同的效果对比

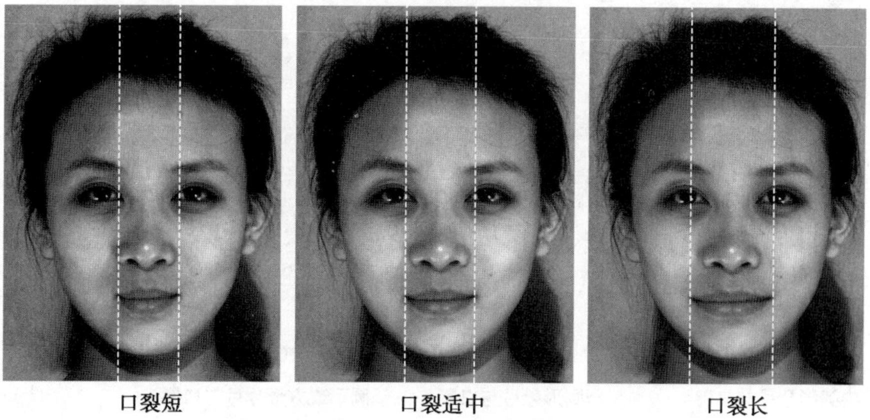

图 7-34　口裂长度不同对比

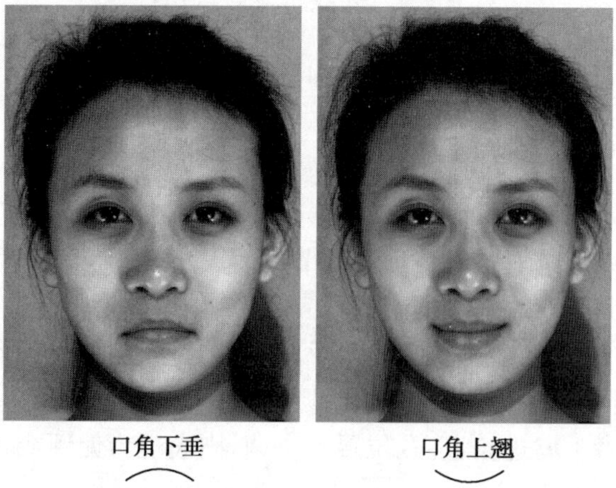

图 7-35　口角方向对于表情的影响

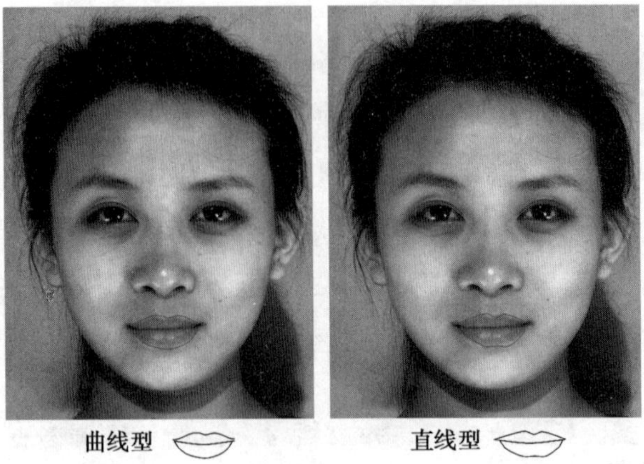

图 7-36　上下唇弓形态不同的面部表情

二、口唇部美容整形艺术设计

（一）影响口唇形态的因素

1. 牙弓形态　圆形、尖圆形、卵圆形（图 7-37）。

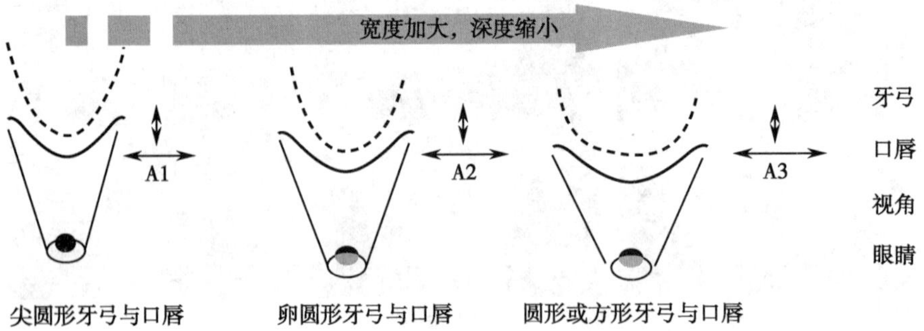

图 7-37　口裂与牙弓的关系（示意图）
口裂长度相同，牙弓形态不同，口裂的大小也感觉不同；
A1 长度小于 A2；A2 长度小于 A3

（1）口裂长度相同，口的大小感觉是尖圆形小，圆形或方圆形大，卵圆形较佳。

（2）正常𬌗（上牙弓覆盖下牙弓）时，口唇形态是上唇在前，下唇在后，上唇覆盖下唇。

（3）反𬌗（下牙弓覆盖上牙弓）时，口唇形态是下唇在前，上唇在后，下唇覆盖上唇。

其临床意义是可以通过调整牙弓形态调节口唇大小。相反，在矫正牙齿时，注意牙弓形态对口唇的影响。尤其是双颌前突的患者，在减数矫正后效果十分明显。

2. 牙弓在颌骨的角度及位置（前后、上下、左右）　可以将牙弓形态理解成为附着于颌骨的相对独立的柱状体，前后位置发生变化，则表现为突颌或者瘪唇；上下高度不协调则表现为上唇发育不足或者上唇过长；左右位置不协调，则表现为偏颌或者歪脸。

临床意义有以下方面：

（1）上下牙弓的倾斜角度对口唇的影响是十分明显的（图 7-38）。角度越小，口唇越

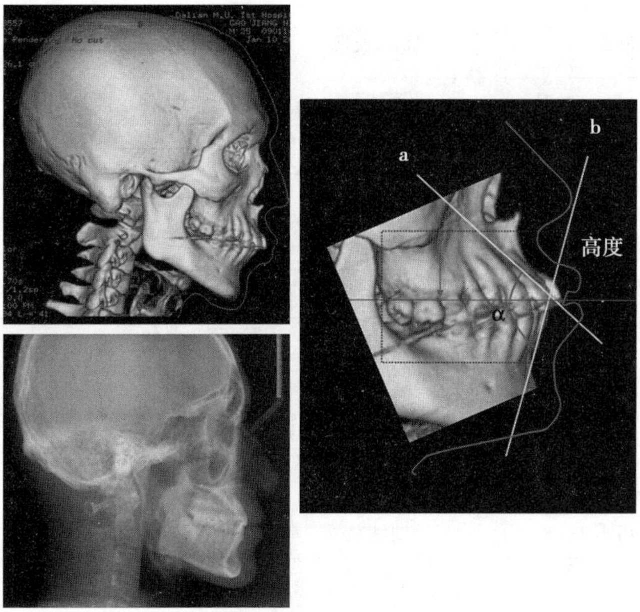

图 7-38　牙弓形态与唇部的关系

尖。可以通过矫正进行调整。

(2) 牙弓的高度决定唇的相对高度。在设计上应充分考虑两者的比例关系。牙弓过高则显得上唇发育不足，开唇露齿。牙弓过低则显上唇发育过长，给人以衰老的感觉。全口义齿修复时，此问题相对突出。正常状态下，口腔上下颌处于息止颌位时，上唇在前牙切缘上 2 mm 处，这种唇齿高度比例较为协调。

(3) 牙弓形态矫正时，还要注意横殆曲线和纵殆曲线。注意功能和形态的协调性。

3. 殆关系(上下颌骨突度)　上下颌关系对于唇部的影响见上节叙述。

(二) 口唇部美容艺术造型设计

进行口唇部艺术设计时，首先通过五维分析，进行型相定位，按着型相定位思想，进行艺术美学设计。在进行设计时，要着重注意下列问题：

1. 水平度　口角上翘。

2. 上下唇厚度比　下唇稍厚一些较好，上唇：下唇＝8：10(mm)。

3. 上唇长度　静止状态下，在上前牙切缘上 2 mm 处。

4. 口裂与面型的比例　口裂宽度不超过两眼平视时虹膜外缘垂线间距离。

5. 口裂在面下部高度的位置　口裂位于鼻底与下颏间中上 2/3 处。

6. 口唇形态的艺术美　唇峰不要成直角，尽量成圆形曲线；唇珠丰满，唇腹丰润，具有弓形曲线的韵律美。

根据设计，可以参照口唇形态的美容整形雕塑术式(表 7-8)中的目的，功能选择术式。

表 7-8　口唇形态的美容整形雕塑术式

<table>
<tr><th>部位</th><th colspan="2">形态</th><th>临床表现</th><th>调整形态术式</th><th>辅助术式</th></tr>
<tr><td rowspan="7">上唇</td><td rowspan="2">厚度</td><td>过厚</td><td>重唇</td><td>厚唇变薄术</td><td rowspan="2">化妆　文饰</td></tr>
<tr><td>过薄</td><td>尖刻</td><td rowspan="4">组织填充术</td></tr>
<tr><td colspan="2">唇珠</td><td>立体感</td><td>—</td></tr>
<tr><td colspan="2">唇峰</td><td>直线、曲线</td><td rowspan="2">文饰</td></tr>
<tr><td colspan="2">唇弓形态</td><td>韵律感</td></tr>
<tr><td colspan="2">过长</td><td>憨厚、衰老</td><td>口唇缩短整形术</td><td rowspan="2">—</td></tr>
<tr><td colspan="2">过短</td><td>开唇露齿</td><td>口唇延长整形术</td></tr>
<tr><td rowspan="5">下唇</td><td rowspan="2">厚度</td><td>过厚</td><td>憨厚、性感</td><td>厚唇变薄术</td><td rowspan="3">文饰</td></tr>
<tr><td>过薄</td><td>尖刻</td><td rowspan="2">组织填充术</td></tr>
<tr><td colspan="2">唇弓形态</td><td>韵律感</td></tr>
<tr><td colspan="2">过长</td><td>憨厚、衰老</td><td colspan="2" rowspan="2">—</td></tr>
<tr><td colspan="2">过短</td><td>开唇露齿</td></tr>
<tr><td rowspan="4">口角
（涡轴）</td><td>口裂</td><td>向上</td><td>微笑</td><td>口角上提术</td><td>—</td></tr>
<tr><td rowspan="3">曲线</td><td>向下</td><td>忧郁</td><td>—</td><td></td></tr>
<tr><td>过大</td><td>—</td><td>口角缩小术</td><td>—</td></tr>
<tr><td>过小</td><td>—</td><td>口角开大术</td><td>—</td></tr>
</table>

三、口唇部美容整形术式

（一）组织填充术（丰唇术）

目前，唇部美容术随着组织填充材料的进步，手术技术的成熟，微创理念的深入，个性的解放，越来越受到人们的关注。组织材料填充丰唇术就是一种微创、安全、效果良好的一种手术。填充材料有自体材料，如自体脂肪；人工材料，如透明质酸等。口唇部填充的关键环节在于熟悉表面解剖部位及解剖层次。同时注意填充后的组织反映，如硬结。静态状态下与动态状态下的同时自然才算成功，常见于樱桃丰唇术（图 7-39）。

（二）厚唇变薄术

重唇是厚唇变薄术的主要原因。多发于上唇，位于中线两侧。由于两端厚，中间容易形成凹陷，以至于唇珠不明显。根据厚度比例可以进行矫正。矫正原则是在唇的口腔黏膜侧切除相应的条形组织，然后上提缝合，减少红唇暴露面的厚度，以达到矫正目的。

（三）上唇过长整形术

对于太长的上唇，国外专家主张在上唇的最上方，即口唇与鼻底的交界处切除一条全层的上唇组织，使上唇向上缩短。也有人主张，在上唇的下方，即唇红与唇白的交界处按唇珠缘弓的形态切除一条皮肤和肌肉，使上唇缩短。由于我国的年轻人很多具有瘢痕体质，切除后容易留下明显的瘢痕，除非不得已，最好不轻易采用以上方法。比较安全的手术方法，是

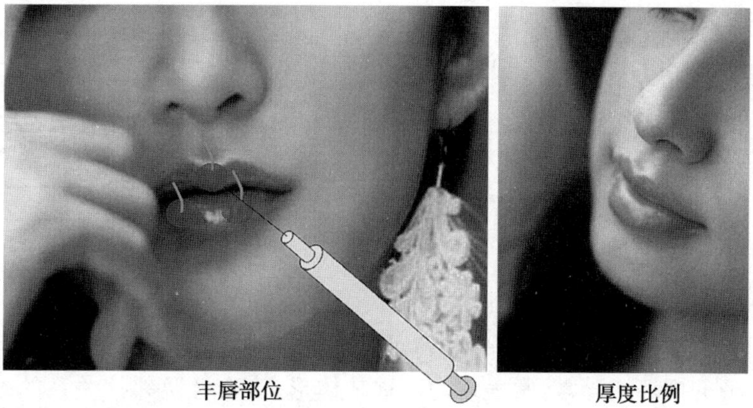

图 7-39　组织填充技术（丰唇术）

在唇红（表面有细纹）与口腔黏膜（表面光滑）交界处的口腔侧切除一条黏膜和肌肉，使上唇向上缩短，然后将伤口直接缝合。这样手术切口的瘢痕可不暴露。

（四）上唇过短整形术

首先确定上唇过短的原因，排除牙弓形态与前突的原因，然后，观察上唇系带是否过短，如果是上述两种原因，解除上述原因即可。如果是单纯的上唇过短可采用以下方法。

采用经口或鼻前庭切开，将鼻小柱根部鼻中隔降肌肌纤维切断及部分切除，并广泛剥离使上唇下降。可采用双侧鼻小柱外侧与前庭基底贯穿切口，或采用上唇唇龈沟切口进行手术。患者可获得微笑时上唇中部适度降低，鼻小柱下方褶沟变浅或消失，上唇牙龈外露消失的效果。还可在手术矫正上唇动态短缩畸形的同时，实施鼻整形术。通过手术可矫正鼻唇牙龈部的综合动态缺陷，获得满意的美学效果。

（五）口角上提术

为了获得较好的唇裂曲线，采用微创的口角上提矫正术。该方法是根据口角涡轴的形成及走向，将肌腱联合上提。切口在口内口角黏膜处，将联合肌腱分离上提。上提的肌纤维方向与颧大肌吻合。

（六）口角缩小术

大口或巨口多由面横裂所致，可采用口角的 Z 形皮瓣修复。如果是美学修复则不能进行简单的 Z 形皮瓣修复；否则，会形成瘢痕畸形。因为口角的涡轴系统比较复杂，绝不是单纯像睑裂的内外眦那么简单，它是功能肌与表情肌的交汇处。分为多层，各层交错，形成涡轴，具有强烈的立体感和动感。因此，切口均采用口内黏膜切口，只需将口内涡轴内收即可。

（七）口角开大术

口裂小，只需在口内黏膜切口，将涡轴向外牵拉即可，不必进行切除意义上的开大。

（八）文饰术

根据唇形设计，利用视错觉的原理，利用各种色料，可以将唇线宽度、形态进行调整，文饰术与手术相比，省事、安全。但调整幅度有限，有一定的局限性。

（于　江）

8 第八章 牙体缺损美容修复

牙体缺损是人类一种常见病和多发病，是指由于各种原因引起的牙体硬组织不同程度质地和解剖外形的损坏或异常，常表现为正常牙体形态、咬合及邻接关系的破坏，从而容易对牙髓、牙周组织及咀嚼、发音、面容美观，甚至全身健康产生不良影响。

牙体轻度缺损可以采用充填的方法治疗，但如果牙体缺损严重，充填后抗力形和固位形差，或者为了达到更高的美观要求，单纯用充填治疗不能获得满意效果时，则应采用修复治疗的方法，通过各种人工制作的修复体恢复缺损牙的形态、功能和美观。牙体缺损的美容修复技术主要包括：①嵌体美容修复技术；②贴面美容修复技术；③全冠美容修复技术；④桩核冠美容修复技术等。

第一节　牙体缺损美容修复概述

一、牙体缺损的病因

牙体缺损最常见的病因是龋病，其次是外伤、磨损、楔状缺损、酸蚀和发育畸形等。

1. 龋病　表现为牙体硬组织的变色、脱钙软化和龋洞形成。特别是病变向牙体深部发展后，可引起牙髓充血、牙髓炎、牙髓坏死、根尖周病、颌骨炎症等一系列并发症，严重影响全身健康。牙体龋坏严重者，可造成牙冠部分或全冠破坏，形成残冠或残根。

2. 牙外伤　前牙牙外伤的发病率较高，牙冠受到意外撞击或咬硬物可引起牙折。死髓牙、隐裂牙等，由于牙体自身强度下降，也可在正常咬合力下引起牙折。

3. 磨损　常由于不良咀嚼习惯及夜磨牙等引起，表现为牙冠咬合面破坏或降低。全牙列重度磨损会造成垂直距离降低，影响美容美观；导致咀嚼功能障碍，甚至引起颞下颌关节疾患。

4. 楔状缺损　又称牙颈部非龋性缺损，发病率随年龄增长而升高。常伴有牙本质过敏症、牙龈退缩，严重者可出现牙髓暴露甚至出现牙折。

5. 酸蚀症　是牙长期受到酸雾作用而脱钙，常见于经常接触盐酸、硝酸等酸制剂的工作人员。表现为前牙区唇面切缘呈刀削状的光滑面，向切端渐薄，常伴有牙本质过敏症，牙冠呈褐色斑。

6. 发育畸形　造成牙体缺损的发育畸形是指在牙发育和形成过程中出现形态、结构的异常。常见的造成牙体缺损的牙结构发育畸形，包括：①釉质发育不全；②牙本质发育不全；③氟牙症；④四环素着色牙等。牙齿的形态发育畸形是发育过程中牙冠形态的异常，常见的有：①过小牙；②锥形牙等。

二、牙体缺损的影响

由于牙体缺损的范围和严重程度不同，以及牙列中牙体缺损患牙数目的多少，可能产生以下并发症及不良影响。

1. 牙体和牙髓症状　牙体表浅缺损可无明显症状，缺损深则可出现牙髓刺激症状、牙髓炎症、坏死及根尖周病变等。

2. 牙周症状　牙体缺损发生在邻面者，会破坏正常的邻接关系，造成食物嵌塞，引起局部牙周组织炎症，并可能发生邻牙倾斜移位，影响正常的咬合关系，形成创伤𬌗。牙体缺损发生在轴面者，破坏牙体的正常轴面外形，可引起牙周组织的损伤和病变。

3. 咬合症状　大范围及严重的牙体咬合面缺损不但会影响咀嚼效率，有些人还会形成偏侧咀嚼习惯，严重者会降低垂直距离，出现口颌系统的功能紊乱及影响美容美观。

4. 其他症状　牙体缺损导致的牙尖和锐突可造成唇、颊、舌等口腔软组织损伤。缺损发生在前牙可直接影响患者的美观和发音。全牙列残冠、残根会降低垂直距离，影响患者的面容及美容心理。残冠、残根常成为病灶影响全身健康。

因此，牙体缺损应及时治疗以终止病变发展，恢复牙齿生理功能，防止并发症。

三、牙体缺损修复治疗的适应证

一般的牙体缺损可以采用充填的方法进行治疗，但有下列情况者应该考虑采用修复治疗的方法。

1. 牙体缺损过大，牙冠剩余牙体组织薄弱，充填材料不能为患牙提供足够的保护，而且由于充填材料自身性能所限，难以承受咀嚼力而易断裂者。

2. 牙体缺损过大，充填材料无法获得足够的固位力而易脱落者。

3. 需要恢复咬合或垂直距离者。

4. 患者𬌗力过大，有夜磨牙习惯，以及牙冠重度磨耗、牙冠过短者。

5. 牙体缺损的患牙需要做固定义齿或可摘局部义齿的基牙者。

6. 氟牙症、四环素牙等牙体变色，需改善牙齿外观且美观要求高者。

第二节　牙体缺损的修复原则

牙体缺损的修复是使用嵌体、全冠、桩核冠等各种人工修复体恢复缺损牙的正常解剖形态和功能。制作人工修复体的材料有合金、复合树脂、瓷等。修复体首先是一个机械结构，应满足机械力学的原则。但它又不是一个单纯的机械结构，作为一种治疗手段，修复体应该能够保护所修复的患牙以及周围的口腔组织，满足生物学的原则。另外，随着社会的进步和人们生活水平的提高，人们对美的要求也越来越高，修复体不仅仅要求满足咀嚼功能的需要，还应达到美观的要求，满足美学原则。

一、生物学原则

各种人工修复体需要在口腔这种生理环境中行使各种生理功能，必须符合生物学原则，修复体应达到对所修复牙及周围口腔组织的生理保健要求。

（一）尽量保存患牙牙体硬组织

牙体缺损的修复是一个有损伤的治疗过程，要使用高速涡轮机配合各种金刚砂钻针或钨钢钻针对牙体硬组织进行必要的切割磨改，将患牙制备成具有一定形态的牙体预备体。

牙体预备应达到以下目的和要求：

1. 去除病变组织　为了使修复体戴入后，其覆盖牙不发生继发性龋坏，应该去除龋坏的牙体组织，去净软化牙本质，必要时还应做预防性扩展。

2. 消除轴壁倒凹和建立良好的就位道　为了使修复体能顺利就位，需要磨除轴面的牙体组织，将轴面的最大周径降到颈缘或修复体所设计的边缘位置。倾斜牙齿有条件的可先行正畸矫正，避免为满足就位道的要求而破坏过多的牙体组织。

3. 邻面间隙的开辟　患牙与邻牙通过邻接面紧密接触，修复体要顺利就位，必须切割患牙的邻面，使其与邻牙分开，并消除邻轴面的倒凹，开辟修复体所占据的空间，使修复体有一定的厚度，满足其强度和美观的要求。

4. 预备后的患牙应具有良好的固位形和抗力形　固位是指修复体在口腔内行使各种功能时，能抵抗各种作用力而不发生移位和脱落的能力。修复体与基牙修复后均有因受力而折断的可能，修复体还可能从窝洞内脱出而影响功能。因此牙体预备时，要形成环抱面、钉、洞、沟等各种有利于修复体固位的几何形状。抗力是指患牙和修复体具有良好的机械强度，行使正常的口腔生理功能时，能抵抗𬌗力而不致发生断裂、变形等。将牙体预备成一定的形状，使修复体材料满足达到足够强度所需的空隙，要求剩余的牙体组织能承受咀嚼压力而不发生破坏，所以必须去除无牙本质支持的悬空釉柱及薄壁弱尖，均匀分散𬌗力，防止𬌗力过于集中在修复体的某一点或某一部分。

5. 磨改过长牙、错位牙等。

6. 预防性扩展　为了达到自洁，修复体的边缘应位于自洁区。

牙体预备在达到以上要求的基础上应尽可能少磨牙，尽量保存患牙的牙体组织。在牙体预备过程中应防止两种倾向：①过分强调少磨牙而影响到修复体的质量及就位；②不必要地过多磨切而影响牙体、牙髓健康与固位。正确的牙体预备应达到兼顾组织健康和修复体质量的要求。

（二）保护牙髓组织

健康的牙髓组织可以为牙体硬组织提供营养，可以防止根尖周病的发生。牙体缺损修复中应最大限度地保护牙髓组织的健康。牙体缺损修复过程中包括印模的制取、预备体的消毒、修复体的粘结等都可能对牙髓产生不良的影响，但牙髓最主要的损害来自牙体预备。为了保护牙髓，牙体缺损修复中应注意以下事项：

1. 去除所有腐质，防止继发龋的发生。

2. 牙体预备在必须达到应有要求的情况下应尽可能少磨牙。对患牙应严格按修复体的设计要求进行磨切，该磨的一定要磨够，但不能盲目过多地磨切牙体组织。

3. 牙体预备时应尽量避免对牙髓产生不良影响。因此，应高速高效切割，磨切用的钻针要锐利，进行间断性磨切。随时喷水降温，操作动作轻巧，避免钻针压力过大，尽可能减少热刺激和机械刺激。牙体预备尽量一次性完成。在牙体预备时，不论采用何种措施，对牙髓组织或多或少都会有一些刺激。因此，一般情况下，活髓牙若在短期内做第二次牙体预备，患者会感到更痛苦，损伤也较大，应尽可能避免。

局麻下进行牙体预备时，患者虽无痛感，但牙体磨切对牙髓产生的不良刺激客观存在，操作时要特别加以注意，防止牙髓的损伤。

应尽量保存活髓。牙髓失活后，由于牙体组织缺乏营养而变脆且失去光泽，这种患牙抗力形差。因此，在牙体预备时不能轻易使牙髓失活，要尽可能选择保存活髓的修复设计。

牙体预备无论是否在麻醉下进行，术后均应用临时冠内衬氧化锌丁香油粘固剂加以保护，隔绝外界对牙髓的刺激。戴用临时冠在保护牙髓的同时，也可维持已预备出的间隙，防止预备牙的伸长及移动。临时冠粘固前对预备体的消毒要选用刺激性小的药物。选用对牙髓刺激性小的粘固剂，调和黏稠度应合适，避免过稀。

4. 预备方法应规范　临床上磨切牙体组织量很难把握，特别是一些异位牙、异形牙，为取得正常的修复效果，局部磨切过多易造成露髓。正确的方法是，根据设计的人造冠各部位厚度的要求选择相应直径的车针，在预备体的唇面、咬合面(切缘)、舌面，分别先磨切出 2～3 条深度定位沟，然后按定位沟深度磨除牙体组织，这样既容易达到预备要求，又不会磨穿牙髓。

5. 手术过程要注意防止损伤其他组织　牙体预备是在口腔内进行的，由于范围和视野小、水-气枪产生的雾影响视线、颊舌等软组织活动患者很难自控，在预备时一定要视野清楚，对舌、颊、龈等软组织采取可靠的保护措施。在做邻面预备时，注意不能伤及邻牙。

6. 桩核冠根管预备应防止侧穿　桩核冠根管预备时，很容易造成牙根的侧穿，牙根的保留将非常困难，特别是细而弯曲的根管，易造成侧穿，所以牙体预备时应特别注意。根管预备前，一定要参考 X 线片，掌握牙根的方向、长短、粗细、弯曲及根管充填情况。用小球钻将根管内的充填物逐渐去除，如果遇到较大的阻力，表明方向有漂移可能的话，应及时调整。

（三）保护牙周组织

1. 龈缘预备

(1) 龈缘位置：修复体的龈边缘预备关系到牙周组织保健、固位和美观等。患牙预备时，因材料及设计不同，可以把修复体边缘置于龈上、龈下、齐龈这三种位置(图 8-1)，要求边缘与患牙交接处呈连续一致的曲面关系。从对牙周组织保健的角度，龈上边缘最好，而龈下边缘最差。修复体的龈边缘越接近龈沟底，越易导致牙龈炎症。通常修复体的边缘应尽可能放于龈上。老年患者牙龈退缩，牙冠轴面突度过大，可将修复体边缘止于龈上距龈缘 2 mm 处，便于边缘的检查，也不刺激牙龈。

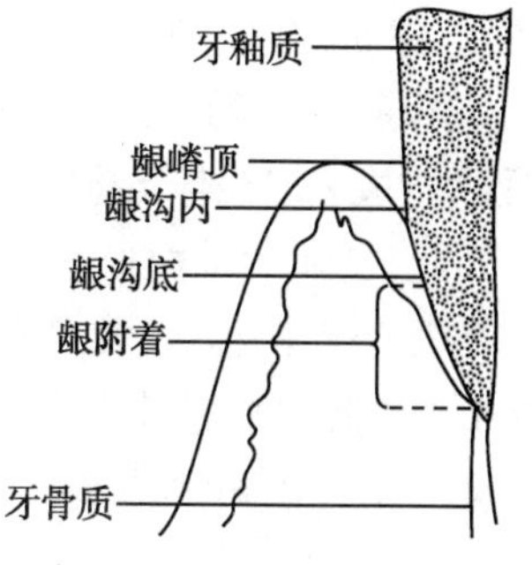

图 8-1　修复体龈边缘的位置示意图

但以下特殊情况则需采用龈下边缘：①牙体缺损至龈下；②牙冠高度不足，需要增加固位力；③为了美观，前牙烤瓷熔附金属全冠的唇面边缘应该放在龈下；④牙颈部过敏需修复体覆盖；⑤邻面接触区低至龈嵴顶。即使设计龈下边缘，修复体的龈边缘也要尽可能离开龈沟底的结合上皮，减少对牙龈的有害刺激。一般要求至少距龈沟底 0.5 mm，并注意边缘密合、抛光，防止形成悬突。

修复体边缘一般不设计为与龈缘平齐，因易导致菌斑积聚，形成继发龋和龈炎。此外，修复体边缘的密合可以防止粘结水门汀的溶解、继发龋的发生和牙菌斑的附着。制作精密的修复体可以将边缘微隙控制在 10 μm 左右。要求修复体的龈边缘与患牙衔接处形成一个连续、光滑、一致的面，避免形成任何微小肩台。这就要求修复体龈边缘的厚度与牙体预备出的肩台厚度一致，过薄、过厚都会破坏修复冠边缘与牙体连接处的一致性。

（2）修复体的边缘形态：修复体的边缘形态主要有以下几种类型（图8-2）：①刃状或羽状；②90°肩台；③带斜面肩台；④135°肩台；⑤凹形；⑥带斜面的凹形等形式。修复体的龈边缘做斜面或无肩台预备时颈部缝隙最小，但选择时还应考虑修复体的种类、材料、强度、美观、牙位和牙髓等各种因素。刃状、羽状、凹状等边缘适合修复材料强度大的金属修复体，而全瓷、金属-烤瓷、树脂材料修复体应采取肩台式和肩台加斜面等形式（表8-1）。

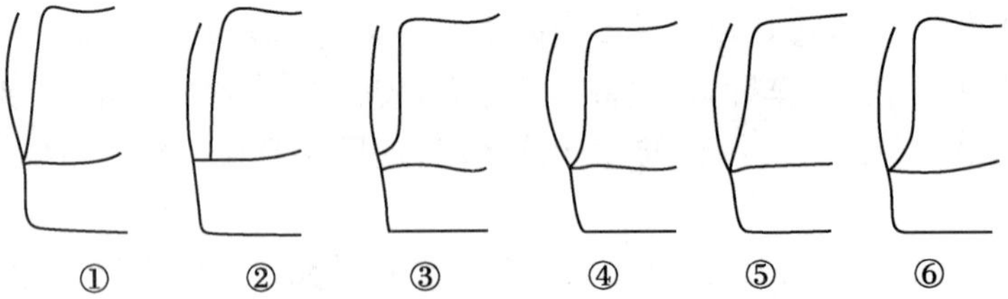

图8-2 修复体龈边缘处牙体预备形式

表8-1 修复体边缘形态比较

修复体边缘形态	牙体磨除量	修复体边缘密合度	修复体边缘强度	适合采用的修复材料
刃状	少	好	弱	金属
90°肩台	多	差	强	瓷、金-瓷、树脂
90°肩台+斜面	多	较好	较强	金-瓷
135°肩台	较多	较好	较强	金-瓷
凹形	较多	较好	较强	金属、金-瓷

2. 邻面接触区的建立　邻面接触区的要求包括邻面接触区的位置、大小、形态和松紧度。其中邻面接触区的松紧度是最重要的因素。临床常见的是修复体的邻面接触区过松，导致食物嵌塞，产生牙周组织炎症。

3. 修复体的轴面形态　应该正确恢复轴面的外形高点。轴面外形高点可以在咀嚼过程中为牙龈提供保护，食物对牙龈产生适当的生理按摩作用，有利于牙龈的健康。轴面突度过大，则食物在咀嚼过程中不能为牙龈提供按摩作用，牙颈部容易聚集牙菌斑。轴面突度过小甚或平直，咀嚼时食物对牙龈产生有害的撞击，可致牙龈创伤性萎缩。

二、机械原则

修复体需要长期在口腔内行使生理功能，而不发生脱位、破裂，同时所修复牙也不能发生折裂、破坏。这就要求修复体和所修复的患牙具有良好的固位与抗力。因此，要选用良好的修复材料，保证修复体具有一定的厚度和强度，防止应力集中。修复体应能覆盖薄弱牙体组织，在制备窝、沟、洞、面时，应达到沟深1 mm、洞深1.5 mm，直径1 mm以上，各预备面应彼此平行或向𬌗(切)方聚合2°～5°角，底平壁直等良好的几何形态的要求，使修复体具有良好的抗力形及固位形。

抗力包括两个方面:①患牙的牙体组织的抗力;②修复体的抗力。患牙的牙体组织的抗力取决于剩余牙体硬组织的质和量以及牙体预备体抗力形的设计。应尽量保存牙髓的健康,提高剩余牙体硬组织的质。剩余牙体硬组织的量是决定牙体抗力的重要因素,在满足牙体预备要求的前提下应尽量少磨牙,保存健康的牙体组织。修复体的抗力是指修复体要求有良好的机械强度,为了提高修复体的抗力,应该选择机械性能良好的牙用材料,牙体预备要磨除足够的牙体组织厚度,选择合适的龈边缘类型,合金修复体边缘强度高,可以设计洞缘斜面。

牙体预备时,要形成环抱面、钉、洞、沟等各种有利于修复体固位的几何形状。各类固位形的要求如下:

(一)环抱固位形

是冠修复最基本的固位形式,其特点是固位力强,牙体切割表浅,对牙髓影响小,提供的粘结面积大。

1. 𬌗龈高度　𬌗龈高度大者,不但提供的固位面积大,修复体对牙体的约束力也大,抗轴向脱位力相应加强,并且增加摩擦力及对抗侧向旋转力的作用(图 8-3)。𬌗龈高度过低者,如果全冠轴壁不够密合或者修复体𬌗面的一侧受力时,以一侧冠边缘为支点旋转,因对侧无牙体组织阻挡而容易脱位(图 8-4),这种情况多见于人造冠𬌗龈距短的磨牙,而前磨牙和前牙较少发生,这和旋转半径大小有关。

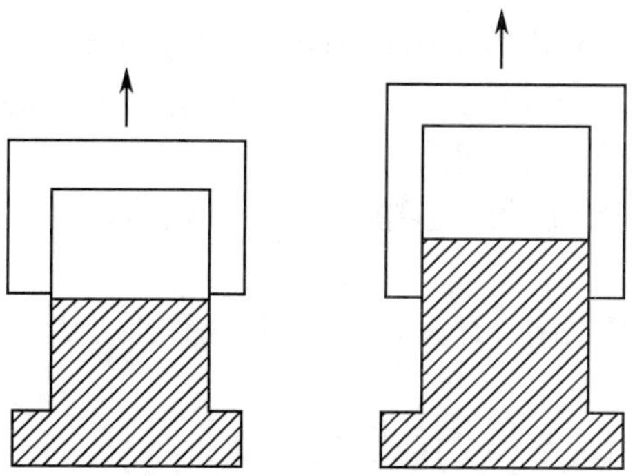

图 8-3　𬌗龈高度与环抱固位力

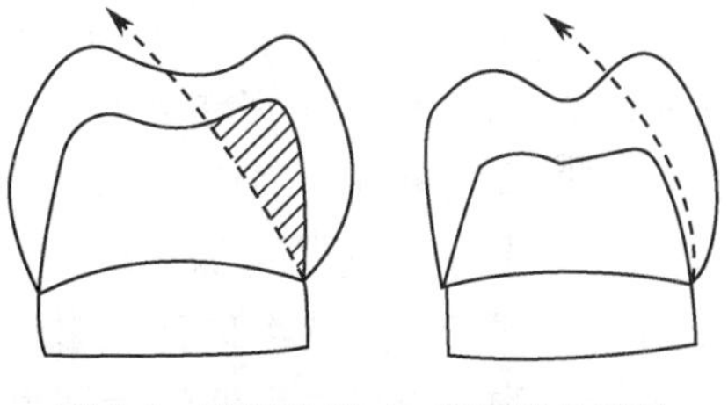

图 8-4　𬌗龈高度小,容易发生脱位

在同样𬌗龈高度和轴壁𬌗向聚合角的情况下,转动半径小者阻挡作用大,这就是临床上磨牙全冠修复体脱落比前磨牙常见的原因。在这种情况下若要减小旋转半径,如增加颈部肩台,减小轴壁聚合角,增加辅助固位沟、洞,尽可能保存牙尖、龈缘嵴等,可增加冠修复体抗旋转脱位。

2. 轴壁平行度　轴壁相互平行可增加修复体对牙体的约束力和摩擦力,有利于冠固位,但临床上为了使冠容易就位,常常在轴壁预备出 2°~5°的𬌗向聚合角,但这种𬌗向聚合角越大固位力越差(图 8-5)。

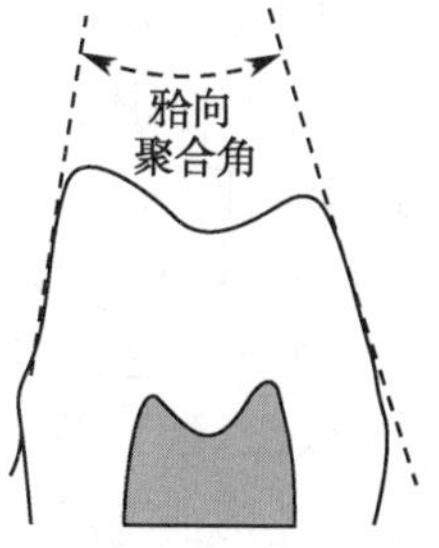

图 8-5　𬌗向的聚合角最好控制在 5°

3. 修复体的密合度　修复体与牙体表面紧密接触是产生摩擦力的先决条件,修复体粘固面与牙体组织越密合,固位力越好。在整个修复过程中,任何技术操作都应注意保证修复体与牙体间的高度密合。

（二）钉洞固位形

钉洞（针道）固位形是深入牙体内的一种较好的固位形式。其特点是牙体磨除少，固位力较强，应用灵活，常和其他固位形合用。目前的固位钉按使用方式分为三种：粘固式、螺纹式和楔入式固位钉。粘固式固位钉用于铸造冠、嵌体等修复体的辅助固位以及桩核冠的固位，是目前临床上常见的固位钉。螺纹式固位钉是以特殊攻丝钻预备钉孔，再将螺丝钉旋入，如自攻螺纹钉等，常用于残冠、残根作核结构的加强或切角缺损修复的加固等。楔入式固位钉是以卡环丝弯成U形，嵌入牙冠断缝两侧的钉洞中，用以固定牙折的断片，现已少用。对上述固位钉的钉洞预备有如下要求：

1. 深度　钉固位力的大小主要取决于钉洞的深度。作为辅助固位钉的钉洞，深度应穿过釉牙本质界到达牙本质内，一般为2 mm，根据需要，死髓牙的钉洞可适当加深。

2. 直径　辅助固位钉的直径一般为1 mm左右。

3. 位置分布　一般置于避开髓角或易损伤牙髓的部位，前牙置于舌面窝近舌隆突处及舌面切嵴与近远中边缘嵴交界处，数目通常为1～3个。后牙则置于牙尖间的沟窝处，一般设计2～4个钉洞。

4. 钉洞的方向　为保证修复体的顺利就位，钉洞之间应相互平行，并与修复体的就位道一致。多个钉洞预备时，其轴壁稍向切端、殆面敞开，以便于修复体就位。

（三）沟固位形

是凹入牙体表面的半圆形固位形式，有一侧不被牙体组织包围，常作为3/4冠的邻轴沟。沟固位形具有较强的抗水平移位及抗舌向脱位的作用，其优点是牙体磨除少，切割表浅，可根据需要改变沟的方向和长度，对沟固位形的预备要求如下：

1. 深度　固位沟一般深度为1 mm，用细金刚砂车针以刚刚磨切陷入牙体表面为宜，并且逐渐向颈部变浅，以防止损伤牙髓。

2. 长度　沟长有利于固位，但受到解剖条件的限制。牙冠短、修复体固位形差者，可适当延长，一般其长度不应超过邻面的片切面。

3. 方向　两条以上的沟预备应相互平行，而且应与修复体就位道一致。

4. 外形　沟的外形为近似的半圆形，沟缘既不能形成锐缘而造成釉质折裂，也不能模糊不清而影响固位。特别是舌侧壁应清晰才能起到抗舌向脱位的作用。沟的止端主要有两种类型，即有肩台式和无肩台式，前者固位力强，但易损伤牙髓，适用于牙冠短者；后者不易损伤牙髓，固位力稍差一些，适用于牙冠较长者。

（四）洞固位形

又称箱状固位形，是陷入牙体表面的外形规则的洞，常见于患牙龋洞的修复。为增加固位，常将龋坏牙体组织清除后预备成一定的形状，其固位力主要取决于洞的深度和形态，洞形预备的基本要求如下：

1. 深度　这是洞形固位的主要因素，洞深应该在2 mm以上，洞越深，固位力越强，但如果洞太深，缺损范围一般也较大，余留牙体组织的抗力形相应较差。在做洞形固位预备时，应避免形成薄壁弱尖。如果缺损已经形成这些情况，应采取保护措施，尤其是死髓牙，更应注意抗力形和预防性保护措施。

2. 洞壁　洞形所有轴壁应与就位道一致，相互平行，不存在倒凹，为了就位方便，轴壁可向洞口外展约 2°～5°角，点、线角要清楚。

3. 洞底　为了修复体的稳固和牙体受力更合理，应将洞底预备成平面，特别是洞形较浅者。如缺损深度不一，可将洞底预备成不同水平的平面。洞形深者则不必强调底平，以防损伤牙髓。

4. 鸠尾固位形　用于邻𬌗面或邻面牙体缺损时，防止修复体水平脱位。鸠尾的形状、大小应根据缺损情况而定，它既要起防止修复体水平移位的作用，又不能影响余留牙体组织的抗力形。在𬌗面发育沟处适当扩展，尽量保留牙尖的三角嵴，自然形成鸠尾状洞形（图 8-6）。其峡部小于鸠尾末端处，宽度一般为𬌗面宽度的 1/2 左右。峡部狭窄的修复体容易折断，过宽则易引起牙折。

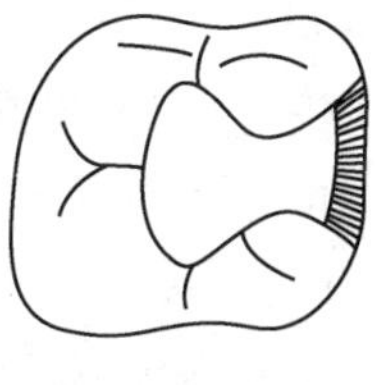
图 8-6　𬌗面鸠尾固位形

5. 洞缘斜面及预防性保护　洞缘斜面用于箱状洞面角处，可避免形成无基釉，防止洞缘釉质折裂，同时也有助于修复体边缘的密合和界面封闭，使粘固剂不易被唾液所溶解。洞缘斜面的预备一般是沿洞面角做 45°角的斜面，其宽度一般为 1.5 mm。如牙冠缺损大，余留牙体组织抗力形差，为避免𬌗力直接作用到修复体与牙体的界面上，修复体应尽量形成保护性覆盖。

三、美学原则

美学原则是对修复体高层次的要求，随着人们对美的追求，美学原则越来越重要。

牙冠的解剖形态与功能有关，如牙冠𬌗面的尖、窝、沟嵴能切割、研磨、捣碎食物，牙冠的轴面形态有利于食物的正常排溢，对牙龈产生生理性按摩作用，促进牙龈组织的健康，有利于口腔及修复体的自洁作用，冠修复体与邻牙邻接紧密，可防止食物嵌塞，维持牙弓的稳定、分散𬌗力。合适的外展隙有利于食物的溢出，减轻牙周组织的负担。冠修复体的大小、形态、位置排列、咬合关系和颞下颌关节应协调。因此，正确地恢复形态和功能是美容修复必须遵循的原则。

每人的年龄、性别、民族、食谱、气质等不同，其牙齿的形态、色泽和质地也不尽相同，美容修复时应能体现出人体的个性美，反映其个性特征，修复体采用的制作材料应具有良好的生物相容性和良好的理化性能，以满足强度、美观及便于操作的要求。

第三节　嵌体美容修复技术

嵌体是一种以不同材料制作，嵌入牙体内部，用以恢复牙体缺损患牙形态及功能的修复体。以陶瓷或复合树脂制作的嵌体较为美观。

一、嵌体的分类

（一）按嵌体覆盖牙面不同分类

可分为单面嵌体（图 8-7）、双面嵌体（图 8-8）和多面嵌体（图 8-9）。

（二）按嵌体修复牙体缺损部位分类

可分为𬌗面嵌体、颊面嵌体、近中𬌗嵌体、远中𬌗嵌体、颊𬌗嵌体、舌𬌗嵌体、近中𬌗远中嵌体、颊面𬌗远中嵌体等。

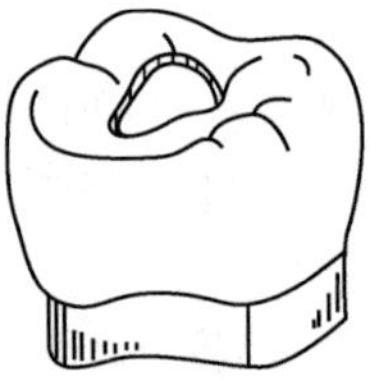

图 8-7　单面嵌体

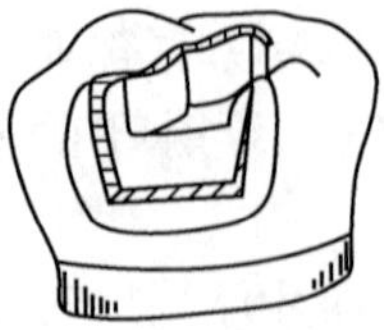

图 8-8　双面嵌体

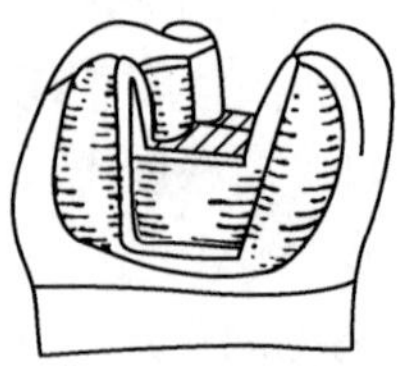

图 8-9　多面嵌体

（三）按嵌体的形式分类

可分为高嵌体、钉嵌体和嵌体冠。

（四）按嵌体制作材料分类

可分为瓷嵌体、树脂嵌体和合金嵌体等。

1. 瓷嵌体　有传统的长石基烤瓷嵌体、金沉积瓷嵌体、热压铸陶瓷嵌体和 CAD/CAM 瓷嵌体等。这些瓷嵌体均具有天然牙的颜色和半透明性，美观性好，但价格相对昂贵。

2. 树脂嵌体　普通的复合树脂强度及耐磨性较差，不能用来制作嵌体。制作嵌体的树脂是在技工室聚合的硬质树脂。树脂嵌体美观性不如瓷嵌体，但具有操作简单，容易在口内修补、抛光，弹性模量与牙本质相近，不易折裂，对𬌗天然牙磨耗小等优点，是一种良好的美学嵌体材料。

3. 合金嵌体　制作嵌体的合金有金合金、镍铬合金等。合金化学性能稳定、铸造收缩小、有良好的延展性和机械性能，但影响美观，主要作为制作后牙嵌体的材料。

二、嵌体的适应证和禁忌证

（一）嵌体的适应证

能够采用充填法修复的牙体缺损原则上都可以采用嵌体修复。下列情况为嵌体修复的主要适应证：

1. 各种严重的牙体缺损，需要咬合重建而不能使用一般材料充填修复者；
2. 需恢复邻面接触关系者；
3. 固定桥的基牙已有龋洞或要放置栓体、栓槽附着体，可以设计嵌体做固位体。

（二）嵌体的禁忌证

1. 乳牙和青少年恒牙髓角位置高，不宜做嵌体，以免损伤牙髓；
2. 小而表浅的𬌗面缺损，前牙邻面、唇面缺损未涉及切角者，不宜用嵌体修复；
3. 牙体缺损大，剩余牙体组织不能为嵌体提供固位及保证自身的抗力者；
4. 对于美观及长期效果要求高的年轻患者或心理素质不理想的患者，前牙缺损慎用嵌体修复。

三、嵌体的修复设计

（一）嵌体的洞形

应根据牙体缺损的具体情况进行嵌体修复的设计。嵌体的洞形要求与充填体的窝洞要求近似，牙体预备时除按照窝洞充填的预备原则，如去除腐质，做预防性扩展，底平、壁直、点线角清晰等之外，还有以下要求：

1. 洞形无倒凹　嵌体箱状洞形的所有轴壁应彼此平行，或微向殆面外展 2°～5°角（图 8-10），既保证嵌体的固位又方便就位。要求所有轴壁不能有任何倒凹，否则嵌体将无法顺利就位。

2. 预备洞缘斜面　合金嵌体强度高，通常在洞缘牙釉质内预备出 45°角斜面，斜面宽度约 1.5 mm（图 8-11）。目的一是去除洞缘无基釉，预防边缘牙体组织折裂；二是增加嵌体的边缘密合度及封闭作用，防止粘固剂被唾液溶解，减少微渗漏的发生，防止继发龋的产生。瓷嵌体和树脂嵌体强度不足，一般不要求制备洞缘斜面。

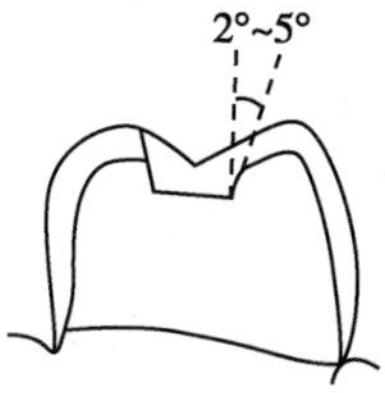

图 8-10　箱形嵌体轴壁微向殆面外展

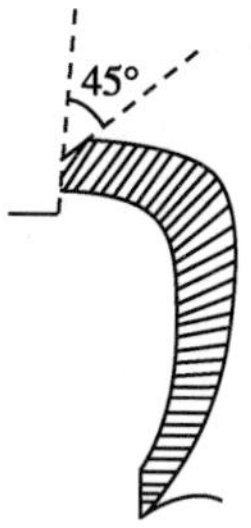

图 8-11　箱形嵌体洞斜面

为了保护修复体的边缘和洞缘的牙体组织，嵌体殆面洞形的边缘应离开咬合接触点 1 mm。为了自洁，嵌体的邻面洞形的颊舌边缘应离开邻面接触点。

3. 邻面的预备　对邻面缺损表浅、突度小，邻接关系不良的患牙，可做邻面片切形预备，以恢复缺损及邻接，改善其邻面突度。片切面的颊舌边缘应达到自洁区。根据需要可在片切面制备箱状洞形、邻沟或小肩台。

4. 辅助固位形　嵌体的固位主要通过箱状固位形，固位力的大小主要取决于洞的深度和形态。为了增加固位，还可根据需要加用殆面鸠尾固位形、钉洞固位形、沟固位形等辅助固位形。

（二）高嵌体

当剩余牙体组织薄弱，特别是近中殆远中嵌体，剩余的颊舌壁薄弱，受力后容易产生牙体折裂，可采用高嵌体修复。高嵌体覆盖整个殆面，可以减少咬合时牙体内部有害的拉应力，保护剩余的牙体组织；还可以恢复或改变患牙的殆关系。高嵌体要求有较高的强度，所以一般使用合金材料铸造而成。但现在也出现可用于制作高嵌体的高强度全瓷材料和硬质树脂。

（三）洞形的垫底

嵌体洞形预备要求底平，底平可使应力分布均匀。但去腐后洞底一般为不规则状，此时可使用垫底材料将洞底垫平，如树脂、复合体类材料，具有良好的强度，复合体类材料还可以释氟防龋。

（四）粘结剂的选择

嵌体的边缘线长，暴露的水门汀溶解后会出现边缘微渗漏，导致边缘染色和继发龋的产生，故嵌体的粘结应选用不溶于唾液的水门汀。瓷嵌体和树脂嵌体必须使用树脂类水门汀粘结，高强度的树脂类水门汀可以增强嵌体的抗力。

第四节　贴面美容修复技术

贴面是在不磨牙或少量磨牙的情况下，应用粘结技术，将复合树脂、瓷等修复材料覆盖在患牙相应部位，以恢复牙体正常形态和(或)改善牙体表面颜色的一种修复方法。

一、理想贴面应具备的条件

1. 厚度小，一般不超过 0.8 mm。
2. 表面及边缘光滑，对牙龈无刺激。
3. 能恢复牙齿正常外形，能遮挡牙齿的各种变色。
4. 能逼真模仿天然牙的颜色、表面质地及半透明特征，与邻牙相协调。
5. 抗磨损，抗折裂，抗着色，经久耐用。
6. 抗边缘微漏。
7. 易于制作、修理和重做。
8. 价格便宜。

二、贴面的分类

（一）按修复方法分类

可以分为直接法贴面修复和间接法贴面修复两类。直接法贴面修复通常是指光固化复合树脂在口内直接、一次操作完成贴面修复全过程的方法。另一种直接法贴面修复是椅旁CAD/CAM瓷贴面修复，在完成贴面的牙体预备后，以激光摄像扫描仪采集光学印模，传入计算机并在显示屏上形成三维图像，然后通过计算机直接进行修复体设计，并使用与计算机相连的精密数控机床进行精密的机械加工，抛光表面、粘结，完成修复体；而间接法贴面修复首先要制取牙体预备的印模，灌制模型，在模型上完成贴面修复体，再在口内试戴、粘结于牙体上，完成整个的修复过程。

（二）按修复材料分类

可分为复合树脂贴面、丙烯酸树脂贴面和瓷贴面三类。一般来讲，复合树脂贴面既可用于直接法贴面修复也可用于间接法贴面修复；而丙烯酸树脂贴面、瓷贴面则主要用于间接法贴面修复。其中丙烯酸树脂贴面目前已很少采用，故以下主要介绍其他两种常用的贴面类型。

三、瓷贴面

瓷贴面是直接覆盖到牙面上的薄层瓷层结构，这类修复体可用于改善变色牙的颜色、改善畸形牙的形态以及关闭牙间隙等。由于瓷贴面的牙体预备量很少，一般只在牙釉质内，因此更有利于对牙髓的保护。随着材料和粘结技术的发展，目前瓷贴面已经获得足够的强度。相对于全瓷冠、金瓷冠，瓷贴面在牙体、牙髓组织保护方面优势明显。而瓷贴面在美观效果、抵抗磨损、色泽稳定性、边缘密合以及牙龈刺激性等方面优于直接或间接树脂贴面，现已成为牙齿美容修复中最受欢迎的修复方法之一。根据方法和材料的不同，可分为烤瓷贴面、热压铸瓷贴面和CAD/CAM瓷贴面。

（一）瓷贴面修复的优缺点

1. 优点

（1）颜色美观、逼真。

（2）表面光滑，菌斑不易附着，有利于牙龈健康。

（3）边缘密合性好，牙龈刺激小。

（4）抗磨损和磨耗能力比直接或间接复合树脂贴面强。

（5）色泽稳定性比其他类型的贴面高，不发生吸水膨胀，边缘微漏或染色现象也比其他类型贴面轻。

2. 缺点

（1）对临床及技工工艺要求高，操作较精细，制作时间长。

（2）价格相对较高。

（3）需二次就诊。

（4）质地较脆，较易发生折裂。

（5）对重度染色牙的遮色效果欠佳。

（6）牙体预备比直接法复合树脂贴面要求严格。

（二）适应证与禁忌证

1. 适应证　瓷贴面美观效果好，但强度不够大，主要适用于前牙和前磨牙。瓷贴面的适应证主要包括以下方面：

（1）缺损牙：包括牙面小缺损、前牙切角缺损、大面积浅表釉质缺损、楔状缺损等。

（2）染色牙和变色牙：如死髓牙、四环素牙、氟牙症及釉质发育不良牙的美容性修复。

（3）牙体形态异常：如畸形牙、过小牙等。

（4）牙体排列异常：如轻度错位牙、扭转牙等，且患者不愿意或不能接受正畸治疗。

（5）牙间隙增大：轻度中线偏移者。

（6）过短牙或磨耗牙加长切端且釉质量足够者。

2. 禁忌证

（1）由于各种原因无法获得足够的釉质粘结面积。

（2）上颌牙严重唇向错位、舌向错位、反𬌗牙。

（3）严重深覆𬌗、紧咬合。

（4）牙间隙过大，中线过度偏移者。

（5）有磨牙症、咬硬物等习惯的患者不建议使用。

（6）预备牙缺损较大使全瓷修复体局部厚度将大于 2 mm 时避免使用。

（7）牙列拥挤且排列不齐。

（8）口腔卫生差者。

（三）瓷贴面牙体预备

1. 预备原则

（1）尽量减少牙体预备量。

（2）牙体预备应保证足够的空间，但贴面修复后又不致形成过凸的牙齿外形。

（3）应有足够的釉质粘结面以提供有效的粘结。

（4）边缘光滑连续，边缘线位于釉质层以利于边缘封闭。

（5）龈边缘最理想的是无角肩台，应位于釉质内，位置可以齐龈或稍位于龈下。

（6）预备体无尖锐内线角。

（7）预备体无倒凹影响贴面就位。

2. 瓷贴面牙体预备的影响因素　贴面的粘结基础是牙釉质，所以牙体预备一般应控制在釉质内。实际操作中瓷贴面牙体预备量的多少取决于以下因素：

（1）牙齿的排列位置：当牙齿排列略靠唇颊侧时，预备量应适当增加；当牙齿排列为正常位置时，也应磨除适量牙釉质，避免贴面修复后外形过大、过突；而当牙齿排列向舌侧倾斜时，很少量的牙体预备就可达到美观修复效果。

（2）染色牙遮色的需要：对于重度染色牙，唇侧牙体预备量应适当增加，若估计达不到有效遮盖，应更换设计为全瓷冠或金瓷冠修复。

（3）龈边缘设计：龈下边缘美观，但牙体预备量更多，对牙龈刺激相对也更大，预备略难；龈上边缘预备相对简单，牙体预备量少，更有利于牙周组织健康。

（4）患者的美观要求：患者对美观和颜色的要求及态度非常重要，它影响到遮色的程度、效果以及边缘位置的设计等，应在牙体预备前有充分的了解和沟通。

（5）牙间隙是否存在：牙间隙的存在通常可以减少牙体预备量。

3. 瓷贴面切端形态设计　根据切端牙体预备方式及切端牙体组织与贴面的对接关系不同，瓷贴面切端形态的设计大致可以分为3型（图8-12）：①开窗型；②切端预备型；③切端包绕型。切端预备型和切端包绕型切端都有瓷覆盖，有利于贴面在对刃切割等功能状态下预防瓷裂的发生；此外，瓷覆盖切端的设计还能为贴面提供垂直终止作用，有利于贴面的正确就位和粘结，并减少贴面内的应力集中。但是，切端预备型和切端包绕型牙体预备量较开窗型多。开窗型不包绕切端，有利于保存切端或舌侧牙体组织，这对上颌牙非常有利，因为该设计不破坏原有的前伸切道，瓷-牙交界也不受咬合的影响。因此上颌牙在可能的情况下应优先考虑开窗型设计。

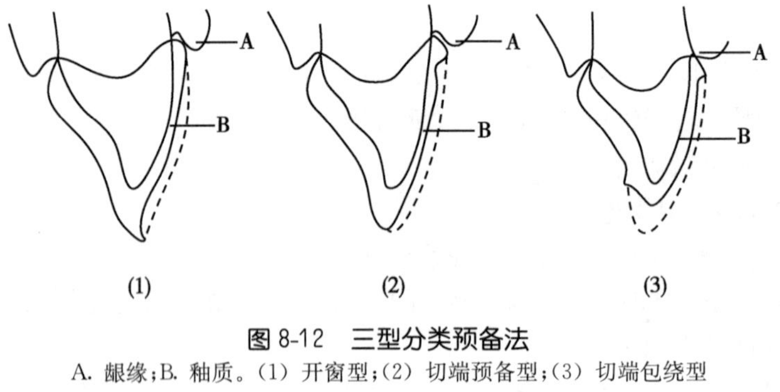

图8-12　三型分类预备法

A. 龈缘；B. 釉质。（1）开窗型；（2）切端预备型；（3）切端包绕型

在瓷贴面的切端预备采取何种方式还取决于其他3个因素：①切端是否需要加长；②切端是否有足够的厚度；③咬合关系。切端加长可以获得美观的切端透明度效果，主要用于切缘较短较薄需要加强加长时，而患者的咬合关系基本正常。当切端需要加长时，应该采用切端预备型或切端包绕型。当切端不需要加长时，3种类型均可以采用，具体设计依切端厚度而定。当选择切端预备型或切端包绕型时，还需考虑咬合关系，要求牙尖交错𬌗接触离开舌侧的瓷-牙交界至少1 mm，减少瓷-牙交界处发生瓷裂的几率。对于上颌牙而言，舌侧咬合

紧不能达到上述要求时，最好采用开窗型设计；下颌牙如采用开窗型设计，瓷-牙交界一般无法避开咬合接触，因此首选切端预备型或切端包绕型。总之，瓷贴面切端形态设计应根据患者的美观要求、牙冠的外形、牙的排列和位置、咬合关系、切端的厚度以及切端透明层的分布等因素综合考虑。

4. 牙体预备过程

（1）引导沟的制备：主要目的是为了控制牙体的磨除量，如果医师的操作技术非常熟练，可以减少引导沟的数量。在牙颈部形成 0.3 mm 或 0.5 mm 的引导沟，在切端部分形成 0.5 mm 或 0.8 mm 的引导沟。

（2）唇侧颈缘的预备：使用直径为 1 mm 的球钻，控制钻头进入深度，制作约 0.3 mm 的浅凹形沟，要求边缘光滑、连续。根据龈边缘设计的不同，浅凹形沟分别位于龈上0.5 mm、平齐龈缘或龈沟内 0.5 mm 处。

（3）邻面的预备：邻接关系完好者，在接触点的前方稍许制备约 0.5 mm 的凹形，以保证贴面的边缘强度（图 8-13）。如果需用贴面恢复邻接关系，邻面预备应到达邻面的舌腭缘。

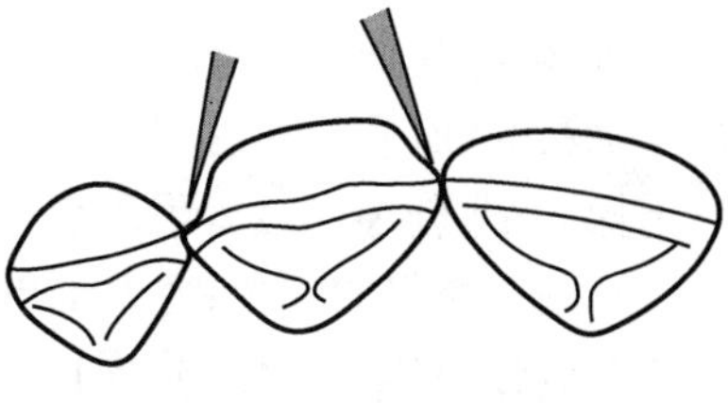

图 8-13　在接触点的前方磨制约 0.5 mm 的深凹形

（4）唇面的预备：分龈端 1/3～1/2 和切端1/2～2/3 两个平面进行。以引导沟的深度为参考，磨除到相应的深度。要求两个平面逐渐移行，并和颈缘、邻面预备型连接成整体。

（5）切端的预备：因切端形态设计的不同而异。开窗型不做切端预备，其他类型有不同的制备量和预备型要求。切端预备型切端预备量小，切端包绕型的切端预备量较大，而切端需要加长的包绕型预备量最大。后两者在舌侧的颈、中 1/3 交界处制备约 0.5 mm 深的凹形。

（6）精修、完成：用粒度细的金刚砂车针修磨预备面，去除有可能导致贴面应力集中的尖锐点线角，尤其是在切角和舌面的交界处。最后用抛光车针抛光。

（四）印模制取

常规制取印模，龈边缘设计为齐龈或者龈下者应先行排龈处理。

（五）瓷贴面的技工室制作

瓷贴面的技工室制作根据全瓷材料加工的工艺不同分为常规烧结工艺、热压铸工艺和 CAD/CAM 工艺。铸造玻璃陶瓷工艺由于价格昂贵、费时等因素已很少使用。CAD/CAM 工艺目前更多地受到设备的限制，由于价格昂贵，普及尚需时日。本节中主要介绍常规烧结法制作烤瓷贴面的工艺流程。

1. 工作模型和代型的制作　工作模型和代型的制作基本同全冠的制作。用人造石灌注工作模型，并在预备体除边缘 1 mm 以外的部位涂薄层间隙涂料。用硅橡胶印模材料翻制预备牙的个别印模，然后用耐火材料灌注代型。代型脱模、排气、烘烤后，按材料的要求进行预烧结处理以便形成完全封闭，最后作代型分割后备用。

2. 堆瓷、烧结　制作瓷贴面的堆瓷方法和常规烤瓷熔附金属全冠的方法相似。一种方法是在堆塑牙本质瓷、釉质瓷和半透明瓷之前，用遮色牙本质瓷或不透明瓷来遮盖牙体组织的颜色，但该法会产生蜡白样结果。对于轻度变色牙，可以采用后续上色、使用带遮色成分的粘结树脂在粘结时辅助遮色等步骤来解决。而对于严重变色牙不适合采用瓷贴面进行修复者,可用全瓷冠、金瓷冠代替。堆瓷、缩聚后置入烤瓷炉内带模烧结,形成理想的形态、边缘以及咬合接触后,根据邻牙特征进行表面上色或染色,并在耐火代型上对瓷贴面进行烧结。

3. 修磨和上釉　在代型上用砂石车针修磨外形,然后再涂釉液进行上釉。冷却之后,用器械去除大块的耐火材料,然后用笔式喷砂机低压喷砂小心去除代型,并在最初的人造石代型上确认贴面边缘的完整性。完成后即可送到临床试戴。

4. 试戴　在工作模型上试戴,必要时可以调整贴面组织面的个别接触点,使之贴合良好。

5. 瓷贴面的粘结　粘结前瓷贴面粘结面首先要进行氧化铝粉低压喷砂(50 μm,0.4 MPa)和超声波清洗处理。用5%的氢氟酸凝胶蚀刻贴面组织面5分钟,注意保护釉面不受氢氟酸的蚀刻,酸蚀后喷雾彻底冲洗、干燥并涂布有机硅烷偶联剂以便促进瓷的粘结,自然干燥2～3分钟。最后用海绵保护装盒备用。

(1) 粘结材料的选择:瓷贴面的粘结材料常规采用粘结性树脂材料,粘结性树脂材料按固化体系可分为化学固化、光固化、化学-光固化(双重固化)。瓷贴面的粘结剂多选用化学固化型,也可选用双固化型,薄型瓷贴面也可选用光固化树脂粘结剂。

(2) 牙面的处理:釉质面的处理通常采用30%～50%的正磷酸溶液、胶体或者糊剂酸蚀30秒～1分钟,而对于少量牙本质暴露区则需减少酸蚀时间,一般不超过10秒。酸蚀完毕用大量蒸馏水冲洗20秒,无油无水压缩空气吹干,然后涂前处理剂、牙本质粘结剂、牙釉质粘结剂,再将适当颜色的树脂封闭剂涂在硅烷化后的贴面内表面后就位。

(3) 粘结、固化、磨光:根据选用的粘结性树脂类型采取相应的固化方式,应清除多余的粘结剂。粘结、固化完全后,应该进行调𬌗,保证在正中𬌗和非正中𬌗时无咬合干扰和早接触。最后按颗粒由粗到细的顺序使用橡皮轮、磨光杯、磨光刷蘸抛光膏进行抛光。

6. 瓷贴面修复后的维护

(1) 应维护好口腔清洁卫生,除注意刷牙外,每天饭后均应使用牙线清洁邻面,因为邻面是贴面的边缘线位置;

(2) 避免过大的咬合力和咬合习惯,避免咬硬物;

(3) 运动时应注意保护;

(4) 定期口腔复查、保健。

四、复合树脂贴面

(一) 直接法复合树脂贴面

直接法复合树脂贴面是在患者口内直接、一次性完成贴面制作、粘结的修复方法,操作步骤如下:

1. 选色　通常要按修复牙齿的牙颈部颜色、中部的牙本质颜色、切端的透明色来选择三种颜色的复合树脂。

2. 预备牙齿唇侧面

(1) 在唇面龈1/2、切1/2分别制备0.3 mm和0.5 mm深的引导沟。

(2) 唇侧面分切端、龈端两部分分别进行预备,龈1/2磨除深度约0.3 mm、切1/2磨除深度约 0.5 mm。

(3) 龈端磨除应达龈下少许，形成 0.3 mm 宽的无角肩台。

(4) 近远中邻面磨除在不破坏接触点的情况下应尽量向舌侧伸展。

(5) 切端磨除至切缘顶。

3. 酸蚀釉质面　用 37%的磷酸酸蚀釉质预备面，彻底冲洗 20 秒，无水无油压缩空气吹干，处理后的牙齿粘结面应呈现无光泽的白垩色。

4. 涂布釉质粘结剂或遮色剂　在酸蚀过的釉质面上均匀涂布一层釉质粘结剂，无水无油压缩空气轻吹均匀，光照固化 20 秒。染色牙需使用适量遮色剂，越薄越好，但不能涂至预备面的边缘，光照固化 20 秒。

5. 堆塑复合树脂　将选择的三种颜色的复合树脂分层堆塑。首先覆盖牙颈部区选择的复合树脂，光固化 20 秒；然后将牙本质颜色的复合树脂从颈 1/3 一直添加至切缘，光固化 20 秒；最后用切端透明树脂添加在切端，光固化 20 秒。

6. 修整、抛光、完成。

(二) 间接法复合树脂贴面

间接法复合树脂贴面修复应用的适应证、禁忌证、牙体预备以及粘结与瓷贴面修复基本相似，区别只是在于材料和加工工艺的不同。目前市场上有多种间接复合树脂系统可用于间接法复合树脂贴面修复，多数均采用光、热双重固化的方式，使得间接法复合树脂贴面的抗折强度、耐磨性明显提高。

第五节　全冠美容修复技术

一、烤瓷熔附金属全冠修复技术

烤瓷熔附金属全冠，也称金瓷全冠、金属烤瓷全冠或 PFM 全冠，是先用合金制成金属基底(又称金属帽状冠)，再在其表面覆盖与天然牙相似的低熔瓷粉，在真空高温烤瓷炉中烧结熔附而成。它具有质硬、耐磨，表面光滑，化学性能稳定，不溶于唾液，组织相容性好，兼具金属全冠的强度和全瓷冠的美观等优点，是一种较理想的修复体，广泛应用于临床。

(一) 适应证与禁忌证

1. PFM 全冠的适应证

(1) 变色牙如四环素牙、氟牙症、死髓牙等不宜用其他方法修复或患者美观要求较高者。

(2) 龋洞或牙体缺损较大而无法充填治疗者。

(3) 根管治疗后经桩核修复的残根、残冠。

(4) 畸形牙、釉质发育不全等需改善牙冠形态者。

(5) 牙本质过敏，一般治疗难以见效者。

(6) 恢复低位牙的殆关系。

(7) 前牙错位、扭转而不宜或不能采用正畸治疗者。

(8) 作为固定义齿的固位体。

2. PFM全冠的禁忌证

(1) 青少年恒牙因尚未发育完全，牙髓腔宽大者。

(2) 牙体过小无法提供足够的固位形和抗力形者。

(3) 严重深覆殆、咬合紧，没有矫正而又无法预备出足够的空间者。

(4) 对前牙美观要求极高者，避免采用可能出现颈部灰线的金瓷冠类型。

(5) 对某些金属过敏者。

(6) 有夜磨牙症患者不建议使用。

(二) 烤瓷熔附金属全冠的制作

1. 设计　PFM全冠瓷面有两种形式，即全瓷覆盖和部分瓷覆盖。

(1) 全瓷覆盖：为瓷层全部覆盖金属基底表面，或全冠舌侧颈缘为金属(图8-14)。它适用于咬合关系正常的前牙。

(2) 部分瓷覆盖：为PFM全冠金属基底的唇颊面用瓷层覆盖，而殆面及舌面暴露出金属。它适合于咬合紧、超殆小、殆力大的前牙或作为固定桥的固位体。瓷与舌侧金属的衔接关系有多种形式，注意金瓷衔接处应避开咬合功能区(图8-15)。为确保金瓷衔接处的瓷强度，应避免瓷层形成刀边状，使金-瓷呈端端对接形式(图8-16)。考虑到金-瓷结合强度的需要，可设计成瓷将金属全部包绕的形态，而且应保证瓷层应有的厚度(图8-17)。

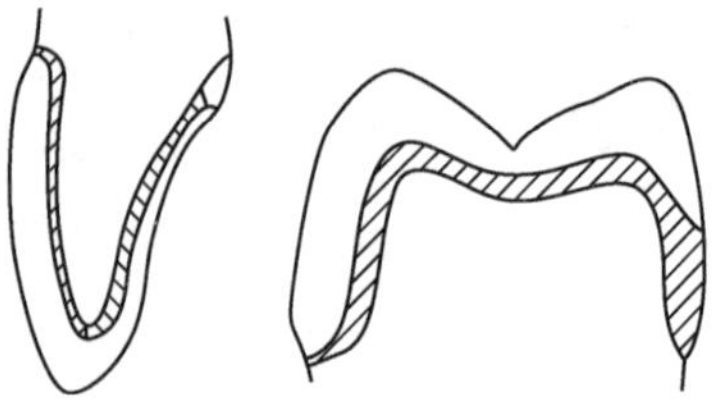

图8-14　PFM全冠的舌侧金属颈环

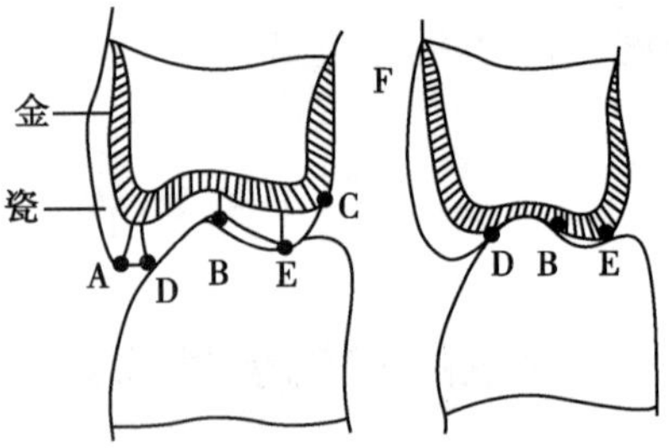

图8-15　磨牙烤瓷冠金-瓷结合部的位置
ABC正确；DEF错误

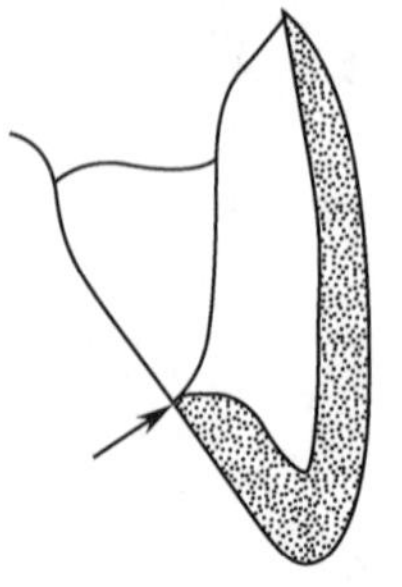

图8-16　金-瓷结合部采用金属和烤瓷对接形式

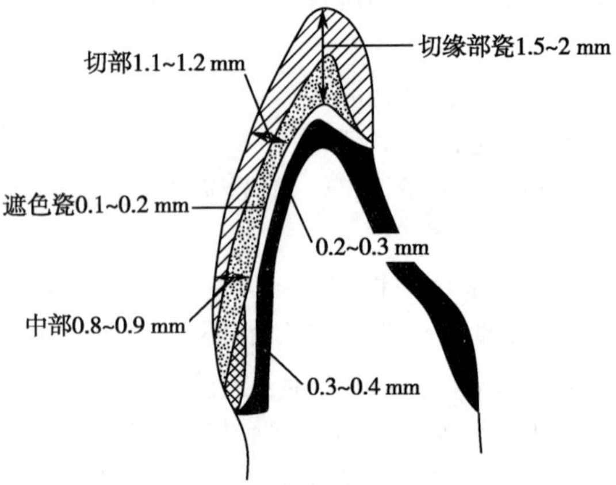

图8-17　PFM全冠(金-瓷各层厚度)

2. 牙体预备

（1）前牙金瓷冠的牙体预备：①唇面及切端深度指示沟制备：用平头锥形或圆头锥形金刚砂针在唇面及切端各制备2～3条指示沟，切端深度1.8 mm，唇面深度1.2～1.3 mm，预留量待修整时磨除。②前牙切端的制备：切端应留有至少2 mm的间隙，上前牙切斜面斜向舌侧，下前牙切斜面斜向唇侧。沿指示沟的深度均匀地磨切切缘。使用高速涡轮工具进行牙体制备时，先快速地大量磨改，基本形成后，再用细车针慢速打磨抛光。③前牙唇面的制备（图8-18）：唇面分两个平面进行预备，切1/2基本上沿与邻牙平行的方向磨切，颈1/2的磨切要注意舌隆突以下的方向，与牙长轴一致并决定全冠的就位道。唇面磨除量1.2～1.5 mm，在磨除颈1/2的同时形成平齐龈的1 mm直角肩台，待以后修整肩台时再磨除至龈下0.5～1 mm。金瓷冠唇面切1/4的部分最后要形成舌向倾斜10°～15°角的斜坡，这样可以防止切缘部透明瓷较多而暴露遮色瓷的不足，并保证前伸时下前牙无殆干扰。预备完成后的唇面在切龈方向和近远中方向应略呈圆滑的凸形，有利于应力分散。④邻面的制备：用细金刚砂车针邻面制备时，车针应全程在制备牙内切削，保证车针与邻牙间在制备过程中始终保留有一层牙体组织，直至邻面制备完成后自动脱落，以确保邻牙不受损伤。在邻面制备时，应大致消除邻面倒凹，注意防止损伤龈乳头。分别从唇、舌侧扩展，使最终唇舌侧边缘交汇在接触区偏舌侧。两邻面至少应磨除1.2 mm的间隙，保留原有邻面外形，并向切端方向内聚2°～5°角。⑤舌面的制备：舌面解剖形态正常时，牙体预备原则上分成两步进行。舌隆突以下要磨除倒凹，预备面要与牙长轴平行，与就位道方向一致，并有2°～5°的切方聚合度，然后车针向唇侧移行与唇面肩台相交。唇面、邻面及舌隆突以下部位预备完成后，再磨去舌侧剩余的部分。设计为金属颈环时，舌侧留出的金属间隙为0.5～0.7 mm。舌面应根据咬合情况与对殆牙留出合适的间隙，如为金-瓷覆盖区则金-瓷罩面应留足1.3 mm，包括瓷的厚度1 mm及金属厚度0.3 mm。⑥颈缘的制备：为了美观要求，金瓷冠的唇侧颈缘一般都放在龈下0.5～0.8 mm处。为了防止预备时车针损伤牙龈，需要在进行边缘预备前排龈，然后再进行制备。唇面颈缘形成宽1 mm的直角肩台，若预备不足，会使颈部瓷层太薄，出现金属色或透明度降低，冠边缘的强度下降。舌侧、邻面的肩台宽度可比唇面者略小。⑦精修完成：各个面分别预备完成后，使各面相连续，然后按从粗到细的顺序用柱形石、倒锥石或粒度小的金刚砂车针将轴面角、边缘嵴处的线角磨圆钝，不得出现尖锐交界线和局部粗糙面。最后用细砂片或橡皮轮、橡皮尖低速将所有预备的牙面磨光滑。

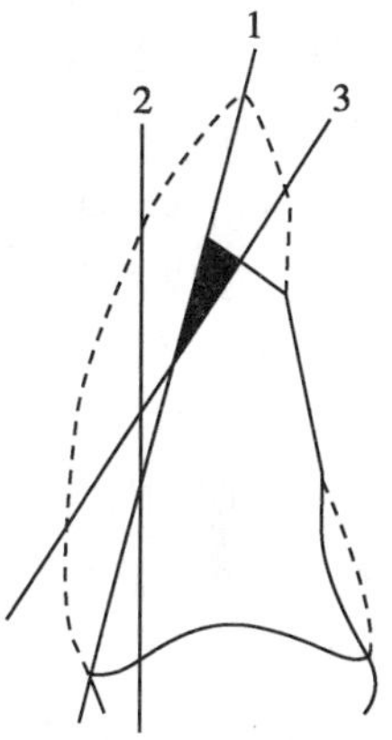

图8-18　PFM全冠牙体唇面三步法预备

（2）后牙金瓷冠的牙体预备：颊、舌面及邻面外形要求和磨除的牙体组织量与前牙基本相同。但咬合面应根据咬合需要预备，有瓷层覆盖应留出金-瓷罩面2 mm的间隙，如设计为金属咬合面则应有0.5～1 mm的间隙。活髓牙制备后的殆面外形应与天然牙相似。在殆面制备时，每一牙尖应做3条引导沟，以保证牙尖原有的形态。死髓牙只需磨成多个斜面。殆面磨除一定要注意形成功能尖斜面，最后再次检查殆面，特别是功能尖在正中殆、前伸殆、侧方殆均应有足够的修复空间。

3. 金瓷冠的印模制取和制作工艺

（1）排龈：①排龈的目的：取模时在预备体的边缘与牙龈间保持间隙，使印模材料进入其间而形成清晰、明确的边缘形态，减少代型修整时的错误，也为了减少龈沟内血流、龈沟液的分泌，保证印模的清晰准确。②排龈的方法：临床上一般采用不同粗细的排龈线，上面一般浸有明矾或者肾上腺素等化学药物，通过机械、化学的双重作用达到排龈的目的。③排龈应注意的问题：一是选择与龈沟相适应的排龈线，过粗、过细者均不易成功；二是将排龈线压入龈沟时注意动作要轻柔，施力的方向不要直接指向龈沟，防止撕伤上皮附着；三是排龈的时间不宜过长，一般5～10分钟即可，时间越长对牙龈的损害越大；并且对高血压、心脏病患者，使用的排龈线不宜含有肾上腺素。

（2）印模：最好选用弹性好、精度高的硅橡胶印模材料制取工作印模，用藻酸盐印模材料制取对𬌗牙印模。然后戴临时冠，以保护预备牙。

（3）工作模型和代型的制备：印模流水冲洗和消毒后，用超硬石膏灌注模型。干燥、脱模后进行模型修整，在工作模型上制备出可卸代型，以便于制作蜡型及上瓷。

（4）制作金属帽状冠：①制作金属基底冠蜡型：取厚度0.4 mm薄铸造蜡片，烤软后压贴在基牙上，使其与牙密贴，烫平接缝，再用热蜡刀取少量蜡，沿牙颈部滴蜡，使牙颈部的蜡与基牙密贴。修整边缘和形成金-瓷交界区。最后再根据设计的基底冠形态，对蜡型进行修整。②包埋、铸造：常规安插铸道和底座，用耐高温包埋料包埋蜡型，烘烤、焙烧铸型，以高频离心铸造机铸造、开圈后脱砂、分割、初喷砂和打磨，获得金属基底冠。③金属基底冠的表面处理：金属基底冠的表面处理按照合金厂商的要求进行，包括精细磨光、再次喷砂、超声波清洗和预氧化处理，使金属基底冠的表面形成一层适当厚度的氧化膜，使瓷与金属有良好的结合，在受咬切力时瓷不易从金属基底冠表面剥脱。

（5）瓷的烧结：先在金属基底冠上涂上薄层不透明瓷，一般不超过0.2 mm厚，在烤瓷炉内烧结，再分别堆塑牙本质瓷（体瓷）、颈瓷、切瓷、牙釉质瓷。最后染色、上釉，形成烤瓷熔附金属全冠。

（三）烤瓷熔附金属全冠美容修复要点

1. 烤瓷合金和瓷粉的要求　烤瓷合金分贵金属、贱金属、钛及钛合金。贵金属有金铂、金铂钯、金铂银、金钯银等，其优点是生物安全性优秀，不易被腐蚀，无毒性，与瓷结合力好，对烤瓷颜色的影响小，铸造精度高，铸件边缘与制备体有良好的密合，屈服强度与弹性模量合适等。缺点是硬度和强度低，烧结时容易变形有边缘卷起的可能，必须增加厚度，一般为0.3～0.5 mm，价格昂贵。贱金属主要是镍铬合金和钴铬合金。镍铬合金的优点是屈服强度与弹性模量高，底层冠只需0.3 mm厚，焙瓷时不致变形，价格便宜，与瓷结合强度好，缺点是熔点较高，铸造收缩大，易产生牙龈灰线和过敏现象。钴铬合金具有与镍铬合金基本相同的特点，但强度更高、硬度更大、耐腐蚀性能好，不足之处是金瓷结合力偏低，合金中的碳元素有可能使金瓷界面出现气泡。钛及钛合金生物性能优良，比重小、强度高，耐腐蚀性好，近年来越来越受重视。缺点是其金瓷结合力偏低，需要特殊的铸钛设备，机械加工的难度大。

（1）烤瓷合金与烤瓷粉均应具有良好生物安全性，符合生物医学材料的基本要求。

（2）两种材料应具有适当的机械强度和硬度，正常𬌗力和功能活动下不致变形和磨损。烤瓷合金本身应具备较高的弹性模量和硬度，有良好铸造性，在烤瓷烧结的温度范围内变形率应该极小。但如果烤瓷合金的弹性模量过高，瓷内部的应力无法释放容易产生裂纹。过高的硬度也为临床操作中的调磨、修改及拆除增加了困难。

（3）在高温熔附时烤瓷合金必须能够在表面形成适当厚度的氧化膜，以便与瓷形成化学结合。而化学结合在三种结合力（化学结合、机械结合、范德华力结合）中是最大的。

（4）烤瓷合金与烤瓷粉的热膨胀系数应严格控制，两者之间的匹配是关系到 PFM 修复体能否成功的关键之一。因两者热膨胀系数的差异可导致金瓷界面的应力集中，会出现瓷裂、瓷崩的现象。如瓷热膨胀系数与烤瓷合金热膨胀系数相等，此时两者以相同速度冷却收缩，它们之间没有尺寸变化差别，互不施加应力，瓷裂和变形均不发生，但由于烤瓷合金和瓷粉是金属与非金属两类性质差异较大的物质，两者热膨胀系数相等的情况很难出现。如烤瓷热膨胀系数大于烤瓷合金热膨胀系数，此时瓷在冷却过程中，瓷层收缩长度大于金属，瓷层将受到金属的张应力，因瓷是脆性材料，抗张强度很小（40～90 MPa），如金属给予的张应力超过瓷层的抗张强度极限时，瓷层就发生断裂。烤瓷合金热膨胀系数应与烤瓷相匹配，根据文献报道两者差值在 $1\times10^{-6}/℃$ 时最好。

（5）烤瓷合金的熔点应显著大于烤瓷粉的熔点。合金的熔点必须高于瓷粉的熔点至少 170～280℃，以保证在堆瓷烧结、上釉过程中不致引起金属基底熔融、蠕变、挠曲。

（6）烤瓷粉颜色应具有可匹配性，且色泽长期稳定不变。

（7）金属基底冠的厚度不能太薄，以便帮助瓷层承受咬合力，防止受力时发生碎裂。金属基底层越薄，受力时越易变形，从而造成 PFM 全冠颈部不密合，同时还会降低金-瓷界面的热稳定性，在冷却时容易发生瓷裂。

2. 涂瓷和烧结　金瓷冠的瓷层是一个多层次的结构，不透明瓷又称遮色瓷，可部分遮盖金属基底冠的颜色。牙本质瓷又称体瓷，是牙冠颜色的主体；颈瓷再现颈部的颜色和层次；而切瓷的半透明性赋予牙齿个性；釉质瓷覆盖于体瓷上，并依靠体瓷提供支撑。透明瓷只有需要时才在牙冠表面涂塑薄层。体瓷不能过于干燥，否则气泡不易排出；不宜一次涂瓷过多，最好分层涂布，以免气泡在瓷内不易排出；涂瓷时，振动不能过大，以免影响颗粒的排列，使颜色改变；涂瓷时不能在高温环境下进行，否则凝聚不佳；应使用高质量的弹性貂毛毛笔涂瓷，始终保持笔尖的形状，而且具有笔锋；瓷的形态不宜过大，否则修整外形磨改时，将会磨去过多的瓷面，使其浑浊不清；不能在污染空气中操作，要求四周环境要清洁、卫生，使用的器具、桌面等要干净。

第一次堆瓷烧结后，修复体有时会有一些缺陷（如裂隙）需要修补。在补瓷之前，要初步调磨外形，磨除多余的部分并调𬌗，然后进行超声波清洗。在需要补瓷的地方按上述方法堆塑牙本质瓷、釉瓷或透明瓷，再次烧结。一般来说，第二次烧结的温度要比前一次低 10℃。经过一次加瓷烧结，一般即可满足对修复体的形态要求。

3. 染色和上釉　根据邻牙唇面的解剖特征用金刚砂等磨具进行外形特征修整，如发育沟、沟嵴条纹的形成等。在上釉前，整个瓷面应该用同一种磨具进行轻轻打磨，使瓷面的粗糙度一致。再用烤瓷特殊颜料按照比色要求在冠的唇面染色，或加上局部特征性染色。然后再均匀地涂布一薄层透明的釉液，干燥后再次放在烘烤盘上进行上釉，待缓慢冷却至室温后送至临床试戴。

（1）表面染色（外染色）：表面染色是临床最常用的染色方法，是将颜料瓷粉与调和液调和后，直接涂在已烧结的牙本质瓷或牙釉质瓷表面。进行染色之前，要磨去瓷的表面，否则难以上色均匀，然后用超声水浴或热压蒸汽进行清洗。这种方法比较简单，在烧结前即可看到修改后的颜色，不满意的话可以换另一种颜色调试。但表面染色后金瓷冠缺乏立体感，呈现出一种与天然牙质感不同的色调，还可能出现同色异谱现象。另外，表面染色只能降低明度，提高彩度，也就是说使修复体的红变得深一些，而不能使之变浅。表面染色可以模拟牙体表面的脱钙斑、烟斑、色素斑、裂纹等。

（2）插入染色（内染色）：仅靠各种色号的瓷粉往往不能满足所有患者对颜色的要求，尤其是要模仿裂纹、色斑等局部颜色变化的地方，需对这些牙进行染色处理。插入染色法就是将颜料或颜料与瓷粉按一定比例调和后堆涂在某瓷层的内部，主要是插入牙本质层，外面再覆盖其他瓷层，染色的效果更接近真牙，但这种方法技术难度大，对染色材料要求高，要烧结后才能看出效果，一旦结果不合要求，就必须重做。插入染色可以模拟不透明牙本质、透明牙本质、发育结节、牙本质染色斑、裂纹线、水平向色带、龋齿、磨耗牙等特殊结构，且效果极佳。

（3）上釉：上釉是金瓷冠制作的最后一步，利用薄层的透明瓷表面的玻璃化，获得自身釉；也可以涂刷薄层低溶釉粉，使之玻璃化，完成上釉程序。其目的是使瓷的表面光滑、透明，颜色近似天然牙。如瓷面经过磨改修整，表面粗糙有微孔，可通过上釉改变此种状态。

4. 选色　作为美容牙科医生，不仅要从美学角度认识牙齿的形态，还要具备相关色彩学知识，提高色彩感觉能力，并能将其运用于临床实践，才能为患者提供高质量的修复体。利用比色板或电脑比色仪进行比色，并且将各种色彩的信息准确而全面地传递给烤瓷技师，烤瓷技师才能够制作出色彩令人满意的修复体，达到以假乱真的程度。选色不准确会导致金瓷冠修复失败甚至导致临床纠纷的产生。因此可以说，选色是金瓷冠准确制作的基础。

（1）牙齿的颜色：牙色受牙体本身特性的影响，差别较大。人种、性别、肤色以及年龄不同，牙色不尽相同；而相同的个体，牙位不同以及增龄性变化，亦造成颜色不同；同一个牙上的不同部位颜色也不同。

1）切 1/3：天然牙切 1/3 是天然牙颜色变化的代表，是经常暴露在外的部分，对颜色有重要的影响，切 1/3 透明度变化大，赋予了天然牙的个性特征。

2）中 1/3：天然牙中 1/3 是连接切 1/3 和颈 1/3 的过渡色带区，颜色相对稳定，色彩最具代表性。

3）颈 1/3：天然牙颈 1/3 牙釉质薄，牙本质通透率高，饱和度大。

（2）天然牙颜色的增龄性变化：主要表现在色相和饱和度增加，明度降低，50 岁后明显呈现黄色或黄棕色。切缘进行性磨损，各种色素侵入牙本质内也导致颜色的变化。

（3）人工牙比色和选色：美容修复要求用牙色的材料，通过修复的手段来恢复缺损或缺失牙的形态、颜色、功能，需要选色与比色来确定与同名牙及天然牙基本一致的颜色（详见本书美容牙科的色彩学原理的相关内容）。

二、全瓷冠修复技术

全瓷冠是全部用瓷粉经过高温烧结而成的全冠修复体。由于全瓷冠没有金属基底遮挡光线，所以它可以逼真地再现天然牙的颜色和半透明特性，是美观效果最好的修复体。它具有色泽稳定自然、热传导低、不导电、耐磨损、生物相容性好等特点，是一种比较理想的修复体。缺点是脆性大，容易破裂，限制全瓷冠的应用。但随着陶瓷材料性能的改进及义齿加工工艺的发展，其适应证也由过去单纯制作嵌体、贴面过渡到全冠、固定桥。

（一）全瓷冠的种类

按全瓷冠的材料及制作工艺，将其分为铸造玻璃全瓷冠、玻璃渗透全瓷冠、热压铸全瓷冠、氧化锆增韧全瓷冠、CAD/CAM 全瓷冠等。

（二）适应证与禁忌证

1. 适应证　全瓷冠抗冲击强度低，受力后容易破碎，加之瓷的透明度大，故尤其适用于前牙修复。

（1）前牙切角、切缘缺损，不宜用充填治疗或金属冠、金瓷冠修复者，对金属过敏者。

（2）牙冠大面积缺损充填治疗后需要美观修复者。

（3）变色牙，如死髓牙、氟牙症、四环素染色牙的美容性修复。

（4）因发育畸形或发育不良影响美观的前牙。

（5）前牙错位、扭转而不宜做正畸治疗者。

（6）美观要求高，且能保证口腔卫生及注意保护全瓷冠者。

（7）部分全瓷材料仅适用于前牙冠，高强度全瓷材料可用于后牙冠。

2. 禁忌证

（1）乳牙以及发育未完成的青少年活髓牙。

（2）患者𬌗力过大或因职业关系而易造成前牙牙折者。

（3）深覆𬌗、咬合紧或夜磨牙患者。

（4）牙体缺损严重，牙冠过短、过小，无法取得足够的固位或抗力者。

（5）预备牙有金属桩核时不能使用透明度高的全瓷材料。

（6）预备牙缺损大导致全瓷修复体局部厚度将大于 2 mm 时禁止直接使用，必须先用非金属桩核或其他方法恢复后方可进行。

（7）因心理、生理、神经精神疾病不能承受或不能配合治疗者。

（8）透明度高而强度低的全瓷材料不能用于后牙冠，透明度不高的高强度全瓷材料不能用于前牙冠。

（三）牙体预备

全瓷冠牙体预备的标准、要求和预备方法与金瓷冠类似。应该按照全冠修复牙体预备的一般要求进行，如去净龋坏组织，各轴面光滑无倒凹，有一定锥度，冠的最大周径降至颈缘，在各个颌位都应磨出足够的修复间隙等。但全瓷冠在磨除量和边缘类型上有其特殊之处。其操作步骤和要求如下：

1. 唇（颊）面预备　以柱形金刚砂车针在前牙唇面切 2/3（或切 1/2）制备 2～3 条深 1.2～1.5 mm 的纵形深度指示沟，按指示沟的深度磨除沟间的牙体组织并向近远中扩展，然后在唇面龈 1/3（或龈 1/2）处以同样的方法磨除 1.0～1.5 mm 厚度。要求切端部分磨除时应与预备牙解剖形态一致，龈端部分与牙体长轴一致并决定全瓷冠的就位道。后牙颊面的预备方法基本同金属烤瓷冠。最终在唇（颊）面预备出 1.2～1.5 mm 的间隙（图 8-19）。

2. 邻面预备　以金刚砂片或细金刚砂车针分别从唇（颊）侧、舌侧扩展原有的边缘，最终使唇舌侧边缘交汇，光滑连续。磨除时车针与邻牙间始终保留有预备牙的一薄层釉质，在不接触邻牙的情况下通过接触区，确保不伤及邻牙。随着车针的通过，这层釉质保护层会自行脱落，使邻面接触完全分离，并消除邻面倒凹。两邻面轴壁相互平行或向切（𬌗）方聚合 2°～5°角。上前牙邻面片切的厚度约为 1.9～2.3 mm，下前牙邻面片切的厚度约为 1.7～

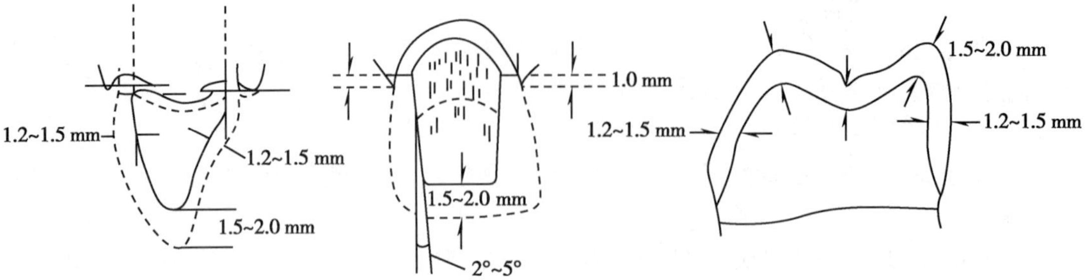

图 8-19　全瓷冠的牙体预备

1.9 mm。

3. 舌面预备　用火焰状金刚砂车针按照舌面解剖外形均匀磨除 1.2～1.5 mm 的间隙，去除舌隆突至龈缘的倒凹。后牙舌面预备与颊面预备相似。

4. 切缘(𬌗面)预备　先用柱状粗粒度金刚砂车针在切端制备 2～3 条深 1.5～2 mm 的深度指示沟，按指示沟的深度磨除沟间的牙体组织并向近远中扩展。上前牙切缘预备后形成向舌侧倾斜 45°角的切斜面，下前牙切缘预备后形成向唇侧倾斜 45°角的切斜面。后牙𬌗面的预备与金属烤瓷冠相似。要求切缘(𬌗面)预备出 1.5～2 mm 的间隙，以保证全瓷冠切缘(𬌗面)的强度和美观。

5. 肩台预备　用平头锥形金刚砂车针或末端有 90°肩台的专用车针，在唇、邻、舌面的颈缘制备宽度为 1 mm 的直角肩台，各部连续一致，表面平整(图 8-20)。唇(颊)侧边缘一般在龈下 0.5～1 mm，其他侧平齐龈缘或在龈缘以上。

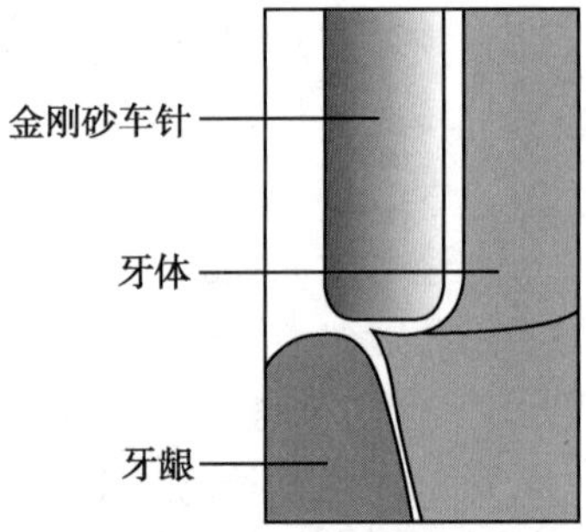

图 8-20　颈部肩台预备

6. 精修完成　检查各个面是否符合要求，预备完成的牙体表面应无任何倒凹和棱角，牙体外形光滑圆钝，以防止全瓷冠因应力集中而折裂。未达要求时应加以修改，最后用橡皮杯、盘状磨光砂片将各个面磨成圆钝光滑面。

(四) 全瓷冠的制作

根据材料和加工工艺的不同，制作的全瓷冠主要包括铝瓷全瓷冠、铸造玻璃全瓷冠、玻璃渗透全瓷冠、热压铸全瓷冠、氧化锆增韧全瓷冠、CAD/CAM 全瓷冠等。其中，铝瓷全瓷冠制作时需用一层铂金箔，工艺繁琐，价格贵，不易推广，且烧结收缩较大，抗折强度不理想，现已基本不用。

1. 铸造玻璃全瓷冠　铸造玻璃陶瓷是用常规的失蜡铸造工艺成型的陶瓷，它是经铸造工艺使玻璃态成形，之后经热处理产生结晶相而瓷化的玻璃陶瓷材料。铸造玻璃全瓷冠具有许多优点，其物理机械性能、热导率、半透明性、折光率和硬度接近于牙釉质，上色后可达到与天然牙一致的美学效果，强度高于一般烤瓷，收缩性小，边缘密合，对于对𬌗牙的磨损比普通烤瓷修复体少。但铸造玻璃全瓷冠制作费时，工艺复杂，受操作技术的影响很大，而且强度仍然欠佳，这些致命的缺点使它目前在临床上已经极少应用。其技工室制作过程如下：

(1) 制备人造石可卸代型。

(2) 在石膏代型上制作蜡型。

（3）玻璃的铸造成型。

（4）置入结晶炉内进行结晶化热处理使之瓷化形成玻璃陶瓷修复体。

（5）在模型上试戴。

（6）着色和上釉。

2. 玻璃渗透全瓷冠　目前应用于临床的玻璃渗透全瓷冠分别是以氧化铝、氧化锆或尖晶石为核心的渗透陶瓷，抗弯强度高，可达 370～600 MPa，耐磨性类似牙釉质，烧结收缩小，边缘适合性好，与饰面瓷结合强度高。缺点为核不透明，加工需特殊设备，费用高，制作时间长等。其技工室制作过程如下：

（1）翻制专用石膏耐火代型。

（2）粉浆堆塑、烤瓷炉内烧结形成核冠。

（3）将核冠浸渗玻璃、烧结。

（4）去除多余玻璃料。

（5）用饰面烤瓷材料进行涂塑烤瓷、烧结。

（6）修形、试戴、上釉。

3. 热压铸全瓷冠　热压铸全瓷冠是用失蜡-熔瓷铸造-烤瓷技术完成的全瓷冠，其热压铸的过程类似于铸造玻璃陶瓷的铸造过程。该技术是 1986 年由 Wohlwend 提出，采用增强的白榴石陶瓷制作的全瓷冠，和铸造玻璃全瓷冠相比性能有较大改进，如收缩率降低、边缘适合性好、韧性和挠曲强度提高等。其技工室制作过程如下：

（1）制作可卸代型。

（2）在可卸代型上制作蜡型。

（3）根据比色结果选择合适瓷块置于专用铸瓷炉内铸造。

（4）在代型上试戴。

（5）涂塑饰面瓷、烧结。

（6）修形、试戴、上釉。

4. CAD/CAM 全瓷冠　计算机辅助设计与计算机辅助制作简称 CAD/CAM，是从 20 世纪 80 年代开始引入口腔修复领域并成功进行临床应用的。该技术是将光电子、计算机信息处理及自动控制机械加工技术用于制作嵌体、全冠等修复体的一门修复工艺。由于 CAD/CAM 简化了繁杂的加工步骤，减少了就诊次数和修复时间（最短可在 30 分钟内），可制作高精密度的全瓷嵌体、贴面、全冠和固定桥，深受牙科医生和患者的欢迎。CAD/CAM 全瓷冠制作步骤如下：

（1）对患牙进行全瓷冠常规牙体预备，清洁干燥后预备体表面用反光材料加以处理，以获得清晰的图像。

（2）以激光摄像扫描仪扫描口内预备体或预备体的代型，采集光学印模，再经过光电数字转换传入计算机并在显示屏上形成三维图像，建立数字化模型。

（3）在计算机显示屏上确认边缘、标记边缘，直观地进行操作、修改和调整，完成计算机辅助设计。

（4）将颜色匹配的可切削玻璃陶瓷块置入与计算机相连的精密数控机床，机床会按照计算机设计的修复体尺寸自动完成加工工序。

（5）将加工好的修复体从机床上取下，口内试戴、调整后着色、上釉、烧结，最后用合适的粘结剂粘固完成。

5. 氧化锆增韧全瓷冠　氧化锆增韧陶瓷具有韧性好，强度和硬度高，可与牙科用高强度合金媲美，耐化学腐蚀性良好、生物相容性好等优点，在一定程度上摆脱大多数全瓷材料因脆性较大在临床应用上受到的限制，已成为全瓷修复材料的首选，可结合牙科 CAD/CAM 系统制作 6 单位前牙桥和 4～5 单位后牙桥。当然，氧化锆增韧全瓷冠同样也存在一些不足，如需要整套专用设备和专用瓷块、加工成本高导致价格昂贵；硬度高往往使对殆天然牙过度磨耗等。虽然氧化锆增韧全瓷冠临床应用时间相对较短，长期效果有待进一步观察，但从目前的情况来看，氧化锆增韧全瓷冠制作工序较金属烤瓷冠简单省时，抗折强度令人满意，但过高的成本限制了其应用。

（五）全瓷冠美容修复要点

1. 因为全瓷冠的脆性，其设计必须符合生物力学原则，否则全瓷冠易脆裂，造成修复失败。全瓷冠一般用于前牙，或承受咬合力不大的前磨牙或磨牙。尽管目前有很多高强度全瓷材料被广泛使用，但它们仍有着严格的适应证，要特别注意前后牙使用的区别及适用条件，尤其是用于固定桥修复时。

2. 为满足强度要求，全瓷冠的牙体预备时邻面、舌侧边缘切割牙体组织比金瓷冠相对较多，深度可达牙本质层，活髓牙应先做局部浸润麻醉，以减少患者的痛苦。

3. 下切牙区的牙冠较小，活髓牙使用全瓷冠修复应慎重，因其易伤及牙髓，且不易获得良好的边缘密合性。全瓷冠牙颈部的磨除量大于金瓷冠，不适用于颈部缩窄细小或临床牙冠过长的牙齿。

4. 采用间歇磨切手法，随时用冷水喷雾降温以保护牙髓，禁止在无水冷却情况下高速、连续磨切牙体组织，特别是在牙颈部及髓角高的部位预备时，应仔细操作。

5. 精修完成后的牙体表面应光滑圆钝，不允许轴壁上有任何尖锐棱角，以防全瓷冠受应力而折裂。

6. 用全瓷冠修复错位牙、扭转牙和间隙牙时，最好预先做根管治疗，以保证磨除量，满足强度和美观的要求，获得良好的颈缘密合性。如果畸形严重，应采用矫正措施或其他修复方法。

7. 牙体预备完成印模后，应在牙体表面涂布牙髓保护剂，并及时制作临时冠，暂时粘固以保护牙髓。

8. 全瓷冠的形态应与邻牙协调对称，根据患者年龄、性别的不同，应具有个性特征。其色泽自然，层次感强，半透明度与天然牙相似，可重现与天然牙接近的颜色效果，达到以假乱真、以假仿真的形态美。

第六节　桩核冠修复技术

桩核系统应用于修复牙髓治疗后的牙齿有超过 250 年的历史，早在 18 世纪人们就开始用木制桩钉来修复无髓牙根。20 世纪出现了铸造金属桩核和金属桩复合银汞核，20 世纪 70 年代预成金属桩复合树脂核技术得以发展，20 世纪 80 年代中期纤维增强型复合树脂和陶瓷桩也开始应用于桩核系统。目前桩核已成为一种比较成熟的牙体修复技术，临床上在桩核上制作全冠形成桩核冠，广泛应用于修复牙体严重缺损无法充填治疗并已行完善根管治疗的牙齿，其操作简便，固位与美观效果良好，是一种理想的修复体。随着牙科技术和口腔材料学的发展，桩核冠的使用范围也越来越广，不仅能修复前牙区无髓牙的缺损，而且也能解决后牙区用传统桩冠不能修复的缺损。

一、桩核冠的组成

按照功能的不同可以把桩核冠分为三个组成部分：

1. 桩　插入根管内的部分，利用摩擦力和粘结力与根管内壁之间获得固位，是整个桩核冠固位的基础。

2. 核　固定于桩之上，与牙冠剩余的牙体硬组织一起形成最终的全冠预备体，为最终的全冠提供固位。

3. 全冠　位于核与剩余牙体组织形成的预备体之上，恢复牙齿的形态和功能。详见本章第五节全冠美容修复技术的相关内容。

二、桩核的类型与特点

目前临床上使用的桩核种类较多，根据形态、制作方式、组成和材料的不同可有多种分类。根据材料的不同，桩可分为预成金属桩、铸造金属桩、碳纤维桩、玻璃纤维桩、石英纤维桩、瓷桩等；核是在桩的头部用银汞合金、复合树脂、玻璃离子、树脂增强型玻璃离子等充填材料复合而成(图 8-21)，或是与桩整体铸造而成(图 8-22)。与银汞合金复合的预成桩主要为金属预成桩，包括不锈钢预成桩和钛预成桩，常用于后牙。铸造金属桩核所用材料包括钛合金、金合金、银钯合金、钴铬合金、铜合金等，在前后牙均可使用。它的优点之一是由同种材料铸造而成，从而在桩与核间提供了最好的连接，另一优点是对于喇叭口或不规则形根管，使用铸造桩核比预成桩更密合。金属桩核为牙根和覆盖其上的冠修复体提供了最适宜的强度和支持，但从美学角度考虑，它能导致根的变色及后续的牙龈变色，以及透过全瓷修复体的金属光泽都是明显的缺陷。此外金属桩的弹性模量远大于牙本质，这个差别可在根-粘固剂-桩界面产生过大的应力，可能造成桩的分离和根折。桩核材料的机械性能会直接影响在根颈 1/3 产生的应力，而传统的铸造桩核修复产生的应力远超预成桩复合树脂桩核，因

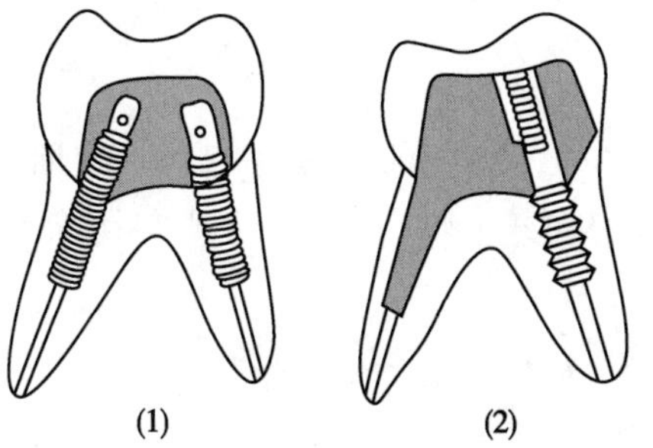

图 8-21　磨牙成品桩的设计与结构
(1) 成品桩复合树脂或银汞桩核；
(2) 成品桩复合铸造桩核

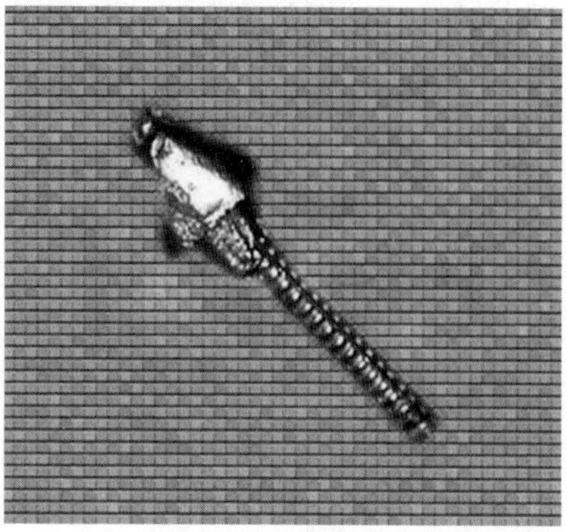

图 8-22　铸造桩核

此结构不佳缺乏足够抗力的牙根应避免传统的铸造桩核修复。

复合树脂是目前大多数牙科医生可供选择制作核的材料，在前后牙区都可使用。随着粘结技术和材料的发展，复合树脂已能达到修复根管治疗后牙齿的强度要求。此外，复合树脂能满足美学要求，特别是对前牙区的美观考虑。许多研究表明复合树脂强度与银汞合金相当，对牙本质有粘结能力，在硬度与断裂韧度方面与牙体组织相似。目前复合树脂粘结剂和核材料在临床上已显示其光明的前景，特别是修复缺乏抵抗力的牙根，但它也存在一些明显不足，包括聚合收缩、吸水性、较高的热膨胀等。

碳纤维桩于 1990 年由 Duret 等首次介绍，它可靠的性能如生物相容性、抗腐蚀性等使其在许多临床情况下成为传统金属桩的潜在替换者，但它的强度比金属桩低，故常用于前牙区，而且碳纤维桩的使用会限制患者的美学期望，它的暗色可对位于其上的龈组织和修复体的色调带来不利影响。

1993 年出现了加入部分稳定剂氧化钇的氧化锆陶瓷桩，它具有美观、阻射、生物相容性好、强度高等优点，但其弹性模量也远大于牙本质，易导致在牙根部应力集中发生根折，目前仅限于在𬌗力较小的前牙区应用。近年来随着桩核领域的研究着重于发展生物相容性好、更满足功能及美学要求的桩，就出现了树脂增强型玻璃纤维桩的诞生。它有许多临床优点，主要的优点是弹性模量更接近于牙本质，此相似性可使桩随牙齿受力后的轻微挠曲而挠曲，起到相当于一个缓冲器的作用，只将一小部分作用于牙齿上的应力传导到牙本质壁上，从而有利于避免根折的发生，同时它具有接近普通牙齿的色泽和高透明性，美学性能良好。而且玻璃纤维桩损坏以后容易取出再修复，而金属桩和瓷桩系统损坏后再修复是非常困难的。

理想的桩核系统应在提供足够固位的同时，满足剩余牙体组织的生物力学要求，把对剩余牙体组织的破坏风险降到最低。它们应使用方便，具备良好的生物安全性、生物相容性；合适的强度；与牙本质的弹性模量相同或接近；固位良好；美观、耐腐蚀不变色；不影响医学影像诊断等。但到目前为止，还没有一种桩核能够满足所有的要求，有待进行更深入的研究。

三、桩核冠的适应证与禁忌证

桩核冠修复的前提是患牙必须经过完善的根管治疗，根尖周无炎症或炎症已完全控制，无骨质吸收或骨质吸收不超过根长的 1/3，且骨吸收已稳定者。在临床中进行桩核冠修复的时机一般在根管治疗后 1～2 周。

（一）适应证

1. 牙冠大部缺损无法充填治疗或做全冠修复固位不良者。

2. 牙冠缺损至龈下，牙周健康，牙根有足够的长度，经龈切除术后能暴露出缺损面者。

3. 前牙横形冠折，断面在牙槽嵴以上者，或斜折到牙槽嵴以下，行牙槽突切除术，残根尚有足够的长度和牙槽骨支持者。

4. 前牙错位牙、扭转牙没有条件做正畸治疗者。

5. 牙冠短小的变色牙、畸形牙不能直接做全冠修复者。

6. 做固定义齿的固位体的残冠、残根。

（二）禁忌证

1. 有明显根尖周感染和临床症状者，根管感染未能有效控制，瘘管口未闭，且有分泌物者。

2. 严重的根尖吸收，牙槽骨吸收超过根长的 1/3 以上，根管弯曲而且细小，无法取得冠桩足够的长度和直径者。

3. 根管壁已有侧穿，且伴有根、骨吸收和根管内感染者。

4. 牙槽骨以下的斜形根折，伴断牙牙根松动者。

5. 原有桩核冠发生冠桩折断，断桩无法取出，或虽取出但根管壁过薄，抗力形、固位形差者。

6. 深覆𬌗、咬合紧，牙根长度不足，无法获得足够的固位形、抗力形者。

四、桩核冠的固位和抗力

桩核冠的固位和抗力主要与桩的长度、直径、形态与表面结构、材料及桩核冠的箍结构等有关。

（一）桩的长度

桩的长度是影响桩核冠固位的主要因素。在其他条件相同时，桩越长，其固位越好，增加桩的长度还能减小牙本质应力集中的峰值，但若桩过于接近根尖部，容易因桩末端周围根管壁薄而出现根折。一般认为桩的长度应为根长的 2/3～3/4，至少不能短于冠长（图 8-23），保证根桩处于牙槽骨内的长度大于牙根在牙槽骨内长度的 1/2（图 8-24），同时保证根尖保留 4 mm 以上的封闭材料（图 8-25）。

（二）桩的直径

桩的直径大者，可增加粘结固位力和自身强度，但其直径受根径的限制而不能过大，否则磨除过多根管壁，受力后容易发生根折。从力学角度考虑，理想的根桩直径应为根径的 1/3（图 8-26）。在临床上，应结合 X 线牙片根据患牙的具体情况来确定合适的桩直径。

（三）桩的形态与表面结构

有学者比较各种预成桩的固位力，结果表明桩的固位力依次为柱形螺旋桩、柱形锯齿桩、柱形光滑桩，最差的是锥形光滑桩，它虽能均匀传递𬌗力，降低应力大小，但其光滑的表面降低了固位力。

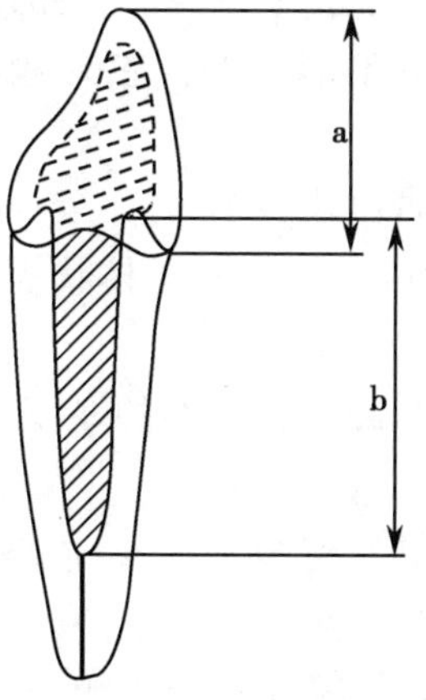

图 8-23　桩长 b 大于冠长 a

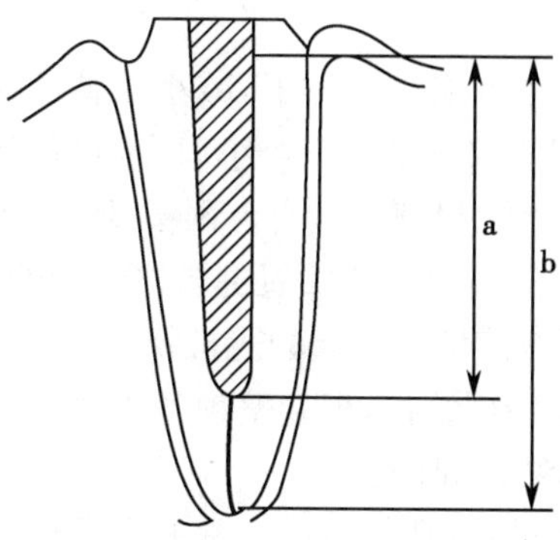

图 8-24　桩在骨内长度 a 大于根在骨内长度 b 的 1/2

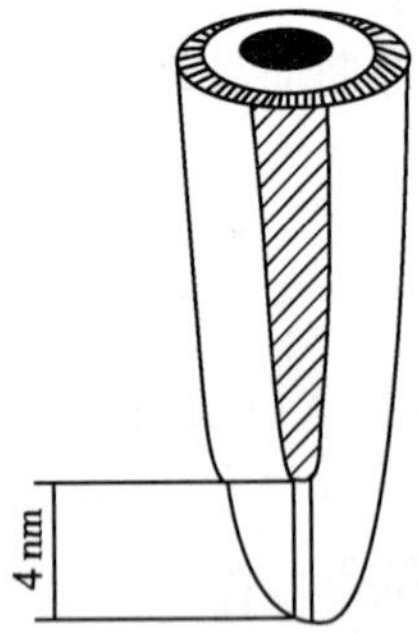

图 8-25　根尖 4mm 封闭区

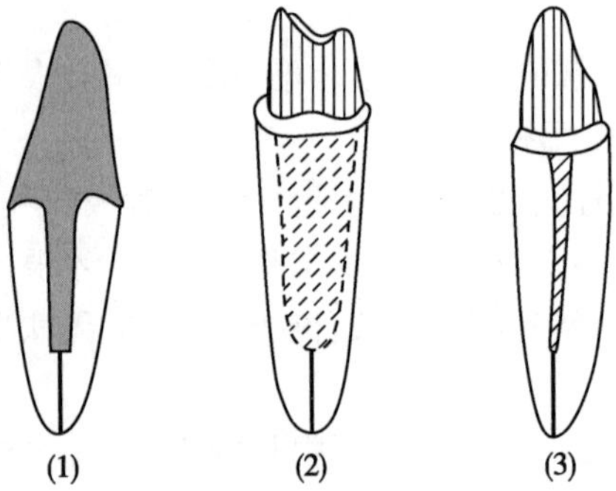

图 8-26　桩直径为根径的 1/3

(1) 正确；(2) 桩过粗，根管壁过薄；(3) 桩过细

（四）桩的材料

桩的材料决定了桩本身的抗折能力，同时也与根折存在着明确的关系。桩材料的弹性模量如与牙本质相同或接近，可将所受力量沿桩和根管的长轴均匀分布，不容易发生根折，反之如桩材料的弹性模量远大于牙本质，就容易发生根折。

（五）桩核冠的箍结构

桩核冠的箍结构是指人造冠包绕的健康牙本质及其相对应的人造冠边缘（图 8-27）。对于破坏严重、剩余牙体组织少且已做根管治疗的牙，通常采用铸造金属桩核和全冠修复，冠边缘应尽量形成 1.5～2 mm 的箍结构，但临床中对于大部分牙冠组织缺损的病例，要得到足够的箍结构是很困难的。

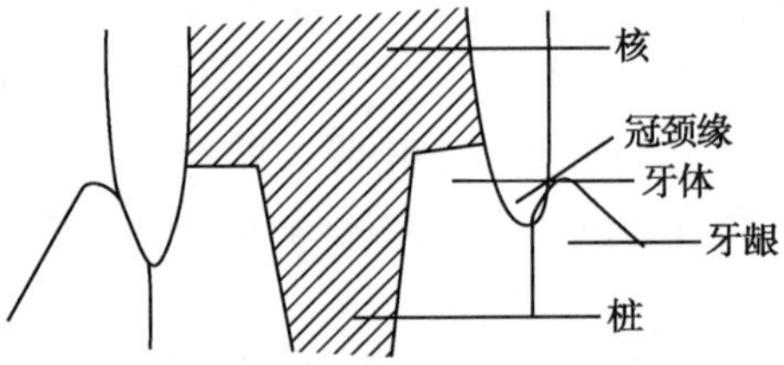

图 8-27　冠边缘的箍结构

五、增强桩核冠固位的方法

在患者𬌗力大、咬合紧、牙根短，或可利用的根管长度不够，根径小，根管口呈喇叭状等情况下，桩核冠固位力可能不足，可采取下列方法增强固位：

1. 在保证不破坏牙胶封闭作用的前提下尽可能利用根管的长度，冠桩向根部延长。

2. 尽可能多保存残留牙冠组织，以增加冠桩的长度，但不能影响人工牙冠的结构和美观。

3. 根管预备成椭圆形，减小根管壁的锥度，防止形成喇叭口状。

4. 根管口预备出一个小肩台，冠桩形成一个固位盘，对成品冠桩及圆柱状冠桩的稳定有重要作用。根颈部做肩台预备，增加全冠的稳定性。

5. 用铸造冠桩增加冠桩与根管壁的密合度，增加摩擦力，减小粘固剂的厚度，预防因粘固剂断裂或溶解所引起的冠桩松动。

6. 使用螺纹钉，根管壁预备成阴性螺纹，以专用器械将螺纹钉缓缓旋入，依靠嵌入牙本质的螺纹结构固位。

7. 条件许可时，争取正常的冠根比例，如磨改伸长的邻牙，减轻咬合接触，避免创伤𬌗和紧咬合。

8. 如相邻牙也做桩核冠，可做成桩核冠联冠。

9. 根管壁在粘固前进行酸蚀处理，冠桩做喷砂处理，选用树脂粘结剂增加其粘结力。

六、桩核冠的制作

以目前最常用的铸造桩核金瓷冠为例说明桩核冠的制作步骤：

（一）牙体预备

在患牙预备之前，必须拍摄 X 线牙片，了解牙根长度、外形、直径和方向，根管的形态、粗细、根管充填情况及根尖周和牙槽骨状况，结合口腔检查，排除禁忌证，确定桩核冠修复设计后再作患牙预备。

1. 剩余牙体组织的预备　首先去除残冠或残根上的薄壁、原充填物和龋坏组织等，然后按选择的最终全冠修复体的预备要求和方法进行牙体预备。尽量保存剩余的牙体组织，全冠的边缘应位于缺损断面的龈方 1.5～2 mm，保留箍结构的牙本质高度。

2. 根管预备　操作应仔细，防止根管侧穿，根管预备的长度应达到根长的 2/3～3/4，至少应超过根长的 1/2。根管预备的直径为牙根横截面直径的 1/3，应不小于 1 mm。预备时可用圆钻由根管口追踪根充材料，缓缓推进，并随时校正钻入方向直达预定深度（图 8-28），更换大号金刚砂车针扩大根管腔，形成预定形态，并去除根管壁倒凹。最后将根管腔修平滑，再次修整冠部剩余牙体组织，去除薄壁、无基釉等。

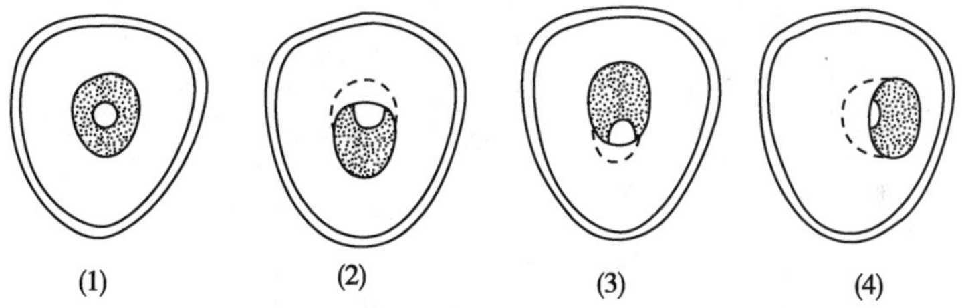

图 8-28　根管预备时钻头前进方向的判断

（1）根管预备方向正确；（2）方向偏舌侧；（3）方向偏唇侧；（4）方向偏近中或远中

（二）桩核的印模和蜡型的制作

牙体预备完成以后，便可选用不同方法制作蜡型。直接在口内制作桩核蜡型的方法叫直接法，取印模后再在模型上制作蜡型的方法叫间接法。不论是在口内直接制作还是取印模后再在模型上制作蜡型，常规方法是相似的。首先在根管内及根面上涂一层液状石蜡，用气枪吹薄，选择合适直径的嵌体蜡条在酒精灯上烤软后插入根管内，并尽量充满根管腔。用一粗细适度的金属丝（如回形针）烤热后插入蜡的中央直达预备根管的最底部，冷却后将金属丝连同蜡型一起拔出。确认蜡型完整后重新放回根管内，在根面上加蜡，按照选择的最终全冠修复体牙体制备的要求堆塑出核的蜡型。冷却后放入水中保存，送技工室。

特别要指出的是，因为后牙的根管数目及根管方向不同于前牙，其桩核蜡型的制作也不同于前牙和单根管牙。通常将与髓腔内壁方向较为一致（或较粗大）的根管作为主根管，其他根管作为副根管。若各根管不平行，可将桩核分别制作后粘固，然后再常规制作全冠。

（三）铸造桩核

完成的桩核蜡型常规安插铸道，包埋、铸造。

（四）试戴、粘固桩核

在患者口内试戴桩核，检查桩的固位及唇、舌面与颈缘的密合情况。金属核的长度应比邻牙切缘短 1.5 mm，与两邻牙之间应有一定间隙，以容纳金瓷冠的厚度。调改、选色后粘固桩核。

（五）制作金属底层冠

常规取印模、灌模，在桩核上制作金属底层冠。

（六）涂瓷、烧结

方法同金属烤瓷全冠。

（七）试戴

体层瓷烧结好后，在患者口内试戴，修整牙冠唇面外形，使之与同名牙协调。调改咬合，并检查邻接区触点。若触点过紧应加以磨改，且应预留出上釉的釉瓷厚度。

（八）上釉

方法同金属烤瓷全冠。

（九）粘固

上釉之后戴入金属烤瓷全冠，再作少许修整及调𬌗，最后粘固。

（陈　翼）

9 第九章 牙列缺损的美容修复

牙列缺损是一种常见的缺损畸形，是指在上下颌牙列内的不同部位有不同数目的牙齿缺失，牙列内同时有不同数目的天然牙存在。

牙列缺损的形式多种多样，前牙缺失直接对美观及发音有较大影响；多个前牙缺失使唇颊部软组织失去支撑而凹陷，严重影响面部的容貌美观，并给部分患者带来精神心理上的影响。后牙缺失患者若不及时治疗，会导致余留牙的倾斜、移位；对殆牙伸长；引起食物嵌塞、龋病、牙周病等，轻者降低咀嚼功能，严重者可导致口颌系统疾病(图 9-1)。

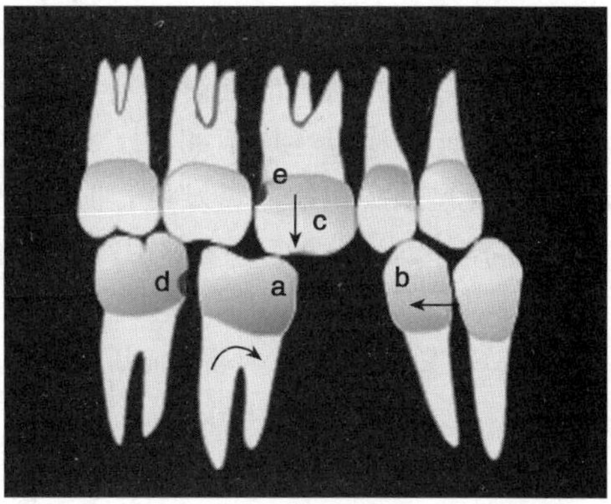

图 9-1 牙缺失后不及时治疗的影响
a. 余留牙倾斜；b. 余留牙倾斜、移位；c. 对殆牙伸长；d. 食物嵌塞、龋病；e. 邻面龋

牙列缺损通过修复治疗，除了恢复患者的咀嚼、发音等功能，还应注意恢复或塑造容貌美观。所以，在修复过程中要求临床医生具有一定的美学修养，并重视运用美学原理，使修复体与周围组织和谐自然，在功能和形态上达到“仿真”的效果。

牙列缺损修复时须经周密的口腔检查，依患者口腔的情况如缺牙区部位，余留牙的情况，牙槽骨吸收情况以及患者的职业、年龄、健康状况和患者的主观要求等进行综合分析，以决定修复治疗最佳方案。

牙列缺损美容修复治疗的方法很多，按其固位方式不同，主要分为 3 大类，即可摘局部义齿、固定义齿和活动固定联合修复(图 9-2)。

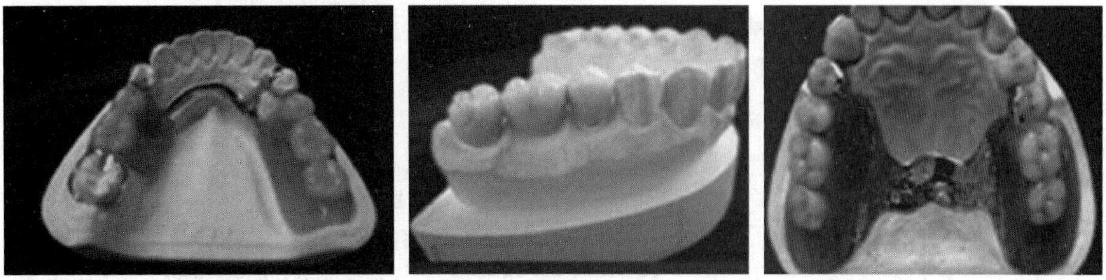
可摘局部义齿　　固定义齿　　活动-固定联合修复

图 9-2 牙列缺损美容修复治疗的方法

第一节　牙列缺损的活动修复

一、可摘局部义齿的美容修复

可摘局部义齿是牙列缺损修复最常用的方法，是指利用缺牙区邻近的天然牙或其他余留牙和基托覆盖的黏膜、牙槽骨作为支持，借助义齿的固位体及基托等部件装置固定在牙列内，用人工牙恢复缺失牙的形态和功能，并用基托材料恢复缺损的牙槽嵴及软组织形态，患者通常可自行摘戴的一种修复体。

可摘局部义齿适应范围广，可用于修复多种牙列缺损，具有以下优点：①磨除基牙牙体组织少；②患者能自行摘戴；③便于清洗，易保持较好的口腔清洁；④制作方法简便；⑤经济费用低；⑥便于修理和加补等优点。但是可摘局部义齿因义齿有卡环等固位体暴露于口腔内，对颜面部美容美观时有影响；且因有一定大小的基托，体积较大，部件多，初戴时患者常有明显的异物感，甚至有的会影响发音或引起恶心，需要一定的适应时间；咀嚼时有一定动度，其咀嚼效能和稳定性均不如固定义齿；个别不能保持良好口腔卫生的患者，易产生局部菌斑堆积，引起龋病和牙周炎发生，加速牙槽嵴吸收，影响基牙及黏膜组织健康。

可摘局部义齿是目前临床应用较广泛的一种修复体。

（一）可摘局部义齿的组成和功能

可摘局部义齿主要由人工牙、基托、固位体和连接体 4 部分组成（图 9-3）。

1. 人工牙　人工牙是可摘局部义齿替代缺失的天然牙，恢复咀嚼、语言、美观功能，恢复咬合关系和牙冠外形的部分。

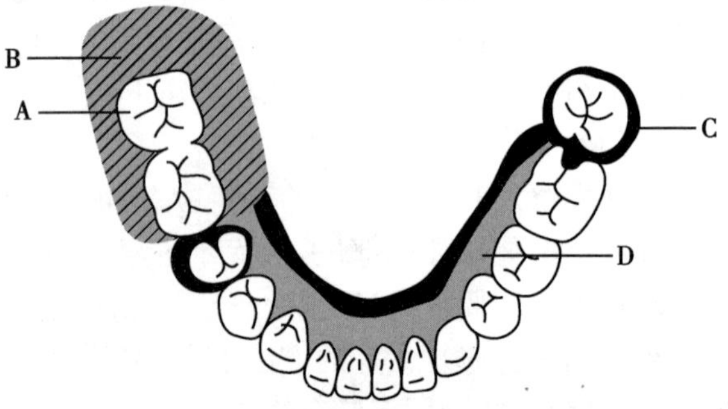

图 9-3　可摘局部义齿的组成
A. 人工牙；B. 基托；C. 固位体；D. 连接体

（1）人工牙的种类：按人工牙的制作材料分为 4 种：①塑料牙；②瓷牙；③金属𬌗（舌）面牙；④金属牙。按人工牙𬌗面的形态不同，分为 3 种：①解剖式牙；②非解剖式牙；③半解剖式牙。按制作方法可分为：①成品牙；②个别制作牙。按人工牙与基托的连接方式可分为：①化学连接（塑料牙）；②机械连接（瓷牙）；③混合连接（金属𬌗、舌面牙）等方式（图 9-4）。

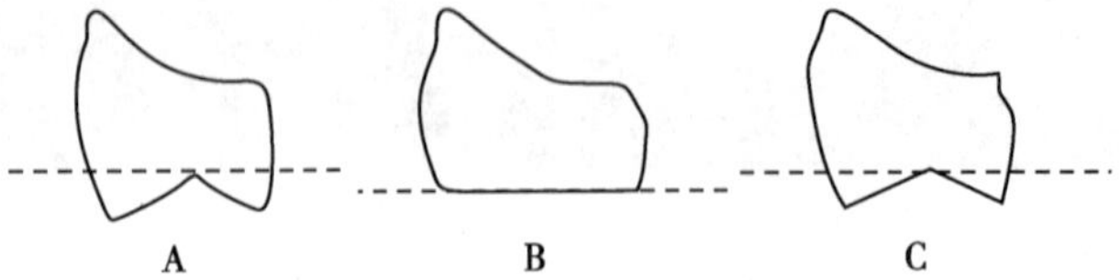

图 9-4　人工牙𬌗面的形态
A. 解剖式牙；B. 非解剖式牙；C. 半解剖式牙

（2）选择人工牙的原则：人工牙的选择包括颜色、形状、大小和种类等。同时应具有耐磨性好，对组织无毒并有一定的可调磨加工性能。①人工前牙的选择原则：人工前牙主要用以改善面部外形、恢复发音和切割等功能。

应根据缺失间隙的大小、邻牙外形、色泽、对殆牙情况以及殆力大小等选择人工牙，同时还应参考患者的意见，使人工牙与同名天然牙对称，与邻牙相协调，以达到自然美观的效果。此外，人工前牙的形态还应与患者的面部外形协调，颜色也应与患者的面部肤色协调。②人工后牙的选择原则：人工后牙主要用于恢复咀嚼功能、防止近缺牙区的邻牙移位以及对殆天然牙伸长等功能。人工后牙的外形应与同名牙和邻牙协调，其颊、舌侧宽度应比缺失天然牙的颊、舌侧宽度要小；颊面长度应根据缺牙间隙的殆龈距和前牙唇面长度来选牙，尽量使人工前牙、后牙和谐一致。

(3) 人工牙的排列：①人工前牙的排列：人工前牙的排列应以余留天然牙为依据，注意对称形式美，即人工前牙牙冠唇面外形、唇面突度、轴角突度、近远中向与唇舌向倾斜度、切缘的长短与颈缘的高低、切角的磨耗度等应与同名天然牙、邻牙协调一致，同时还须注意因人而异，体现个性美。特殊情况下可在患者口内排列人工前牙。②人工后牙的排列：一般应排在牙槽嵴顶上；排牙时应注意上下颌牙的尖窝关系，正中殆位时，应有较大的接触面积；若上下颌双侧后牙缺失，排牙时须使殆平面平分殆间隙，必须有适当的横殆曲线和纵殆曲线；人工后牙近远中向、颊舌向倾斜程度应根据天然牙的位置、倾斜度以及殆面的磨损程度，进行人工后牙殆面适当磨改或将对殆牙调磨，使上下颌牙吻合。

(4) 人工前牙的排列的美学设计：①人工前牙排列时，必须注意患者的年龄，前牙略唇向排列显得年轻，舌腭向排列则显得苍老。②排列人工前牙时，必须注意患者性别差异，男性患者前牙应排得稍许垂直、露唇多，另外可适当加大人工牙的唇舌向、近远中向的斜度，使各牙之间落差明显，以显示男性的阳刚之美。女性患者前牙应排得整齐、对称，以显示女性的温柔秀丽之美。③排牙时还必须注意中线不能偏斜，即两上中切牙近中接触点应与患者面部中线一致，否则会影响美容美观。④覆殆覆盖要适当，不宜过大，否则有碍美观。⑤缺牙间隙过宽，排牙时应加大人工牙近远中倾斜度，利用视觉误差以达到美观，也可仍保留有小间隙。⑥缺牙间隙过窄，排牙时应将人工牙略作扭转、倾斜或与邻牙重叠少许以达到美观，也可通过人工牙减径或减数给予解决。必要时可适当调磨缺隙两侧牙的邻面以增加间隙的宽度。⑦前牙反殆关系如上颌前牙缺失，可将上颌人工牙略排向唇侧，或稍调磨下颌前牙切缘，尽量排列成正常殆或对刃殆关系，以达到美的要求。⑧前牙深覆盖关系如上颌前牙缺失可将上颌人工牙略腭向排列或稍调磨下颌前牙切缘，以减少覆盖而达到美观的效果。

2. 基托　基托是义齿覆盖在缺牙区牙槽嵴，与承托区黏膜直接接触的部分。主要作用是供人工牙排列附着，传导人工牙所受的殆力，并均匀分散在基托覆盖的牙槽嵴上；基托还将义齿的各个部分连接在一起，形成完整的义齿。

(1) 基托的种类：基托接材料的不同可以分为金属基托、塑料基托、金属塑料基托以下3种(图 9-5)：①金属基托：采用铸造方法制作。金属的强度高，基托的厚度薄，体积小，对温度的传导好，耐腐蚀，不易变形，戴用舒服；缺点是不能做重衬处理，调改较困难。②塑料基托：由于颜色近似于口腔黏膜组织，用做组织修复时美观逼真；重量轻，操作简便，易于修补和衬垫。但塑料的强度较金属差，其坚韧度及抗折力差，常需用金属丝网加强，以免折断；基托相应较厚，戴用后因体积较大而异物感明显，适应期较长；对温度传导性差，不易清洁。③金属塑料基托：拥有金属和塑料基托两者的优点。在基托的应力集中区设计金属板、金属杆或者放置金属网状物；在失牙区牙槽嵴顶的支架上设计固位网状等附着形，供人工牙和基托附着，既增加基托的坚固性，又不失塑料基托的优点。

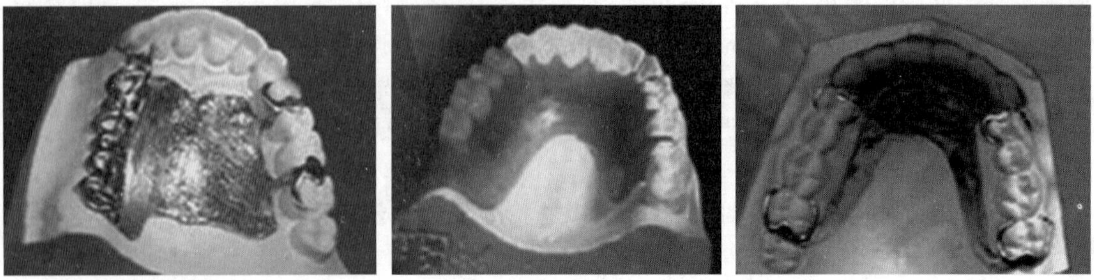

金属基托　　塑料基托　　金属塑料基托

图 9-5　基托的种类

（2）制作基托的要求：①基托的伸展范围：根据缺牙部位、数目、基牙健康状况、牙槽嵴吸收程度和邻近软组织缺损情况，𬌗力的大小等而定。在有利于义齿固位及稳定，不影响唇、颊、舌软组织活动的原则下，尽量减小基托范围，使患者感到轻巧、舒适、美观。②基托的厚度：义齿基托应有一定厚度，以保证其在承受咬合压力及传导𬌗力时不至于折断。铸造金属基托的厚度较薄，约为 0.5 mm；塑料基托一般不少于 1.5～2 mm，过薄易折裂，过厚患者感不适。③基托与基牙及邻牙的接触关系：缺牙区基托一般不应进入基牙邻面倒凹区，以免影响义齿的戴入或取出，基托与龈缘接触的部分应该缓冲。缺牙区基托与天然牙牙冠外形高点线以上的部位轻轻接触；对于整铸支架的可摘局部义齿，建议尽量设计为铸造卡环臂对抗，以暴露天然牙的龈缘区，如果基托或连接体必须覆盖天然牙的唇颊侧龈缘，应该以垂直方向通过，并在通过龈缘处做缓冲。弯制支架的可摘局部义齿的舌腭侧基托边缘应该与天然牙舌腭面的非倒凹区接触，前牙基托的边缘应在舌隆突上，紧密结合，但静止时无压力。近龈区基托做缓冲，避免压迫龈缘，消除倒凹，便于摘戴(图 9-6)。

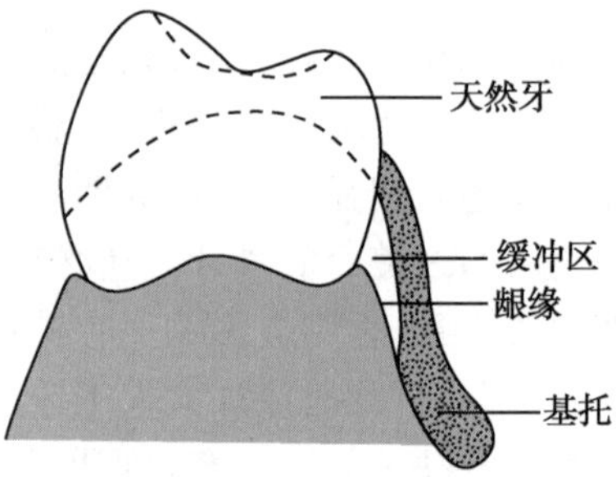

图 9-6　基托与基牙接触关系

（3）基托与黏膜的关系：基托与黏膜应密切接触而压力均匀。由于上颌结节颊侧、上颌硬区、下颌隆突与尖牙嵴及内斜线等骨性结构上的黏膜组织很薄，极易受压而疼痛。基托边缘应该盖过这些部位，并在这些部位做适当的缓冲处理。对于过分突出的骨性结构，估计对以后的修复效果有影响的，在修复前做手术修整处理。

（4）基托的形态设计和美学要求：基托厚薄均匀，组织面与其下方组织外形一致，密合无压痛，磨光面高度磨光，边缘圆钝。基托的舌腭面及颊面的基本形态为凹斜面；唇颊侧基托在相当于人工牙牙根处，可形成与天然牙相协调的、类似牙根的突起，相当于龈乳头区则凹陷，逼真自然，同时也有利于固位；在人工牙的颈缘处，应有清晰的颈缘曲线、龈乳头，并与相邻的天然牙协调一致；腭侧基托可雕塑复制皱襞，以减少异物感和利于发音；可选用含有毛细血管丝的仿生基托材料，与患者的口腔软组织色泽接近，达到自然美的效果。

3. 固位体　固位体是可摘局部义齿安放在基牙上的部分，通常由金属制成义齿借固位体固位于基牙上(图 9-7)。固位体的主要功能是固位作用，保证义齿在行使咀嚼功能时不发生脱位；其次具有稳定和支持作用，使义齿在功能状态下不发生转动和翘动。各固位体之

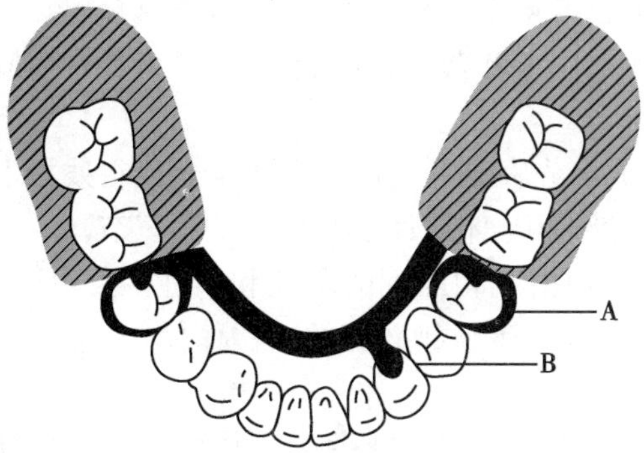

图 9-7　固位体

A. 直接固位体；B. 间接固位体

间与固位体的固位臂和对抗臂应有良好的交互对抗作用，对基牙无侧向压力；戴入义齿后，固位体处于被动状态，对基牙不产生任何方向的静压力，不引起基牙移位。

根据固位体的作用不同，可分为直接固位体和间接固位体两种。

（1）直接固位体：按其结构不同又可分为卡环型固位体、套筒冠固位体、精密附着固位体。随着人们对美观要求的增加，套筒冠固位体、精密附着固位体在临床上的应用正在逐步增加。按固位作用发生的部位不同，又将直接固位体分为冠内固位体和冠外固位体：①冠外固位体：卡环是最常用的直接固位体，它是使用时间最久，应用最为广泛的冠外固位体。它利用有一定弹性的卡环尖进入基牙倒凹区起固体作用，以卡臂肩和对抗臂起稳定作用，以殆支托和卡臂肩起支持作用。套筒冠固位体和冠外附着体属于较特殊的两类冠外固位体。②冠内固位体：位于基牙的牙冠内，多属于精密附着体。最常见的是栓体栓道形式。其固位装置通过和冠联体的形式固定于基牙内，另一部分与义齿基托相连接，附着体有固位、支持和稳定的作用。可摘局部义齿就位时，栓体插入栓道内，利用义齿上的栓体和基牙上的栓道间的摩擦力固位。

（2）间接固位体：是辅助直接固位体的固位，增强义齿的稳定效果的固位体。常用于游离端义齿。

间接固位体具有防止游离端义齿殆向脱位，减少因义齿转动而造成对基牙的损伤；对抗侧向力、防止义齿旋转和摆动；分散殆力、减轻基牙及基托下组织承受的殆力的作用。

常用间接固位体的有尖牙支托、切支托和连续卡环（又称连续杆）。此外，金属舌、腭板，附加卡环、邻间钩、殆支托、扩大的基托等，除发挥本身持有作用外，根据部位和稳定需要，也可起到间接固位作用。

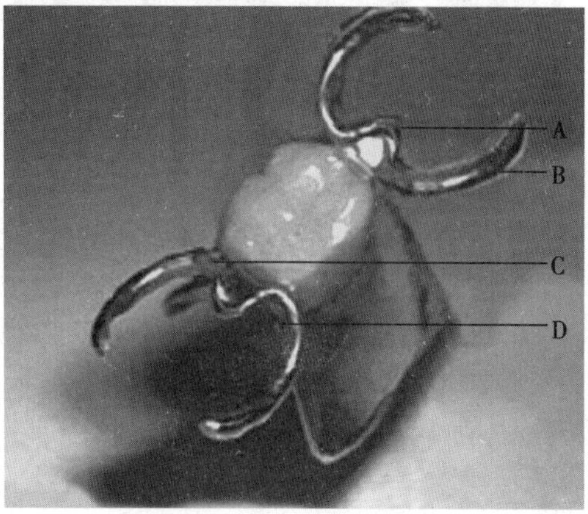

图 9-8　卡环固位体

A. 支托；B. 卡环臂；C. 卡环体；D. 小连接体

（3）各类直接固位体的组成和类型及主要作用。

1）卡环型固位体：是将卡环臂弹性部分置于基牙的倒凹来固位义齿。具有固位、支持、支架和交互使用。它由卡环臂、卡环体、支托、小连接体等组成（图 9-8）。卡环臂是卡环伸向基牙颊、舌侧的游离部分，环绕基牙的牙冠，起卡抱固位作用；卡环体为连接卡环臂、殆支托和小连接体的坚硬部分，无弹性，位于基牙邻近缺隙面的非倒凹区；殆支托是卡环体向基牙殆面方向延伸的部分，是起抵抗垂直向压力的部分，可防止食物嵌塞，传导殆力，起稳定作用，还有恢复咬合关系的作用。小连接体是卡环、支托与基托连接而包埋于基托中的部分，主要起连接作用，使卡环与义齿或另一卡环连接，常位于缺牙间隙中。卡环设计时要考虑美观，不仅金属显露要少，而且卡环的外形要精细，表面应光滑，卡环体要比卡环臂粗壮，从卡环体至卡环臂应逐渐变细，线条要美。

2）套筒冠固位体：由内冠及外冠两部分组成。先在基牙上制作金属全冠或在残根上制作桩核冠作为内冠，在此冠外面再制作全冠作为外冠（具体设计原则见本章第三节）。

3）精密附着固位体：精密附着固位体是指一种由互相匹配的阴性和阳性两部分，通过内锁结构结合在一起的义齿固位装置。它可以作为可摘局部义齿的固位体使用，也可作为固定义齿的连接体使用。

4. 连接体　是将义齿的各个部分连接成为一整体。它可减少义齿基托面积减少异物感，减少基牙在行使功能时所承受的扭力，引导和分布 力至基牙及相邻的支持组织，有稳定和支持局部可摘义齿的作用。分为大连接体和小连接体两类。

大连接体亦称为连接杆，主要有腭杆、舌杆、腭板、舌板、唇杆等（图 9-9）。小连接体的作用是把金属支架上的各个部件与大连接体相连。这些部件包括卡环、支托、固位钉、增力网等。

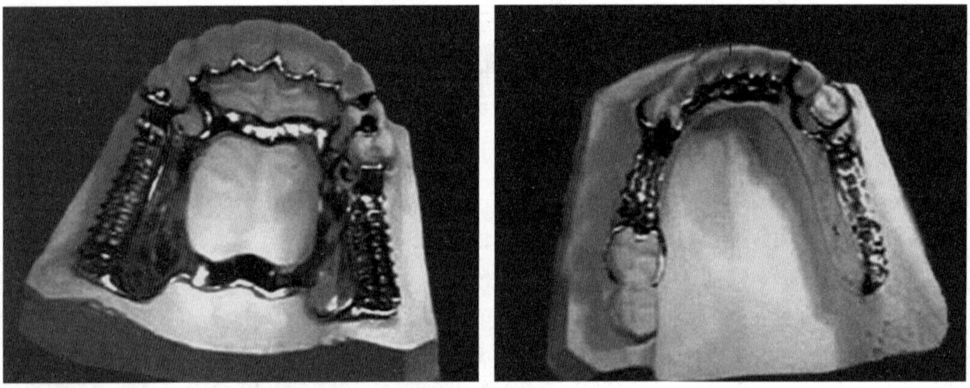

腭杆　　舌板

图 9-9　大连接体

（二）可摘局部义齿的分类

可摘局部义齿常按其结构和支持形式分类。

1. 按支持组织不同分类

（1）牙支持式义齿：缺隙两端均有余留天然牙，两端基牙上均设置 支托，义齿的 力由天然牙承担（图 9-10）。适用于缺牙数量少，缺牙间隙小，缺隙两侧均有可利用的健康基牙。

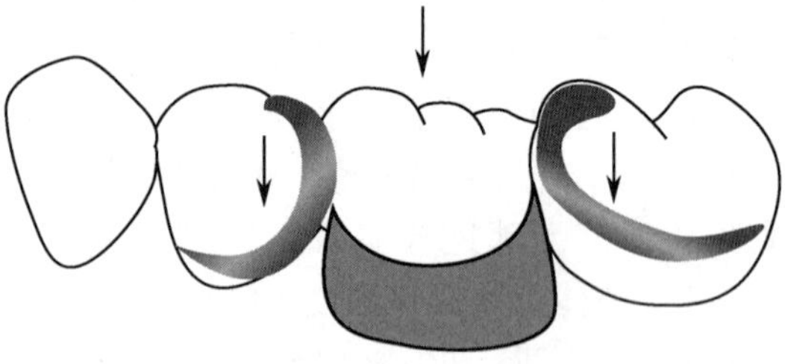

图 9-10　牙支持式义齿

（2）黏膜支持式义齿：黏膜支持式义齿指义齿所承受的 力主要由黏膜及其下的牙槽骨负担（图 9-11）。常用于缺牙多、余留牙条件差，或咬合关系差的病例。

(3) 混合支持式义齿:义齿的𬌗力由天然牙和基托下的黏膜和牙槽骨共同承担,其修复效果介于前两者之间(图 9-12)。适用于各类牙列缺损,尤其是游离端缺牙病例,此类为临床上最常用的形式。

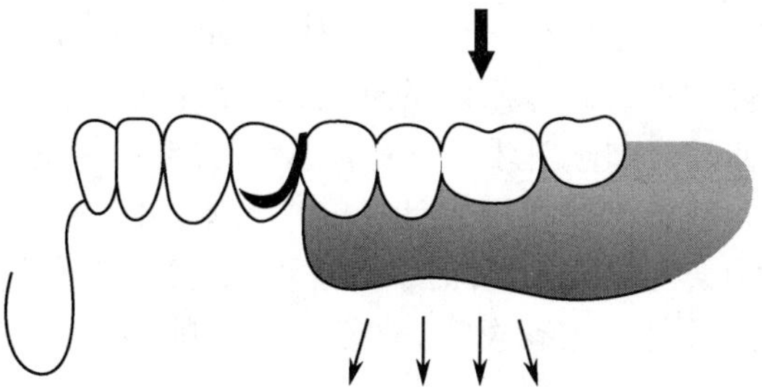

图 9-11　黏膜支持式义齿

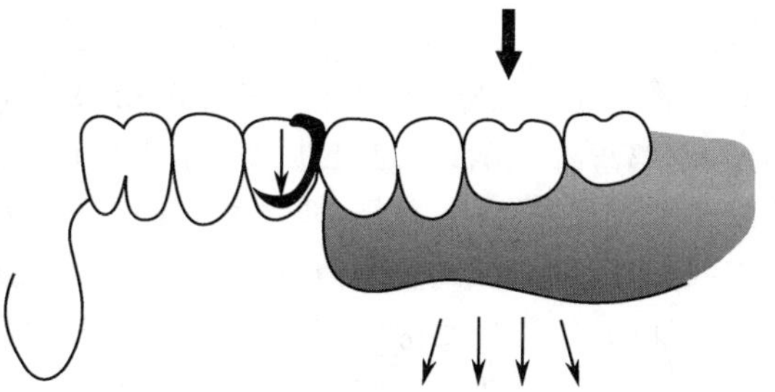

图 9-12　混合支持式义齿

2. 按义齿的结构分类

(1) 基托式可摘局部义齿:义齿的各部分由基托连接,基托面积可适当扩大,分散𬌗力好,适用于缺牙多,基牙较差的患者。

(2) 支架式可持局部义齿:利用金属杆、金属板将义齿的各部分连接成一个整体。整体铸造支架义齿是具有代表性的义齿类型。适用于基牙健康的患者。

(三) 可摘局部义齿的设计

1. 可摘局部义齿的设计原则　可摘局部义齿修复的主要目的是恢复患者缺失牙的解剖形态和生理功能。理想的可摘局部义齿,既要有美观的外形,又要有良好的功能。要达到这些要求,义齿的设计和制作是两个关键。

由于患者口腔具有鲜明的个体差异,缺牙的数目和部位、余留牙的情况、采用的修复材料、患者对义齿修复的认识和期望均不同,使义齿的设计十分复杂,因此,合理的义齿设计必须要遵循一定的设计原则。

可摘局部义齿设计的基本要求是:①应保护口腔软硬组织的健康;②有良好的稳定性;③有良好的支持作用;④达到一定的美观要求;⑤坚固耐用、方便取戴。

2. 基牙选择原则

(1) 选择健康牙作基牙:牙体形态正常,牙周健康,牙周膜面积大、力量强者首选为基牙。

(2) 牙体、牙髓疾病已经彻底治疗,并已做牙体缺损修复者可选作基牙。

(3) 选择固位形好的牙作基牙。

(4) 越近缺隙的牙选作基牙,其固位、支持的效果越好。选用多个基牙时,彼此分散度越大,则每个基牙和就位道形成的交角越大,越有利于固位。

(5) 基牙的数量:2～4 个。

(四) 可摘局部义齿修复的临床技术

1. 修复前的准备

(1) 口腔检查:制作可摘局部义齿前,首先应该了解患者的健康状况,其次,应该对口腔局部情况做详细检查,根据患者主诉和要求,结合患者的口腔条件,作出治疗计划,完成义齿的初步设计。口腔检查包括口腔内的检查、颌面部的检查、研究模型和 X 线检查。

（2）修复前的准备：①患者的心理准备：应让患者了解自己的口腔情况；了解几种可能的治疗方案及其相应的治疗费用；修复治疗所需的时间和次数；了解对自己所做的修复治疗可能带来的损伤和损伤的严重程度；以及让患者通过照片、实物或其他患者的修复效果，了解自己修复治疗的客观效果，避免过高或过低的期望值。②口腔准备：一是余留牙的准备：对没有保留价值的重度松动牙、残根，均应拔除；有一定保留价值的牙、残根，可以经过适当的牙髓和牙周治疗；拆除余留牙上的不良修复体。二是缺牙间隙的准备：缺牙区的残根、骨尖、游离骨片残余，应通过外科手术去除；调磨伸长牙和倾斜牙。三是骨组织的准备：牙槽嵴修整术可去除骨尖、骨突、骨嵴等；牙槽嵴呈刃状或低平时可以做牙槽嵴加高术。四是软组织的处理：软组织的附着点异常或者增生会影响义齿的戴入，常需手术矫正，如唇系带矫正、颊沟加深，以及上下牙槽嵴增生组织的切除等。五是口腔有炎症、溃疡、增生物肿瘤及其他黏膜病变者，应先行治疗后再做义齿修复。

（3）牙体预备：①基牙和余留牙的调磨：磨改伸长的牙尖、较陡的斜面和锐利的边缘嵴，以消除早接触和𬌗干扰；磨改牙齿轴面过大的倒凹，调整基牙倒凹的深度和坡度；调磨高出𬌗平面，引起𬌗障碍的牙齿，调整𬌗平面和𬌗曲线；调磨过度向缺隙内倾斜的基牙，减小缺牙间隙内的倒凹，有助于义齿的顺利就位及防止义齿基托与基牙在龈缘处出现过大间隙，造成食物嵌塞。②支托凹的预备：𬌗支托凹位于基牙的𬌗面，用于放置𬌗支托。一般预备在缺隙两侧基牙的近中、远中边缘嵴处。应尽量利用上下颌咬合时的天然间隙，或不妨碍咬合接触处，少磨除牙体组织。𬌗支托凹的长度、宽度和深度要求𬌗支托凹呈三角形或匙形，边缘部分向中部逐渐变窄。其长度为基牙近远中径的1/4～1/3，前磨牙上可达1/2；宽度在𬌗边缘嵴处最宽，约为面𬌗颊舌径的1/3～1/2；深度不能太深，大约为1～1.5 mm。支托凹底应与基牙的长轴垂线成20°角的斜面或垂直，使𬌗支托传递的垂直𬌗力的方向与基牙长轴一致，以减少对基牙的扭伤（图9-13）。③隙卡沟的预备：隙卡沟是通过基牙与相邻牙𬌗面间的𬌗外展隙区，预备后使该区加深加宽并圆钝，保证隙卡通过𬌗外展隙时应该不妨碍咬合接触。隙卡沟的深度不应破坏邻接点；宽度一般为0.9～1.0 mm，沟底稍平，底边要呈圆形。使隙卡与沟底接触时，力量分散好；而使用圆形钢丝卡环时，可避免两相邻牙承受侧向挤压力（图9-14）。

2. 制取印模　可摘局部义齿需在口外模型上制作，因此必须先制取反映口腔内软、硬

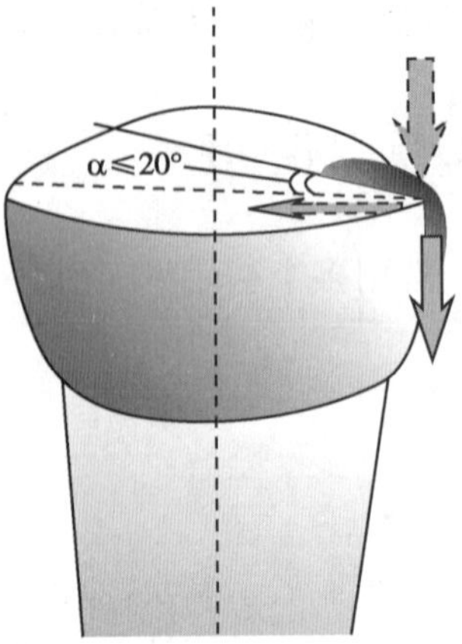

图9-13　支托凹与基牙

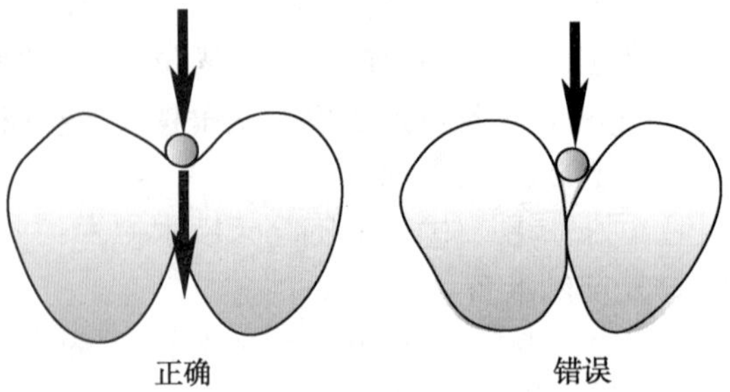

图9-14　隙卡沟的预备

组织情况的印模，灌注成与口腔形态完全一致的模型，才能保证义齿的精确度。

（1）托盘的选择：托盘是承载印模材料在口腔内取得印模的一种器具。取模前要按患者牙弓的大小、形状，缺牙区牙槽嵴的高度，缺牙的数目和部位，印模材料的不同来选择托盘。对一些特殊的患者，如无合适的成品托盘，可为患者制作个别托盘。

（2）印模材料的选择：印模材料的种类很多，在临床上用于可摘局部义齿修复的印模材料要求其有良好的弹性和精确度。藻酸盐印模材料和硅橡胶印模材料是常用的印模材料。

（3）取模：调整好患者的体位，将调拌好的印模材料放置在选择合适的托盘内。取上颌印模时，左手持口镜牵拉患者左侧口角，在倒凹区、较高的颊侧间隙、上颌结节等印模材料不易流到的区域，用右手食指放置适量的印模材料，然后右手持托盘，以旋转方式从左侧口角斜形放入口内；将托盘柄中部与面部中线对齐，从托盘的后部加力使托盘由后向前逐渐就位，使过多的印模材料由前部溢出。在印模材料硬固前，用双手交替固定托盘，并完成肌功能修整。取下颌印模时，用口镜牵拉患者右侧口角，从右侧口角处旋转进入口内，其后的方法基本上同上颌。

3．灌注模型　制取印模后，应即刻用石膏或人造石等模型材料灌注模型。调拌好模型材料（多用石膏或人造石），在振荡中让石膏从一侧流入印模的牙冠部位，逐渐灌满整个印模，并形成一定厚度的底座。石膏凝固后，分离模型与印模，检查模型合格，消毒后备用。

4．确定颌位关系和上𬌗架

（1）确定颌位关系：牙体缺失后，在制作义齿时要确定颌位关系，常用方法有以下 3 种：①在模型上利用余留牙存在的咬合关系确定颌位关系；②利用蜡𬌗记录确定上下颌关系：将蜡片烤软叠成厚约 2 mm、宽约 1 mm 的蜡条，置于患者口内下颌牙列的𬌗面上，嘱其做正中咬合，并反复校对确定无误，待蜡片变硬后从口内取出放置在模型上，对合上下颌模型，即获得正确的颌位关系；③利用𬌗堤记录上、下颌关系：单侧或双侧游离端缺失，可以在模型上制作暂时基托和𬌗堤，放入患者口中嘱其做正中𬌗位咬合，取出𬌗堤记录放回到模型上，依照𬌗堤提供的咬合印迹，对准对𬌗模型，即得到正确的颌位关系。

（2）上𬌗架：确定颌位关系后，便可以准备上𬌗架。用水浸泡模型后，将上、下颌模型和𬌗记录固定在一起，调拌石膏将模型固定在𬌗架上。

5．模型设计

（1）观测模型：观测模型是模型设计的重要内容和不可缺少的步骤，其过程是用观测仪的分析杆检查各基牙和黏膜组织的倒凹情况，并绘出各基牙的观测线（图 9-15）。结合临床检查资料，在模型上确定基牙的数目和分布，卡环和大连接体的类型和位置，基牙倒凹的大小和可供利用的有利于固位的倒凹，检查软组织倒凹，设计基托伸展的边界。为确定义齿的共同就位道做好准备。

（2）确定共同就位道：当可摘局部义齿含有两个或两个以上的基牙时，各个基牙上的卡环必须在同一方向上戴入，义齿才能就位。这种义齿在同一方向上戴入或摘出的方向和角度称为基牙的共同就位道。确定共同就位道是将模型固定在观测仪的观测台上，依据缺牙的部位、基牙的倾斜度、牙槽骨唇颊舌侧倒凹的大小来确定模型倾斜的方向和程度。其具体方法有两种，即平均倒凹法（图 9-16）和调节倒凹法（图 9-17）。

临床医师在完成上述临床操作步骤后，将模型送交技工，由技工完成义齿的技工制作。

6．初戴　可摘局部义齿制作完成后，要求能在口内顺利戴入和取下，且固位良好，基托

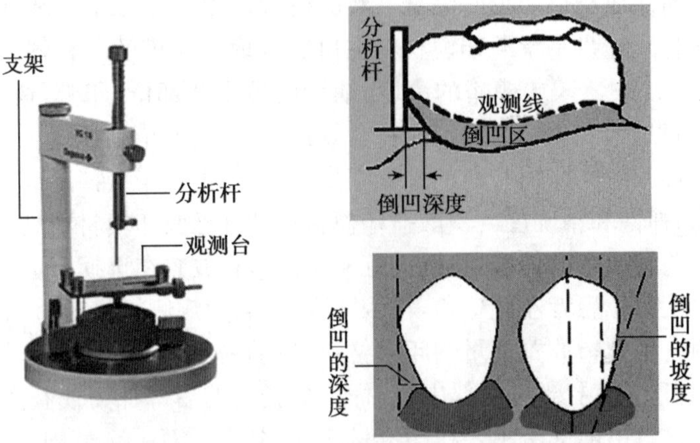

观测仪　　观测线与倒凹

图 9-15　观测仪、观测线与倒凹

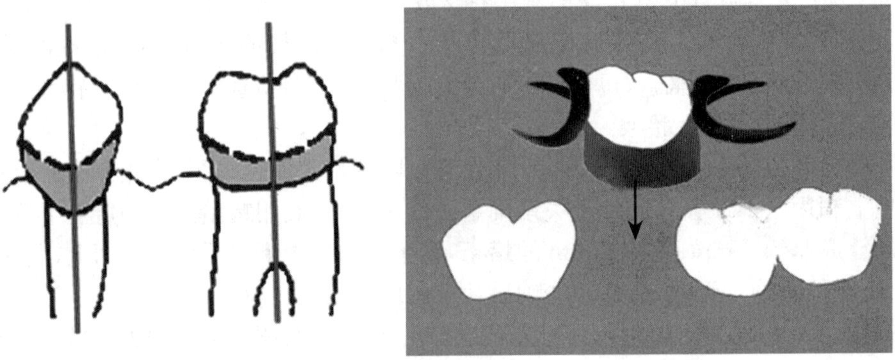

基牙长轴彼此平行　　义齿垂直戴入

图 9-16　平均倒凹法

伸展适度，𬌗关系良好，患者能很快适应并恢复功能。某些复杂的义齿，需做必要的修改才能就位，还应调整卡环，磨改边缘和调𬌗，义齿才能发挥满意的效果。因此，在可摘局部义齿的制作过程中，首先要设计合理，然后每一步操作步骤都要严格、细致地进行，这是为了达到满意的修复效果所必须的，同时也可缩短戴牙时间。

（1）义齿就位：一般情况下，可摘局部义齿初戴时，患者常感到邻近的天然牙受到挤压，义齿不能就位，其常见原因是在制作义齿过程中，模型被磨损或基托边缘进入倒凹区内，义齿受到基牙轴面硬组织对抗。这时需要仔细观察，判断阻止义齿就位的部位，并对其轻轻调磨、缓冲即可。在调磨时要注意不要破坏义齿与天然牙接触的邻接点。

（2）义齿调改：义齿完全就位后，义齿所有组织面应与口腔组织密合。然后检查义齿的咬合关系，卡环及𬌗支托位置，基托伸展范围，对不合适的部位进行适当的修改。基托边缘过长，系带处受压时，则应在相应的部位做缓冲。基托翘动时，找到支点并消除。

（3）医嘱：对于初戴义齿的患者，可能对义齿抱有较高的期望，一旦义齿使用不理想或出现一些问题则失望也较大。医师在初戴义齿时，要详细介绍义齿的正确使用与维护方法，除教会患者如何取戴义齿外，还要给予患者一份详细的医嘱，其内容包括初戴义齿时反应、

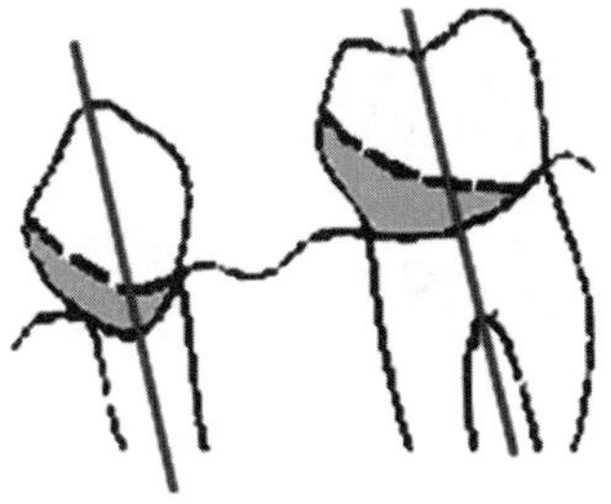

模型向近中倾斜

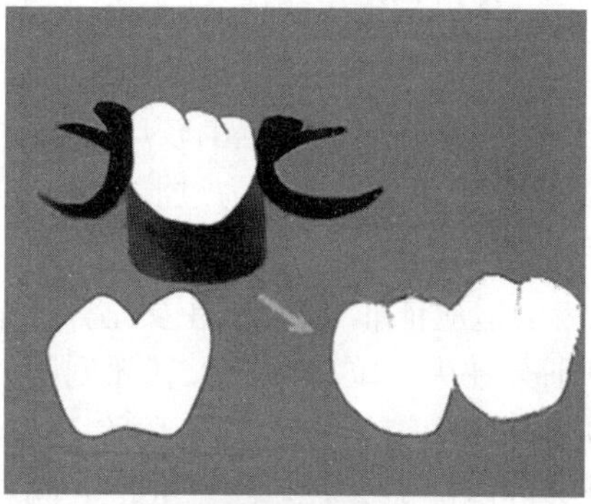

义齿斜行戴入

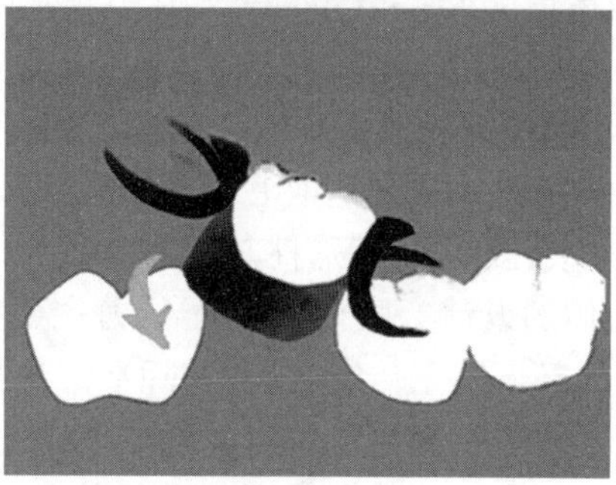

义齿旋转戴入

图 9-17　调节倒凹法

取戴义齿时的注意事项、义齿的使用和保养等。

二、隐形义齿的美容修复

隐形义齿又称弹性义齿，是牙列缺损的一种新型的修复手段（图 9-18）。从根本上说它是一种可摘局部义齿。传统可摘局部义齿的金属卡环较影响美观，基托的颜色与牙龈颜色有一定的差异。隐形义齿没有常规可摘局部义齿的金属卡环等固位体，有的甚至没有𬌗支托；其修复体的主要材料弹性树脂具有较高的强度，较大的弹性、柔韧性、半透明性和可塑性；义齿的卡环是由基托延伸而成，能直接进入基牙倒凹区获得良好固位，当义齿就位后基

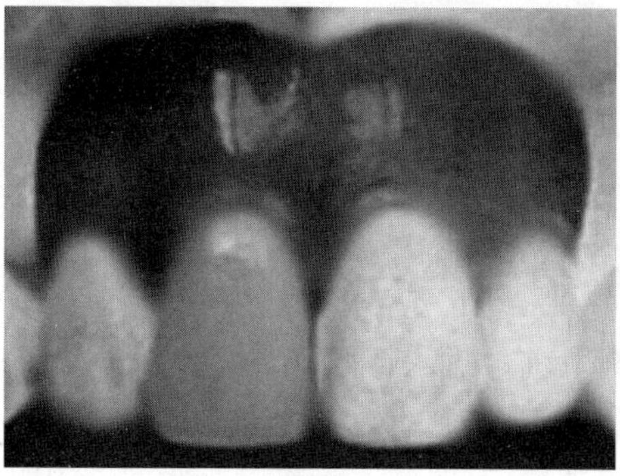

前牙

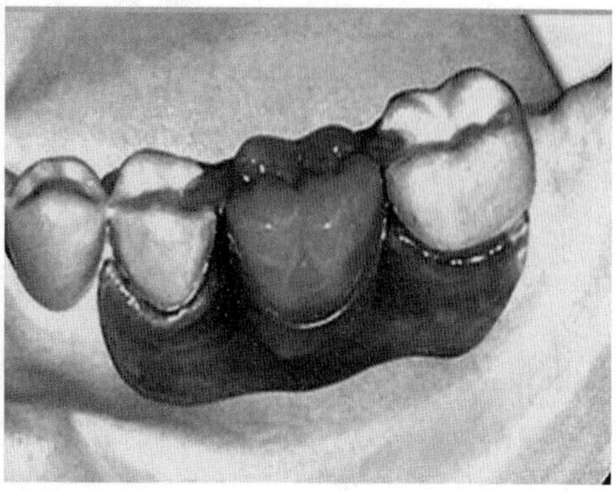

后牙

图 9-18　隐形义齿

托与卡环能透出牙龈与牙体的色泽，形态逼真，不易看出真假，所以称之为“隐形义齿”。由于它对基牙的要求不像固定义齿那么严格，支持义齿的力量除基牙外，还可以从牙槽突上获得，更兼其设计灵活多样、适应范围较广，美观性极佳而受到大众的欢迎。但因其树脂材料易老化，所以一般弹性义齿多作为过渡性修复体。

（一）适应证

隐形义齿的适应证非常广泛，主要适用于以下情况：

1. 个别前牙缺失　临床牙冠长基牙倒凹大者效果更佳。

2. 个别后牙缺失　为防止义齿下沉，建议在基牙上增加金属𬌗支托。

3. 多个牙间隔缺失　必须注意取得共同就位道。

4. 可与铸造支架结合，或在义齿中加入金属卡环、金属支托等，扩大弹性义齿的适应证。

（二）义齿设计

弹性义齿的设计原则基本上与可摘局部义齿相同，但由于制作工艺过程及基托材料不同，在义齿设计上又具备特殊性。

1. 固位体的设计　弹性义齿固位力主要来自弹性义齿部件与天然牙之间的摩擦力。弹性义齿的卡环不同于传统义齿，实际上为基托向基牙侧的延伸，与基托为同种材料，经过整体注塑一次成形。义齿就位后基托卡环弹性卡抱基牙产生的摩擦力；弹性义齿其他部件（除基托卡环外）与相邻的余留牙之间所产生的摩擦力；基托和黏膜之间吸附力和大气压力对弹性义齿有一定的固位作用。

根据缺牙的部件与基牙、牙槽嵴的情况，卡环可以设计成以下多种类型（图 9-19）：

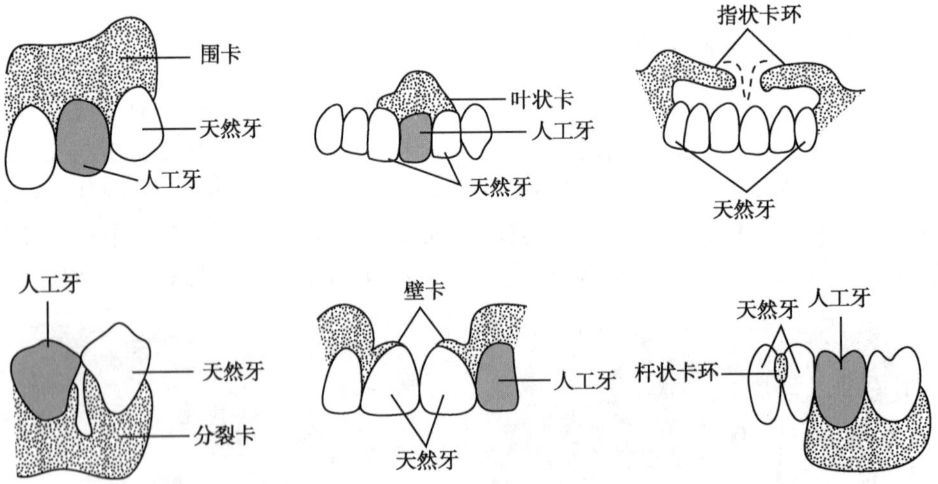

图 9-19　弹性义齿的卡环

（1）围卡：卡环围绕基牙颊侧或舌侧颈部，其前端进入倒凹区，并向相应牙槽嵴适当伸展，可至龈颊沟。该卡环固位力最强，使用最多。

（2）壁卡：位于基牙唇、颊侧颈部的三角形卡环，看似增大的牙龈乳头，主要用于前牙缺失或基牙为前牙者。

（3）叶状卡：可视为壁卡的变异。卡环外形线自缺隙处基托开始，在基牙颈部约 1 mm

处沿颈缘向前，延伸到近远中径的 1/3 或 1/2 处，然后向下经牙槽嵴折回缺隙处基托，形成一个覆盖牙体组织少、覆盖牙槽嵴部多的叶片状卡环。此卡环适用于基牙唇、颊侧倒凹小或无倒凹者。

（4）分裂卡：可视为围卡的变异，卡环与基托在龈方部分连接，近基牙侧在卡环与基托之间形成一裂隙，当义齿戴入、卡环通过基牙高点时，卡环与基托分裂开，义齿就为后卡环恢复原状。适用于颊、舌向倾斜较大的基牙。

（5）指状卡环：当前牙区牙槽嵴或上颌结节区牙槽嵴过分突起时，可以将牙槽嵴突起处的基托去除，在其下方的牙槽嵴倒凹区形成一手指状基托。

（6）杆状卡环：当必须在远离缺牙区的自然牙列内设置卡环时，可将传统的隙卡改为杆状卡环。即卡环从舌侧外展隙越过𬌗外展隙进入颊外展隙，形成杆状，类似邻间沟。

除上述的各种卡环以外，还可以配合使用各种金属卡环。

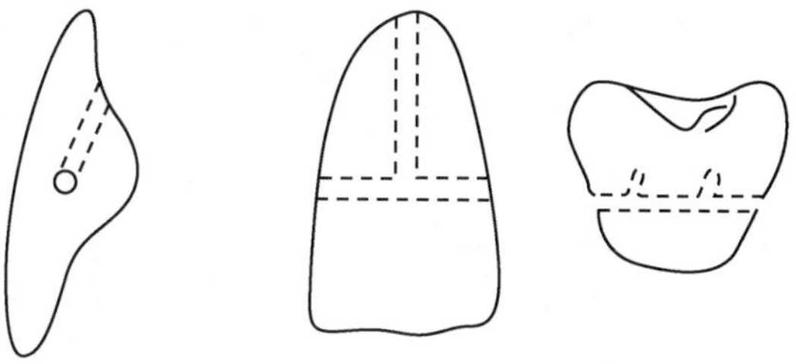

图 9-20　隐形义齿人工牙与基托的连接

2. 人工牙与基托的连接　人工牙与弹性树脂材料之间由于没有化学结合，所以须采用一定的机械外形使两者锁结在一起（图 9-20）。方法是排牙时，在人工牙上打一“T”型孔道或形成有倒凹的沟槽、树脂热塑充满后形成类似于栓体-栓道的锁结，将人工牙与基托牢固地连接在一起。

（三）隐形义齿的制作

隐形义齿的制作过程与可摘局部义齿制作的主要不同是蜡型完成后需包埋入专用型盒，去蜡后将熔化成胶汁状的弹性树脂在压力下注入型盒空腔内形成义齿。

1. 按临床设计要求做牙体预备，比色选牙，制取印模，灌注硬石膏模型。

2. 制作蜡型　用裂钻从人工牙盖嵴部向𬌗方垂直打孔，然后从近远中方向打一贯通孔道与垂直孔道相连，形成“T”字形孔道；再根据设计制作树脂卡环蜡型，排列人工牙。

3. 装下层型盒　蜡型完成后将石膏模型修整，将模型尽量磨小。将专用型盒侧壁涂凡士林，注意要尽量使蜡型靠近型盒铸道，石膏包埋。多使用反装法。

4. 安装铸道　下层型盒石膏凝固后，先安装总铸道，再安装分铸道，并与蜡型相连。

5. 装上层型盒　将下层型盒石膏表面涂肥皂水后，先用少许石膏将蜡型表面包埋，注意避免产生气泡，然后灌满石膏。

6. 去蜡　加热、冲蜡与普通可摘义齿相同。

7. 灌注树脂　弹性义齿最终成形需要专用设备及专用弹性树脂，各个厂家产品的外形、结构有所不同，使用方法也有差异，应按厂商要求正确使用。

一般是将温度设定为 287℃，将树脂套筒（送料器）放入加热器孔中，在设定温度下预热约 10 分钟。再将弹性树脂铝筒及垫片放入预热的树脂套筒内继续加热约 11 分钟，这时铝筒内的材料已熔化，即可注压。注压后要在压力下停留 3 分钟待材料冷却，放松压力杆，扳断铸道。

8. 打磨、抛光　注塑后自然冷却 30 分钟，树脂完全冷却后松开型盒紧固器，取出型盒，用解剖刀沿型盒边缘敲开型盒，先切断铸道然后分开型盒，按可摘局部义齿开盒时的常规方法取出义齿。其注意事项与可摘局部义齿部分相同。

义齿经过磨平、磨光和抛光，要求整个磨光面平滑光亮，并且有合理的形态，组织面无石膏及材料残留，感觉舒适、外形美观，便于保洁。

（四）试戴

弹性义齿调磨抛光完成后，要求在口内能顺利戴入和取下，咬合合适，患者才能很快适应和恢复功能。

第二节　牙列缺损的固定修复

固定义齿没有可摘局部义齿的支托、卡环，在患者口内可不显露金属，并且有体积小、舒适美观、咀嚼效率高及支持与固位好、患者不需自行取戴等优点，在牙列缺损的美容修复时，被广泛采用(图 9-21)。

固定义齿利用缺损间隙相邻两端或一端的天然牙作为支持，在其上制作义齿的固位体并与人工牙相连接成为一个整体，借粘固剂将义齿粘固在基牙上。此种义齿患者不能自行摘戴，故称为固定义齿。

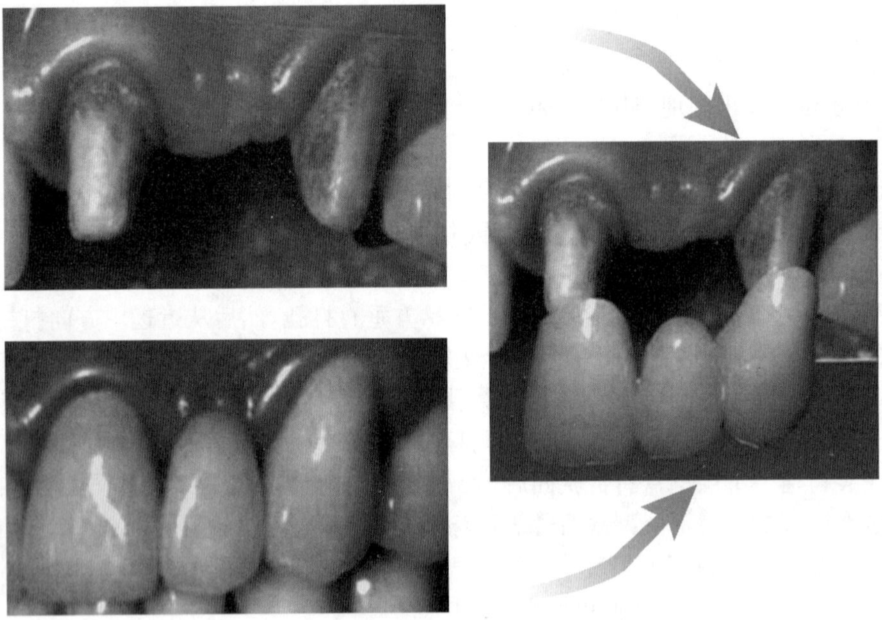

图 9-21　固定义齿

固定义齿也有一定的缺点，如磨除牙体组织多、适应证范围小、不能修理、操作难度大等。

一、固定义齿的组成与分类

（一）固定义齿的组成

固定义齿由固位体、桥体、连接体组成(图 9-22)。固化体固定在基牙上，起支持固位、

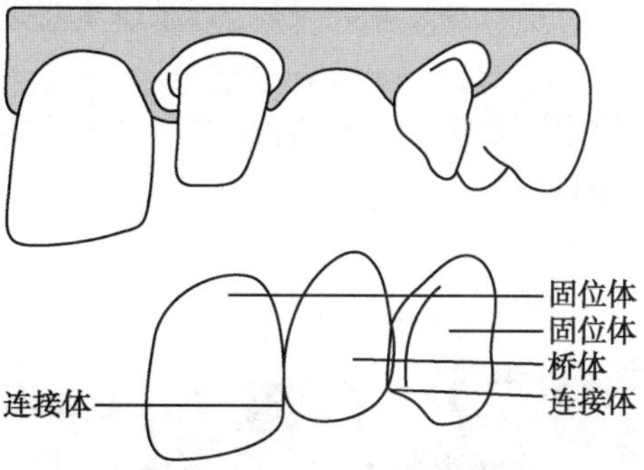

图 9-22　固定义齿的组成

传导𬌗力的作用；桥体是义齿恢复缺失牙功能、形态的部分；连接体将固位体和桥体连成一体。固定义齿因其结构类似于桥梁又称固定桥。

（二）固定义齿的分类

固定义齿常有以下几种分类方法：按材料不同分为：①金属桥；②塑料桥；③烤瓷桥；④金塑桥。按固位体种类可分为：①全冠桥；②桩冠桥；③部分冠桥（3/4 冠、开面冠、半冠）；④嵌体桥；⑤混合冠桥（如桩冠全冠桥、3/4 冠全冠桥）等。但最常用的分类方法是按固位和支持方式分类，一般分为以下几种：

1. 双端固定桥　双端固定桥又称完全固定桥，两端都有固位体，固位体与桥体之间为不动连接，承接的𬌗力，全部通过基牙较均匀地传递到两端基牙的牙周组织，是固定义齿理想的修复形式，为临床广泛采用的一种固定桥（图 9-23）。

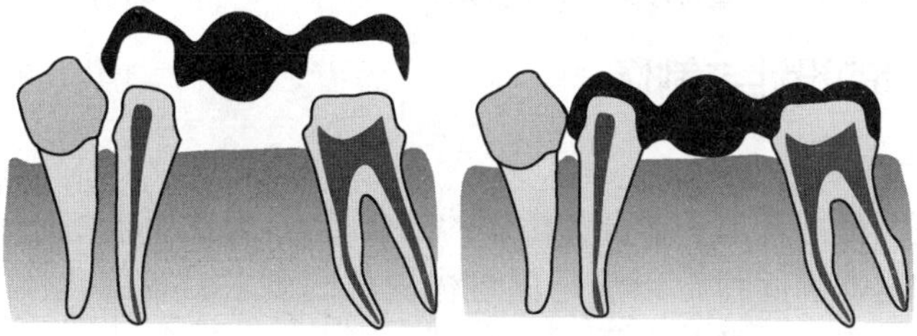

图 9-23　双端固定桥

2. 单端固定桥　单端固定桥又称悬臂固定桥、游离端式固定桥。此固定桥仅一端有固位体，桥体与固位体之间为不动连接。另一端只与邻牙接触，而不支持在邻牙上，是完全游离的（图 9-24）。这种固定桥承受𬌗力时会以桥体为力臂，以基牙为旋转中心产生杠杆作用，使基牙扭转倾斜，固位体松动脱落。所以单端固定桥只适用于基牙条件好，缺牙间隙小，𬌗力小，桥体游离端有健康的天然牙存在的情况。

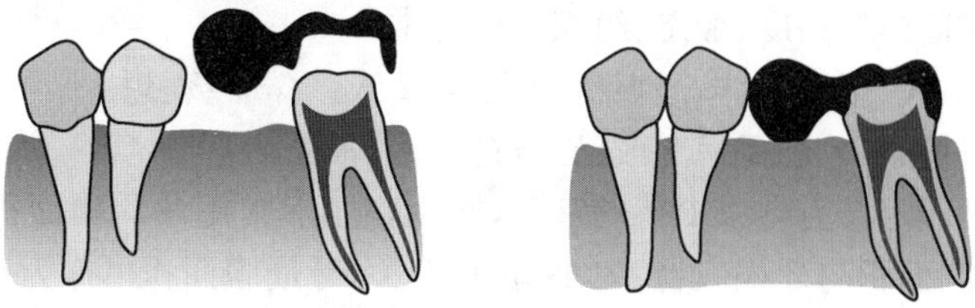

图 9-24　单端固定桥

3. 半固定桥　半固定桥又称中断式固定桥，此固定桥两端均有固位体，一端为不动连接体，另一端为可动连接体，即活动关节的栓道式连接（图 9-25）。当固定桥受力时，固定连接端的基牙所受的力大于活动连接端，这是因为𬌗力通过活动连接体的传导，使力得以分散和缓冲，而固定连接端基牙承受了大部分𬌗力，易使固定端基牙受到创伤。因此，半固定桥修复多适用于缺隙一端的基牙条件较好，而另端基牙稍差或基牙倾斜度较大，难以求得共同就位道的病例。

4. 复合固定桥　由 2 种或 2 种以上基本类型的固定桥组合而成的桥，称为复合固定桥（图 9-26）。如在双端固定桥的一端再连接 1 个单端固定桥。

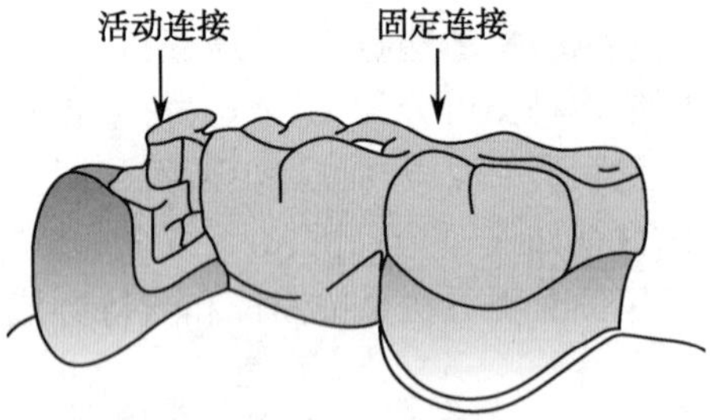

图 9-25　半固定桥

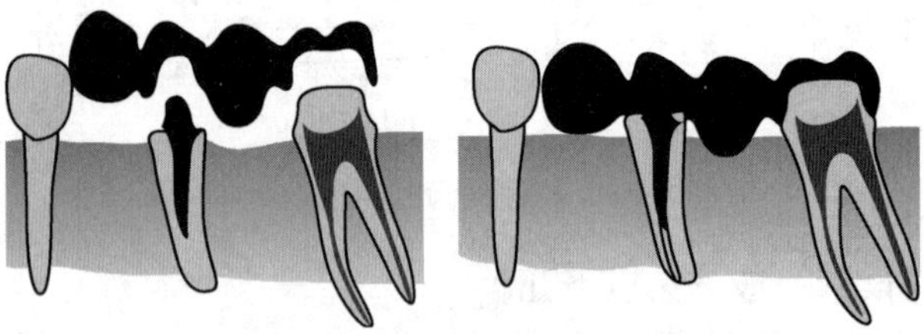

图 9-26　复合固定桥

5. 种植体固定桥　是利用人工材料制成的各种形状的骨内种植体，植入颌骨内或牙槽窝内作为固定桥的支持和固位端，然后制作固定桥，修复牙列缺损。

二、固定义齿的设计与制作

（一）基牙的选择

基牙的牙周组织负担着基牙本身和桥体的部分𬌗力，因此要求基牙有足够的支持能力，同时基牙还应该有足够的固位形以满足固位体固位的要求。各固化体之间要有共同就位道，因此选择基牙时，应注意以下问题：

1. 基牙的支持作用　固定义齿基牙的支持能力，应以牙周支持组织能够承担的限度为依据，即维持在牙周储备力能承担的限度范围，这样才能维持牙周组织健康。若负担超过牙周支持组织生理限度将损害基牙，这是固定义齿设计中的一条重要生理原则。为使义齿符合这一原则，决定基牙数目很重要。有学者曾提出以牙周膜面积决定基牙的数目，即基牙牙周膜面积的总和应等于或大于缺失牙牙周膜面积的总和，否则容易引起基牙创伤。

2. 基牙的固位作用　基牙的牙冠必须有足够的牙体组织、适宜的形态和良好的组织结构，以备装戴固位体，其具体要求如下：

（1）牙冠应有适当的高度、形态、组织结构正常。

（2）牙根以长、大、多根为佳，冠根比例为 1∶2 或 2∶3 较理想。

（3）牙周组织健康，牙髓无病变或已经过完善的根管治疗。

（4）牙周膜是固定义齿得以支持的基础，所以临床上常用牙周膜面积衡量一个牙齿的健康状况，牙周膜的面积与牙根数目、大小、长短有关，牙周膜面积可作为基牙选择的参考。

（5）基牙的咬合：基牙在牙列中的位置、方向及咬合关系良好。长期无功能或咬合过紧的牙齿，不容易预备出足够固位形的牙齿不宜选作基牙。

（二）固位体的设计

固位体是固定义齿基牙上制作的全冠、部分冠、桩冠、嵌体等，起固位和传导𬌗力作用。

1. 固位体设计应注意的问题

（1）有良好的固位形和抗力形。

（2）能恢复基牙的功能和形态。

（3）固位体固位力大小的设计应与𬌗力的大小、桥体的长度和曲度相适应。

（4）双端固定桥和两端基牙固位体的固位力应基本相等。

（5）各固位体应有共同就位道。

（6）基牙如有龋坏或畸形应一并修复，并且要注意防止基牙折裂。

（7）牙冠严重缺损的牙在完善根管治疗基础上先形成桩核，再在其上做固位体。

（8）倾斜基牙可先行矫正或做套筒冠固位体（图 9-27）。

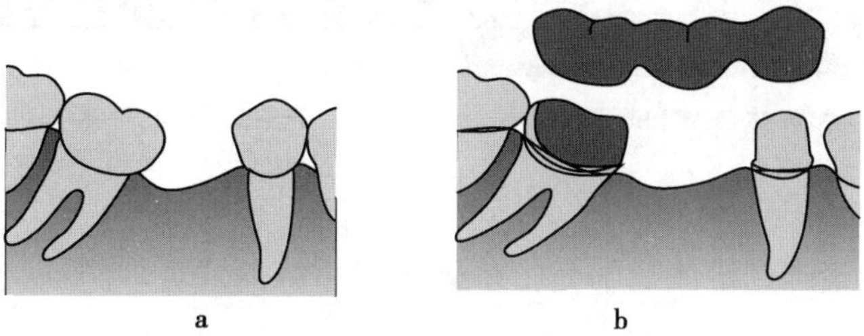

图 9-27　套筒冠矫正倾斜基牙就位道

a. 无共同就位道；b. 通过内冠形成共同就位道

2. 固位体的类型　可根据固位形式的不同分为 3 大类：

（1）冠内固位体：即嵌体，常用于基牙长且大、本身已有龋坏，缺牙间隙小，𬌗力不大，必须用嵌体作固定桥或半固定桥的情况（图 9-28）。该固位体的特点为磨除基牙的牙体组织较多，其固位力小，且边缘线较长，年轻患者应慎用。

（2）根内固位体：即桩冠，它适用于基牙牙冠大部分缺损；牙冠变色、牙髓已有病变，并经过完善根管治疗的牙齿。其固位力良好、美观。根内固位体固位力的大小，与桩的长度有关，桩越长则固位力越强，桩长可达到根尖 1/3 处。

（3）冠外固位体：即全冠、部分冠。冠外固位体的基牙制备是在其牙体组织表面，依靠固位体的组织面与基牙表面的密切接触获得固位。主要有金属全冠、金属烤瓷全冠、全瓷冠。金属全冠主要用于后牙，金属烤瓷全冠和全瓷冠因其与天然牙颜色相近或一致，美观、耐磨，是既适用于前牙也适用于后牙。

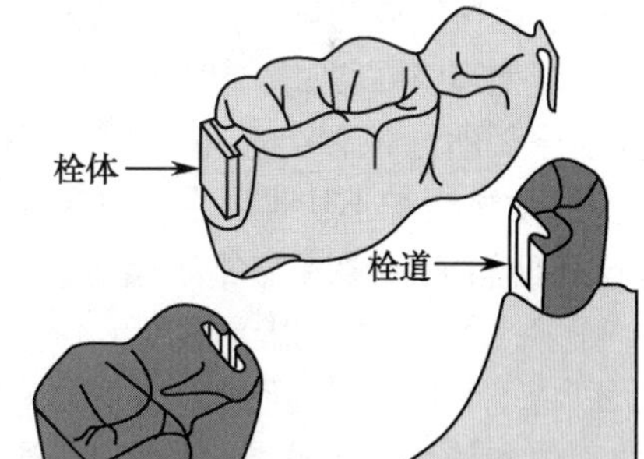

图 9-28　冠内固位体

（三）桥体的设计

桥体即人工牙，是固定义齿修复缺失牙的形态和功能的重要部分，它既要合乎美观要求，又要有足够的机械强度，且化学性能稳定，生物相容性及自洁作用应良好。

1. 桥体𬌗面的设计　桥体的𬌗面即桥体的咬合功能面，包括上前牙的切嵴及舌面、下前牙切嵴及后牙𬌗面。𬌗面形态及与对𬌗的咬合关系，直接影响功能的恢复。

桥体应正确恢复𬌗面形态，如果基牙条件欠佳可酌情减小𬌗力，即减小颊舌径，以减小𬌗面面积；减小舌侧近远中径，扩大舌侧外展隙；减小牙尖斜度，以减小侧向力；加深颊舌沟及副沟，使食物容易溢出。

2. 桥体龈面的设计　桥体的龈面是与缺牙区牙槽嵴相对或接触的部分（图 9-29）。根据龈面与牙槽嵴的关系不同，分为接触式桥体（鞍式和改良鞍式）及悬空式桥体（卫生桥）。

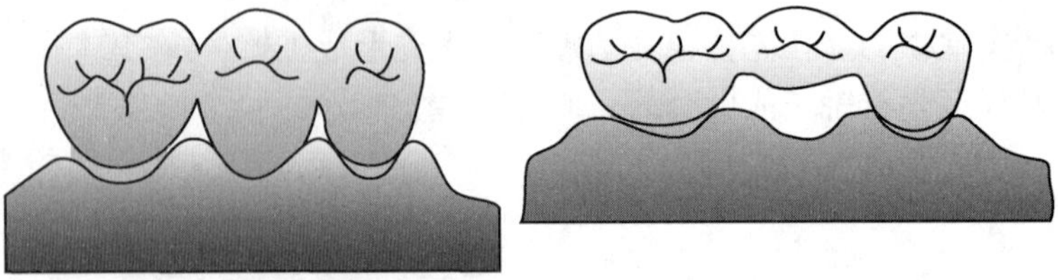

接触式桥体（鞍式和改良鞍式）　　悬空式桥体（卫生桥）

图 9-29　桥体的龈面与牙槽嵴

3. 桥体轴面的设计　桥体的轴面指桥体的唇（颊）面或舌（腭）面，设计时应注意以下问题：

（1）正确恢复外形突度，避免过突或突度不足。

（2）在不影响美观的情况下，尽量扩大外展隙，以利于自洁。

（3）桥体轴面的大小、形态、色泽及排列位置应与同名牙对称，与邻牙协调。

如缺牙间隙异常时，可采用以下措施以达到改善美观的目的：①缺牙间隙过大，轻者可通过加大邻间隙，加大桥体唇面的突度，加深纵向发育沟，利用视觉差达到改善美观的目的，重者可酌情添加 1 个小牙。②缺牙区间隙过小，可选磨基牙的邻面，减小唇面突度，也可视情况将桥体适当地扭转或与邻牙重叠等方法来改善视觉效果，使桥体牙的形态、大小接近同名牙。

4. 桥体唇颊面颈缘线的位置应与邻牙相协调　拔牙后牙槽骨吸收较多时，如果将桥体牙排在原天然牙位置会显得过长，尤其是前牙，如果将桥体牙颈部偏向舌面，虽然牙冠长度一致，但颈缘线却不协调。临床上可将牙排在原天然牙的位置，加大唇面龈 1/3 至中 1/3 突度，这样使唇面颈缘线与邻牙相协调，视觉上牙长度也减小了。

（四）固定义齿的临床操作

1. 基牙预备　基牙牙体预备的好坏，是决定固定义齿修复能否成功的重要步骤，它与桥的固位和使用有着直接的关系。固定义齿的基牙预备基本上与用于牙体缺损修复的人造冠、嵌体的牙体预备要求一致，但必须有共同就位道，并且适当增加固位力。

2. 制取印模、灌注模型。

3. 制作暂时性固定桥。

4. 技工完成固定义齿。

5. 试戴、调𬌗、粘固。

第三节　牙列缺损的活动-固定联合修复

一、附着体义齿

附着体是指一种由互相匹配的两部分组成（阴性和阳性），通过内锁结构结合在一起的义齿固位装置(图 9-30)。它可以作为可摘局部义齿的固位体使用,也可作为固定义齿的连接体使用。

附着体阴性和阳性之间的相互动度只限于垂直方向,没有侧向和旋转的动度。

由于附着体取代暴露的卡环等固位装置,无论是修复体的固位还是美观都有很大改善。

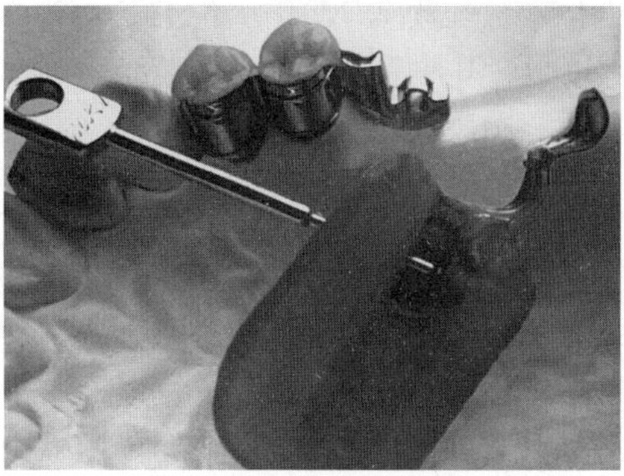

图 9-30　附着体义齿

(一) 附着体的分类

目前已有多种多样的附着体应用于临床中,根据附着体的形态设计形式等有多种不同的分类方法(图 9-31)。

1. 根据附着体的制作精度分类　可分为精密附着体和半精密附着体。

2. 根据附着体的形态分类　可分为栓体、栓道式附着体;杆式附着体;按扣式附着体;磁性附着体等。

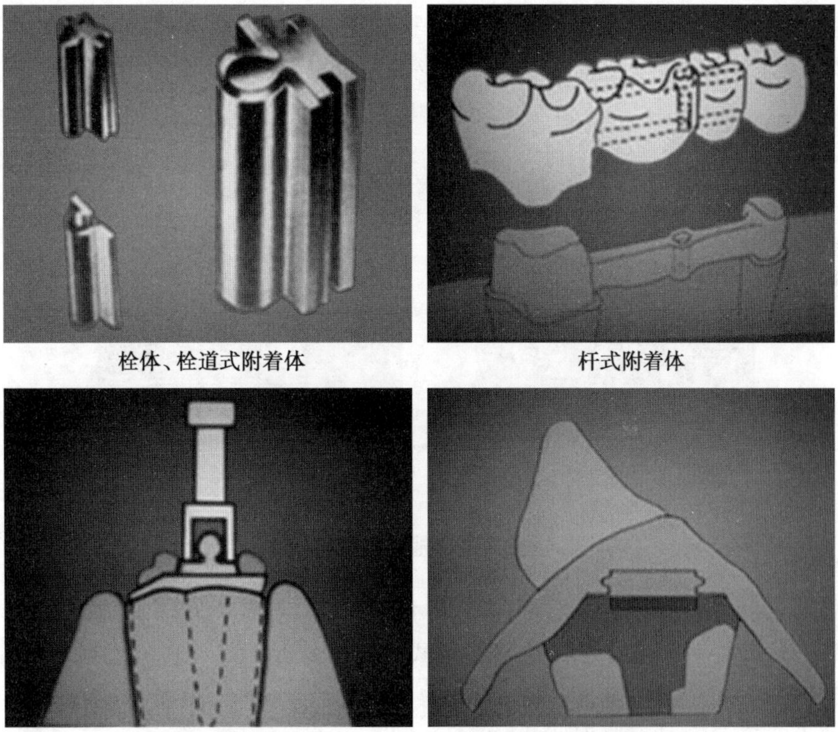

栓体、栓道式附着体　杆式附着体

按扣式附着体　磁性附着体

图 9-31　附着体的形态

3. 根据附着体阴、阳性结合的紧密度分类　可以分为硬性附着体和弹性附着体。硬性附着体主要指精密的冠内附着体,阴、阳性结合紧密,两者之间在功能状态时几乎没有任何动度。弹性附着体是指附着体的两部分之间可以有一定程度的动度,或者在附着体的结构中加入铰链、弹簧或弹性高分子材料垫等装置，以获得缓冲功能，避免基牙的过度负荷。

4. 根据附着体与基牙的位置关系分类　分为冠内附着体、冠外附着体、根上附着体。

（二）附着体的选择

附着体在咬合方向的长度称为附着体高度，通常是选择附着体形式的主要依据之一，其次是附着体的大小。附着体一般分为前牙、前磨牙、磨牙三个不同宽度。附着体的宽度是指其位于基牙牙冠部分（多为附着体的阴性部分）的颊舌向距离。按不同类型的牙齿选择附着体的型号，对于栓体、栓道式的附着体，要获得足够固位力，附着体应具有 5 mm 的高度，附着体的龈底壁距牙龈应有至少 2 mm 的距离，否则易产生牙周组织的损害。总之，附着体的选择应综合不同的临床情况以及各类附着体的不同要求来决定。

许多附着体的高度都可以进行调整以适应不同的牙冠高度，也为选择附着体提供更大的余地。

（三）附着体义齿的设计

包括基牙选择、附着体种类、连接体类型、支架基托的设计及人造牙的材料类型的选择。

1. 冠内附着体修复　冠内附着体是指附着体位于人造牙冠内的部分（通常为附着体的阴性部分，即栓道等结构）完全位于牙冠的自然外形轮廓之内，没有突出于牙冠自然形态之外的结构（图 9-32）。附着体分为两部分结构，即阴性结构为栓道，置于基牙牙冠内；阳性结构呈栓体形态，与可摘义齿的支架连接。义齿就位时，栓体沿着栓道方向插入栓道内，两部分结构形成刚性连接。冠内附着体的固位力主要靠栓体与栓道间的摩擦力所产生。

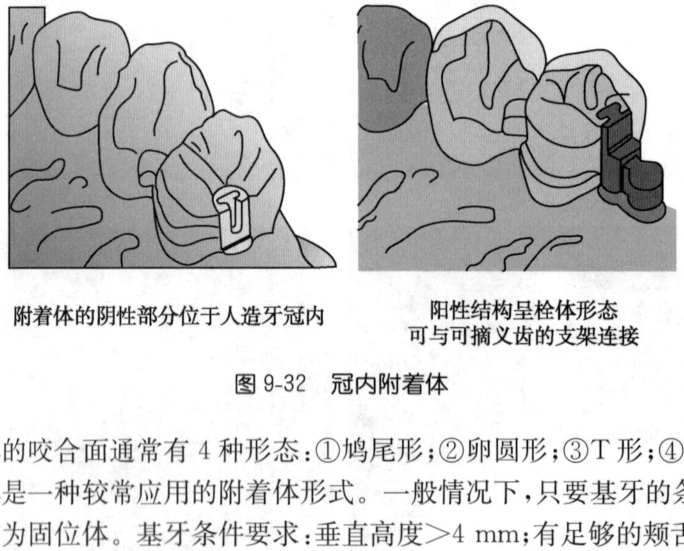

图 9-32　冠内附着体

冠内附着体的咬合面通常有 4 种形态：①鸠尾形；②卵圆形；③T 形；④H 形。

冠内附着体是一种较常应用的附着体形式。一般情况下，只要基牙的条件允许，均可以用冠内附着体作为固位体。基牙条件要求：垂直高度>4 mm；有足够的颊舌径。同时，要根据牙髓腔的大小来确定是否要保留活髓。

2. 冠外附着体　冠外附着体是指附着体的固位装置突出于牙冠的自然外形之外的附着体（图 9-33）。冠外附着体置于基牙牙冠近中或远中处，缺牙区近基牙的人工牙或基托内。附着体的阳性结构与基牙上的全冠修复体连接成整体，阴性结构与义齿的支架连接，两部分结构结合形成刚性或弹性连接。其固位形式根据附着体的设计有所不同，冠外附着体有锁式固位、弹簧珠固位、铰链式固位及摩擦固位等不同形式。

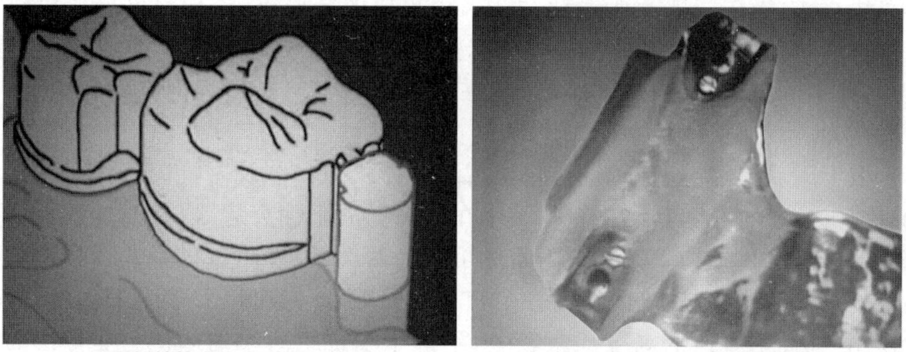

图 9-33　冠外附着体

冠外附着体的应用对基牙大小的要求不高，主要受到牙槽嵴高度和宽度的影响，多用于可摘局部义齿。冠外附着体的主要作用是固位作用，由于其结构设计较为灵活，易于设计应力中断、扣锁等装置，故多应用于游离端义齿，以减少基牙负担。在非游离端义齿中也可应用。

当前的多数冠外附着体是厂家生产的成品。其人造冠部分与人工牙冠整体铸造，并突出于牙冠自然外形之外；其余部分包裹于义齿的塑料基托之内，与冠外部分相吻合。两者之间可采用一些槽、洞、栓等固位装置。由于冠外附着体便于设计铰链或弹性连接等应力中断装置，因而对于那些需要减轻基牙受力的患者，尤其是游离端缺牙病例，具有较好的作用。

3. 根上附着体　根上附着体有多种类型，附着体由固定在根管桩上的阳性或阴性结构和安置在义齿基托组织面内的阴性或阳性结构组成（图 9-34）。其固位力产生原理根据附着体结构而定，如杆臼式附着体的臼状结构在通过杆的外形凸起时发生弹性形变，义齿就位后臼状结构恢复原来形状，对杆形成卡抱起到固位作用；磁性附着体其固位力，由设置在牙根上的衔铁和义齿基托组织面上的闭路磁体，两者形成磁引力所产生。

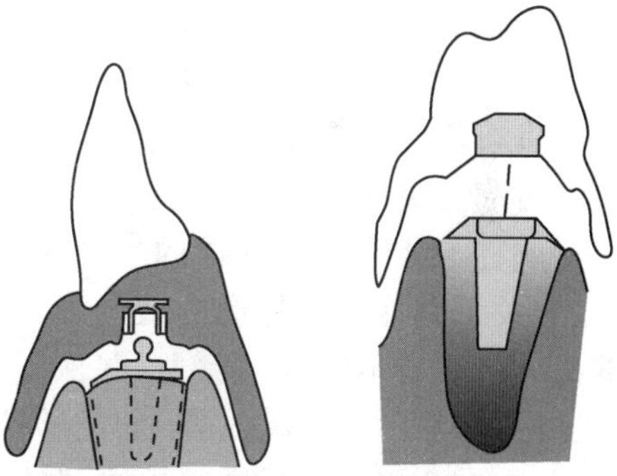

图 9-34　根上附着体

根上附着体是指应用于经牙髓治疗后保存的残留牙根上的机械固位装置，主要用于覆盖义齿。包括按扣（杆臼）式附着体、杆式附着体和磁性附着体。

口腔内多数牙齿缺失，余留牙齿的牙冠组织又不足以进行人造冠修复时，可采用根上附着体的方法进行覆盖义齿修复。采用附着体固位的覆盖义齿具有良好的固位力，可减小义齿的基托面积，患者感觉舒适，并且咀嚼功能恢复好。

（1）根内桩钉的制作方法通常有以下 3 种：①常规铸造方法：制作根内桩钉和上部结构的蜡型铸模，包埋、铸造。附着体的根面上部结构可与根内钉整体铸造，也可以分成两部分制作，然后用螺丝固定或焊接在一起。②采用预成的塑料铸模：各公司生产的塑料铸模通常都配有相应的钻头用于基牙牙根的根管预备，以确保桩钉的密合。此方法同常规的铸造法相比，操作步骤大为简化。③采用预成的金属桩钉：成品的金属桩钉具有良好的机械强度，可以做成较小的直径，带有配套的钻头，根管内牙本质组织的磨除量较小，因而对牙齿的抗力性能影响较小。现在多数成品金属桩钉表面都带有螺纹，能提供较大的固位力。

（2）根上附着体的类型分为按扣式附着体、杆式附着体及磁性附着体。①按扣式附着体：又称杆臼式附着体，其结构包括一个在根面上的阳性突起，以及与之匹配的位于义齿基托内的阴(凹)性结构。按扣式附着体可分为两类：弹性附着体和非弹性附着体。弹性按扣式附着体的阴、阳性之间留有一个较小的间隙，使其可以有一定的动度，对咬合力有缓冲作用，弹性附着体的高度通常较大，不适于咬合距离小的病例。非弹性的按扣式附着体的阴、阳性之间没有间隙，其体积通常较小，可用于咬合距离较小的位置。按扣式附着体的种类多种多样，结构简单，制作方法容易掌握，费用低，并且能够提供较好的固位力，对基牙牙根的扭力较小，并能对咬合力起到缓冲作用，临床应用效果较好。其不足之处包括：摘下义齿后，附着体的阳性部分暴露在口腔之中，患者有不适感；附着体的阳性部分损坏后不易取出修理。②杆式附着体是用越过无牙区的金属杆将两端基牙上的金属顶盖连接在一起的附着体。这种附着体能增强覆盖义齿的固位、支持和稳定，对松动基牙有夹板固定作用，可使𬌗力分散，减轻单个基牙的负荷。当牙弓上余留的自然牙数量较少，而余留牙的牙周情况又不允许进行人造冠修复时，可对余留的自然牙进行牙髓治疗(对颌间距离较大者可保留活髓)，降低牙冠高度，覆盖金属帽(或以桩核辅助修复)，用越过无牙区的金属杆将余留牙根上的金属顶盖连接起来，在义齿的组织面嵌有与金属杆卡抱的锁卡，义齿戴入后，杆、卡锁合使义齿固位。当口内的余留牙很少时，采用常规的卡环式固位体往往对基牙的损害较大，并且义齿的稳定性也不理想。而采用杆式附着体进行修复，降低基牙的牙冠高度，增加根冠比例，从而减小基牙的侧向受力；同时金属杆可起到夹板的作用，稳定基牙。杆式附着体可对修复体提供良好的固位和稳定作用。影响杆卡式附着体选择的一个主要因素是缺牙间隙的空间大小，在不影响垂直距离、咬合关系和修复体外形的情况下，应尽量选择尺寸较大的附着体。合理的杆式附着体修复体应具有足够的固位力，并保证杆、卡本身的强度。在间隙跨度较大时应选择直径较大的金属杆以保证金属杆的足够抗力。杆式修复体的主要缺陷在于不利于口腔卫生的清洁，在金属杆与牙槽嵴顶之间的间隙和基牙周围易堆积食物残渣，若长期清洁不良，会造成软组织的增生肥大。③磁性附着体是由一对异极磁体所组成。一极嵌入义齿内，称为固位体。另一极则固定于牙根内，称之为衔铁。当义齿戴入口腔内时，因磁体的吸力而使义齿就位，并产生固位力。磁性附着体有缓冲型与非缓冲型两种类型。缓冲型磁性附着体的闭路磁体与基托结合处有缓冲装置，允许在受力时有可动性，可减少基牙的受力。

（四）附着体义齿的制作

附着体义齿的制作，根据医师选择附着体的类型，其制作方法有所不同。

1. 附着体与义齿支架的连接

（1）成品精密附着体：即附着体的阴性和阳性部分均为金属成品件。此类附着体与基牙金属冠或金属基底层的连接部分，通过金属材料包裹固定将其连接成整体；另一部分与可摘义齿支架通过整铸形成物理结合或用金属焊接材料连接。

(2) 半成品精密附着体:即附着体的一部分为树脂预成品件,它需同基牙的金属基底层或金属冠蜡型连接,通过铸造形成整体金属件,附着体另一部分可通过多种连接方式与可摘义齿支架连接。

(3) 自制精密附着体:即附着体的阴性和阳性结构部分,通过研磨仪对附着体蜡型形态进行修整研磨形成锥形,然后再对铸造后的铸件做研磨修整,完成附着体部件制作;其附着体与基牙基底冠或金属全冠连接部分成为一个整体。

(4) 根面附着体:根面附着体的阴性或阳性结构与根管桩的蜡型连接整铸完成,而附着体的另一部分结构一般通过树脂与义齿的基托连接(图 9-35)。

2. 附着体与义齿的共同就位道　由于附着体的精密度对义齿共同就位道要求很高,为达到义齿在口腔内摘戴自如,同时保持修复体中附着体阴、阳性结构之间的密合度,附着体义齿制作过程必须在平行研磨仪上进行,使完成后的可摘义齿中附着体结构,能与固定在基牙上的附着体结构吻合,义齿摘戴顺利。

附着体义齿的其他制作步骤与方法与固定义齿以及可摘局部义齿相同。

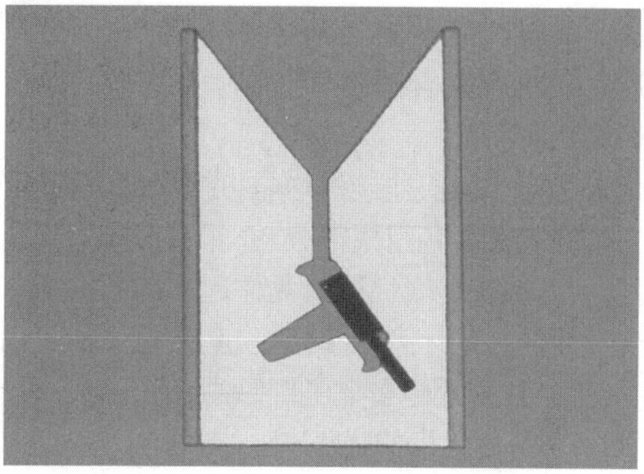

图 9-35　根上附着体的包埋铸造

(五) 试戴

1. 初戴　附着体义齿的初戴有其特点,一般冠外附着体义齿和冠内附着体义齿,在初戴时需将附着体义齿的两部分精确结合,再将连接附着体的基牙牙冠粘结于基牙上。根面附着体义齿,先将连接根面附着体结构的根管桩粘结在基牙根管内,然后再将另一部分附着体结构固定于义齿基托的组织面内。

2. 附着体义齿初戴时必须注意的问题　附着体义齿初戴时附着体阴性和阳性结构必须吻合,以达到原修复设计要求;应先对义齿作咬合调整,达到正中咬合时无早接触,前伸、侧向㿻运动时无障碍,然后再做牙冠粘固;附着体义齿在做牙冠粘固时,注意粘结剂不能渗入附着体周围或附着体阴性与阳性结构之间,以免粘结剂固化后义齿无法摘下;牙冠粘固前,应向患者做义齿摘戴示范,以便在粘固后能取下可摘义齿部分;附着体义齿牙冠粘固后,立即去除多余粘固材料,嘱患者 2 小时内不宜取下附着体义齿的可摘义齿部分。

附着体义齿的其他初戴要求与固定义齿和可摘局部义齿相同。

二、套筒冠

套筒冠义齿是指套筒冠为固位体的可摘义齿。套筒冠固位体由内冠及外冠组成,内冠粘固在基牙上,外冠与义齿其他组成部分连接成整体,义齿通过内冠与外冠之间的嵌合作用产生固位力。使义齿取得良好的固位与稳定。义齿的支持由基牙或基牙与基托下组织共同承担。

套筒冠固位体的研究与临床应用已有较长历史,各种形态的套筒冠固位装置相继推出,目前圆锥型套筒冠被修复学界认可为较理想的固位体。该固位体内冠为圆锥形，内冠与外冠之间形成嵌合作用，固位力可以调节，采用该固位体的义齿稳固性好，能较好地恢复咀嚼效能。

（一）套筒冠义齿的组成

套筒冠义齿一般由套筒冠固位体、人工牙、桥体、基托、连接体等部件组成（图 9-36）。套筒冠固位体由内冠与外冠组成。金属内冠粘固在基牙上，外冠与内冠之间密合嵌合形成固位力，为义齿提供固位作用。

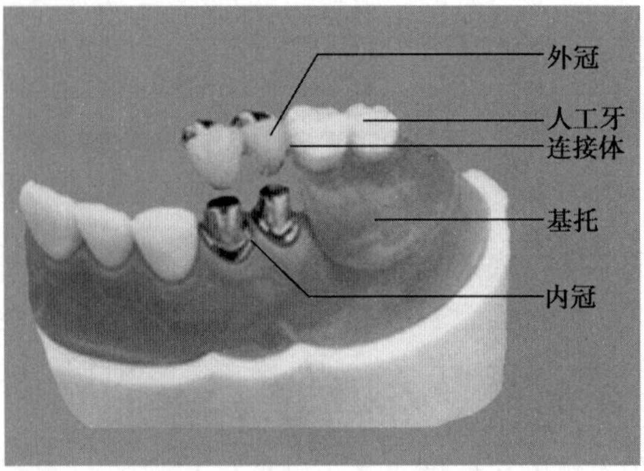

图 9-36　套筒冠义齿的组成

人工牙、基托、连接体均与可摘局部义齿相似。桥体与固定桥相似。

套筒冠义齿各组成部分，并非在套筒冠义齿设计制作中都存在，如牙列无缺损的牙周病修复治疗，圆锥型套筒冠修复体起牙周病夹板作用，其修复体只由固位体与连接体组成。又如少数牙缺失的牙列缺损修复，套筒冠义齿可由固位体、人工牙（桥体）和连接体组成。

（二）套筒冠修复体的优缺点

1. 套筒冠义齿的优点

（1）固位力调节和维持：套筒冠的固位力可根据义齿所需的固位力进行调节。特别在多基牙情况，可通过内冠的角度调整，调整固位效果。固位支持型固位体的内冠内聚度为6°，而支持型固位体的内冠内聚度为 8°。不会因基牙数多，使修复体摘戴困难；反复摘戴摩擦，不会降低密合度，因此能保持固位体的固位力。

（2）基牙的保护：龋坏基牙在去净龋坏后，牙体组织缺损面积大的患牙经根管充填后，制作的桩核等用内冠覆盖起来，可防止牙体折断或继发龋。

（3）基牙有高度抛光的金属内冠覆盖，义齿摘下后，内冠表面容易清洁，菌斑不易附着，可防止龈缘炎的发生。并且套筒冠义齿将𬌗力通过基托和固位体传递到牙槽骨和基牙上，分散𬌗力，其牙周夹板的作用，还可使基牙的单牙运动变成整体运动，增加基牙承受𬌗力的能力，因此，有利于牙槽骨的保存和健康。

（4）套筒冠义齿可将由于部分牙缺失未及时修复造成的倾斜牙、伸长牙进行调整，恢复患者正确的咬合关系，对𬌗面、切缘过度磨耗者，亦可恢复正常的垂直距离，从而解除颞下颌关节的临床症状。

（5）套筒冠义齿由于充分利用了口内残余的天然牙作基牙，因此，基托范围较小，口腔异物感小，对味觉及发音的影响小。

（6）美观：与卡环固位体可摘局部义齿相比，金属暴露少，对美观影响小。缺牙区的牙体颜色可根据邻牙颜色或肤色作调整，也可通过固位体的制作调整基牙的形态与色泽，得到自然美观的效果。

（7）义齿制作和修理：义齿的制作难点在内冠内聚角度的控制，采用内冠角度的测量工具和研磨器械，容易达到内冠要求。义齿损坏后，可取下修补。

2. 套筒冠义齿的缺点

（1）牙体预备量大：按内冠的预备要求，牙体预备时削磨的牙体组织量较多。若有活力的基牙在进行预备时难度大，容易损伤基牙牙髓组织。

（2）内冠金属暴露：将修复体取出清洁时，金属内冠暴露，影响美观，因此在制作修复体前，须向患者解释，使其有心理准备。颈缘有时也会有金属线暴露，影响美观。

（3）美观、咀嚼、发音影响：套筒冠义齿取出后，有些患者将失去咬合关系和正中𬌗时垂直距离降低，从而失去部分或全部咀嚼功能，同时影响美观和发音。

（三）套筒冠义齿的适应证和禁忌证

1. 套筒冠义齿的适应证　套筒冠义齿适用范围很广，但义齿制作的工艺要求较高，费用较贵，在采用该修复方法作修复设计时，应根据缺牙区、基牙、牙周组织健康状况，患者对修复的具体要求，综合分析，慎重选择。

（1）多数牙缺失，少数牙余留的牙列缺损修复可选用。

（2）𬌗重建修复：套筒冠义齿在𬌗重建中有其特殊效果。同时，在过渡性治疗性套筒冠义齿𬌗重建的修复治疗期间，可对咬合关系不断进行调整，使颞下颌关节、𬌗、咀嚼肌三者之间达到协调，恢复咀嚼效能。

（3）牙周病及牙周病伴牙列缺损修复：牙周病和牙周病伴牙列缺损病例，经牙周病综合治疗后，采用套筒冠义齿修复，套筒冠义齿的内冠金属表面高度抛光，牙与牙之间有较大间隙，患者容易清洗，因此可以有效地控制菌斑形成，同时夹板的固定效果与固定夹板相似，因而对这类患者尤其适合，可控制牙周病的复发。

（4）先天性牙列缺损者，经整复手术后，牙列畸形仍然存在，影响美观和功能，采用套筒冠义齿修复可使牙列畸形得到改善。

（5）颌骨部分切除伴牙列缺损者，使用卡环固位的修复体修复时，固位体安放在单侧牙弓的基牙或少数基牙上，缺损部修复后无强有力支持，固位体容易形成支点，影响余留牙的健康及修复后的效果。用套筒冠义齿修复，可降低因支点形成的翘动和摆动，有效地提高咀嚼功能。

2. 禁忌证

（1）牙周病患者未经牙周病综合治疗或牙周病炎症未控制者，不宜采用套筒冠义齿修复。

（2）伸长倾斜牙在未做活髓摘除根管治疗前，不宜采用套筒冠义齿修复。

（3）年轻人的恒牙，髓室和根管都较粗大，髓角相对较高，根尖孔大，不宜采用套筒冠义齿修复。

（4）龋齿未经治疗，义齿承托区及其周围组织有黏膜疾患或其他疾病，不利义齿戴入者，不宜采用该修复方法。

（四）套筒冠义齿的设计

套筒冠义齿固位体的形式和作用与普通可摘局部义齿不同，但它仍然属于可摘局部义齿，因此，设计的基本原则与可摘局部义齿的设计原则基本一致。

1. 基牙的选择

（1）基牙的选择：套筒冠固位体对基牙的牙冠要求不高，各种牙冠形态通过内冠的牙体预备，都能选作为基牙。基牙的选择与普通可摘局部义齿相同。

（2）基牙的类型：套筒冠义齿根据牙列缺损类型、基牙的条件和义齿设计的要求将基牙分为两类:①固位支持型基牙:此类基牙的牙周组织较健康,牙周膜面积较大,提供固位与支持是其主要作用;②支持型基牙:此类基牙的主要作用是为义齿提供支持,套筒冠义齿除固位支持型基牙外,其余均属于支持型基牙。

2. 套筒冠固位体设计　套筒冠固位体的内冠粘固在基牙上,外冠随内冠的内聚方向就位,当内外冠密合嵌合时产生固位力,同时固位体外冠将恢复该基牙的解剖形态,达到应有的效果。

固位体应具备的条件:

(1) 内冠轴面要求:内冠按设计要求,必须达到应有的内聚度,且内冠轴面和𬌗面应该平整光滑,不能出现轴面的凹陷或突度,而影响固位体内外冠之间的密合嵌合。

(2) 外冠形态要求:外冠应恢复该基牙的解剖形态和正确的咬合接触关系。

(3) 内外冠接触要求:内外冠之间的接触关系取决于设计。非缓冲型套筒冠固位体的内外冠之间应密合,以保证固位体的固位力。缓冲型套筒冠固位体的内外冠应保持一定的间隙,保证固位体有缓冲作用,减小基牙牙周支持组织的负荷。

(4) 内外冠颈缘要求:圆锥型套筒冠固位体的内外冠边缘应光滑,边缘位置正确,不宜过长而压迫龈组织,也不宜过短使颈部牙体组织暴露,不能形成悬突,影响自洁作用。

(5) 材料性能:固位体内外冠所选用的材料应相同,生物相容性好。

3. 内冠设计

(1) 内冠内聚度:固位支持型固位体的内冠内聚度为6°,而支持型固位体的内冠内聚度为8°。

(2) 内冠冠壁厚度:内冠冠壁厚度一般约在0.3 mm。

(3) 固位体颈缘:固位体内冠颈缘与基牙颈部的斜面肩台密合接触。外冠颈缘除金属固位体外,金属烤瓷和金属树脂外冠唇颊侧都需有金属颈缘保护线,使义齿摘戴不会引起瓷层或树脂层折裂。金属保护线宽度一般在0.2～0.4 mm。

4. 人工牙设计　人工牙的排牙要求与固定义齿和可摘局部义齿相同。

5. 连接体设计　套筒冠义齿的连接体,按义齿设计的支持形式不同而有所区别。混合支持式套筒冠义齿的连接体同可摘局部义齿,可分为大连接体和小连接体,基牙支持式套筒冠义齿的连接体同固定义齿,桥体与固位体之间形成固定连接体。

6. 基托设计　混合支持式套筒冠义齿的基托与可摘局部义齿的设计要求基本相同。但在牙周病伴牙列缺损病例,缺失牙多,牙周组织破坏吸收较多,采用缓冲型套筒冠义齿设计时,必须考虑扩大基托面积,减少患牙承受的𬌗力。若义齿的基牙多,牙周组织状况较好,基托的面积可小于可摘局部义齿。

(五) 套筒冠义齿的制作

套筒冠义齿制作前,根据每个患者的缺牙数目、余留牙健康状况、咬合关系等制定修复方案。虽然每个患者的修复设计方案有所差异,但临床制作步骤基本相同。

1. 修复前检查、诊断　修复前应对口腔的硬软组织情况做仔细检查,分析该病例是否符合套筒冠义齿修复的适应证。一般需要检查余留牙情况、基牙的健康状况、缺牙区的软组织状况、缺牙区牙槽骨状况及患者的咬合时有无早接触或咬合运动障碍等。

2. 修复前准备　修复前准备与可摘局部义齿基本相同。作出义齿设计后,根据设计,按常规制作树脂临时套筒冠义齿。

3. 义齿制作　套筒冠义齿制作方法与步骤有多种，如在工作模型上同时制作内冠、外冠和修复体，临床上初戴时粘固内冠；又如在工作模型上先制作内冠，并粘固在基牙上，然后制作外冠和修复体等。

（1）基牙预备：按两种类型基牙内冠的内聚度要求行牙体预备。各基牙之间应有共同就位道。

（2）临时义齿修复：口内制作套筒冠临时义齿，待自凝塑料固化后摘下，修整基牙颈部多余塑料，义齿抛光，再将义齿戴入口内做正中、侧向咬合调整至合适，完成临时义齿初戴。临时义齿的初戴同时也可起到检验共同就位道作用。

（3）工作模型：基牙牙体预备完成，用硅橡胶印模材料取模，印模必须达到清晰和准确，特别是颈缘完整清晰。用人造石灌注模型（图 9-37）。

（4）内冠制作：内冠制作与烤瓷冠的底冠制作基本相同（图 9-38）。

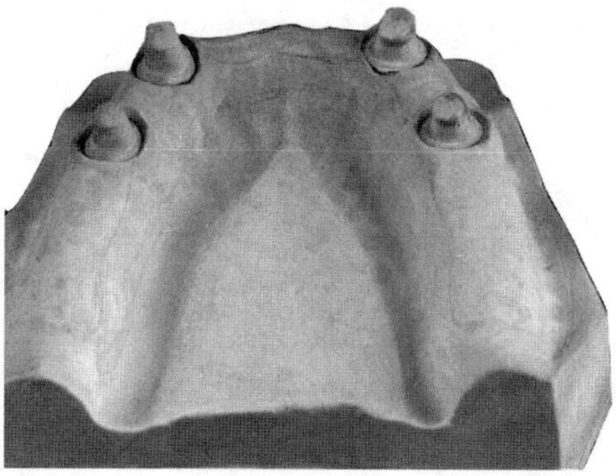

图 9-37　套筒冠义齿的工作模型

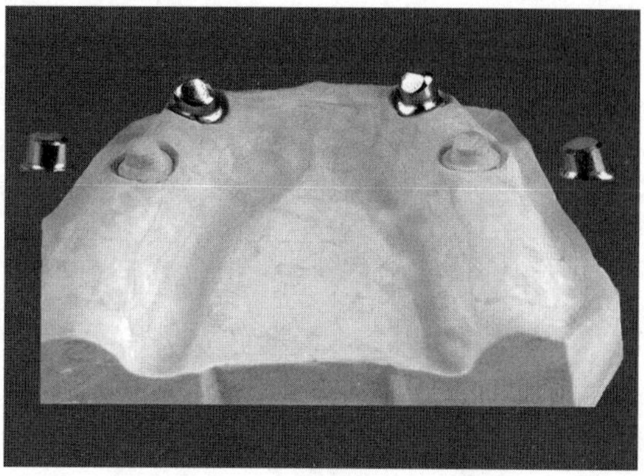

图 9-38　套筒冠义齿的内冠

（5）内冠的粘固：将完成的金属内冠放置在口腔内基牙上试合、检查内冠颈缘与基牙颈缘是否密合，连接是否完整，有无过长或缺损。待试合合适，将各内冠粘固于基牙上。

（6）临时义齿修整：基牙内冠粘固后，调整临时义齿外冠组织面，自凝树脂衬垫，使义齿合适就位。

（7）修复体制作：用硅橡胶印模材料取口内印模，印模要求同内冠印模。灌注人造石，形成工作模型，作咬合记录。交技工室或加工厂，按金属烤瓷外冠基底层的要求，制作固位体外冠蜡型，再按修复体支架的设计，完成网状结构和基托蜡型。然后将固位体蜡型与支架蜡型连接成整体，铸造金属外冠基底层和支架。金属修复体支架需要在口内试戴，检查其合适情况。若试戴合适，再复查正中𬌗位时咬合关系是否正确，如有

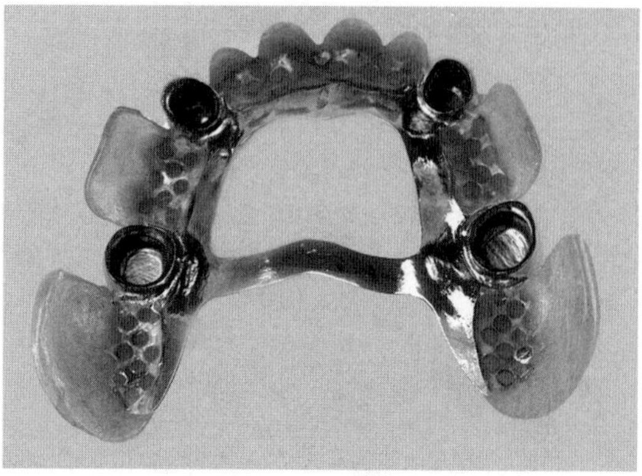

图 9-39　套筒冠义齿

误差，必须纠正。将正确𬌗位记录转移至𬌗架。按𬌗关系塑形固位体外冠形态，然后在缺牙区根据𬌗关系排列人工牙，按可摘局部义齿制作方法完成修复体制作。

(8) 将已完成的套筒冠义齿戴入口内，检查义齿的固位力和稳定性；基托与黏膜之间的密合度；义齿外冠和人工牙与面型是否协调，牙色泽是否与对𬌗牙或邻牙协调，咬合关系是否正确等，完成套筒冠义齿的修复(图 9-39)。

(张　蓉)

10 第十章 牙列缺失的美容修复

牙列缺失会严重影响人的咀嚼、发音和美观，若不能及时修复，患者常会出现自卑、抑郁等心理障碍，影响正常的工作、社交和生活。因此，为牙列缺失患者制作一副既能恢复咀嚼功能又能改善面容的全口义齿，修复才能产生逼真的美学效果，是保证患者身心健康，促进人体美的必要手段。

第一节　全口义齿相关理论和基础知识

全口义齿相关理论和基础知识通常包括无牙颌的解剖标志、无牙颌组织结构的特点与全口义齿修复的关系和全口义齿固位、稳定的原理及影响因素。

一、无牙上下颌的解剖标志

牙列缺失患者的上下颌称为无牙颌。制作全口义齿与无牙颌的解剖标志(图 10-1、10-2)有密切关系。

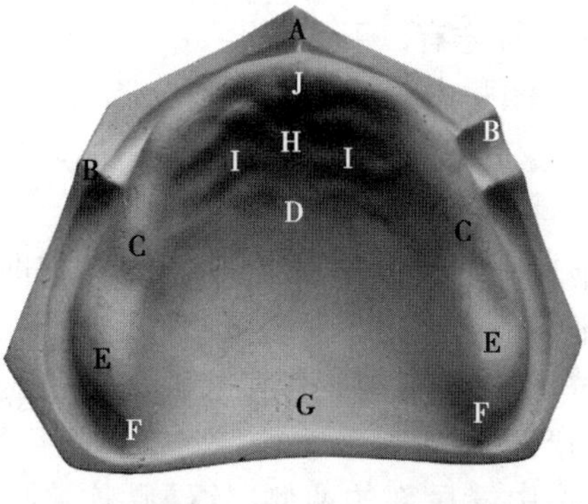

图 10-1　无牙上颌解剖标志

A. 上唇系带；B. 颊系带；C. 牙槽嵴；D. 腭中缝；E. 上颌结节；F. 翼上颌切迹；G. 腭小凹；H. 上颌硬区；I. 腭皱襞；J. 切牙乳突

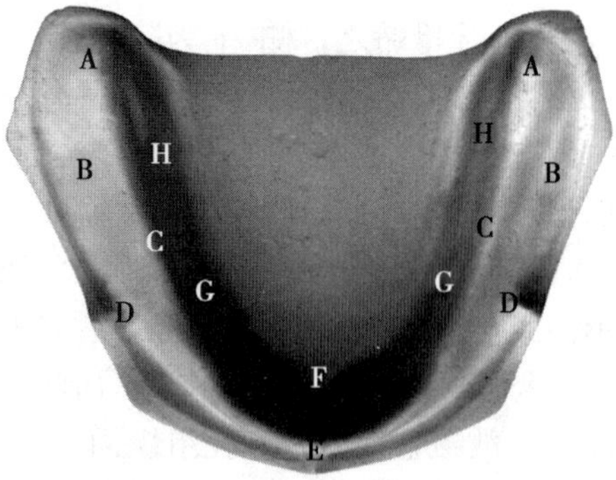

图 10-2　无牙下颌解剖标志

A. 磨牙后垫；B. 外斜嵴；C. 牙槽嵴；D. 颊系带；E. 下唇系带；F. 下唇舌系带；G. 下颌隆突；H. 下颌舌骨嵴

(一) 牙槽嵴

牙列缺失后牙槽突吸收形成牙槽嵴，承担较大的咀嚼压力。上下颌牙槽嵴将整个口腔分为口腔前庭与口腔本部。

(二) 口腔前庭

位于牙槽嵴与唇颊黏膜之间，全口义齿的唇、颊侧基托在此区内，在不妨碍唇、颊活动的情况下应尽量伸展到黏膜反折皱襞，以保证基托边缘的封闭。此区内从前向后有下列解剖标志。

1. 唇系带　位于口腔前庭内相当于原中切牙近中交界线的延长线上，为一扇形或线形黏膜皱襞。唇系带随唇肌的运动有较大的活动范围，因此全口义齿的唇侧基托在此区应形成相应的切迹，以免妨碍系带的运动而影响义齿固位。

2. 颊系带　位于前磨牙牙根部，附着在牙槽嵴顶的颊侧，呈扇形，数目不定，类似唇系带的黏膜皱襞。但较唇系带宽而扁。全口义齿的颊侧基托在此部位也应形成相应的切迹。

颊系带将口腔前庭分为前弓区和后弓区。唇、颊系带之间为前弓区，颊系带以后为后弓区。前弓区无肌肉的直接附丽，义齿边缘可伸展至黏膜反折皱襞，以不影响患者的唇运动为原则。

3. 颧突　位于后弓区相当于左右两侧上颌第一磨牙根部的骨突，表面覆盖薄的黏膜，与之相应的基托边缘应做缓冲，否则会出现压痛或使义齿以此为支点前后翘动。

4. 上颌结节　是上颌牙槽嵴两侧远端的圆形骨突，表面有黏膜覆盖。颊侧多有明显的倒凹，与颊黏膜之间形成颊间隙。上颌义齿的颊侧翼缘应充满此间隙。

5. 颊侧翼缘区　位于下颌后弓区，在下颌颊系带至咬肌下段前缘之间。当下颌后部牙槽嵴吸收已平坦时，该区又称颊棚区。此区面积较大，骨质致密。当牙槽嵴吸收严重时，骨小梁排列与𬌗力方向几乎呈直角，义齿基托在此区内可有较大范围的伸展，可承受较大的𬌗力。

6. 远中颊角区　位于咬肌前缘颊侧翼缘区之后方。因受咬肌前缘活动的限制，义齿基托边缘不能较多伸展，否则会引起疼痛，咬肌活动时会使义齿上升松动。

（三）口腔

在上下牙槽嵴之舌侧，上为腭顶，下为口底。其解剖标志有以下方面：

1. 切牙乳突　是上颌重要的、稳定的标志。位于上颌腭中缝的前端，上中切牙之腭侧，为一梨形、卵圆形或不规则的软组织突起。覆盖该区的义齿基托组织面需适当缓冲，以免压迫切牙乳突产生疼痛。

2. 腭皱　位于上颌腭侧前部腭中缝的两侧，为不规则的波浪形软组织横嵴，有辅助发音的作用。年轻人突起明显，随着年龄增大，突起渐平缓。

3. 上颌硬区　位于上腭中部的前份，骨组织呈嵴状隆起，又称上颌隆突。表面覆盖的黏膜很薄，故覆盖该区的基托组织面应适当缓冲，以防产生压痛。

4. 腭小凹　是口内黏液腺导管的开口，位于上腭中缝后部的两侧，软硬腭连接处的稍后方，数目多为并列的 2 个，左右各 1 个。上颌全口义齿的后缘应在腭小凹后 2 mm 处。

5. 颤动线　位于软腭与硬腭交界的部位，分为前颤动线和后颤动线。前颤动线在硬腭和软腭的连接区，后颤动线在软腭腱膜和软腭肌的连接区。前后颤动线之间可稍加压力，作为上颌义齿后缘的封闭区称后堤区。此区宽约 2～12 mm，平均 8.2 mm，有一定弹性，能起到边缘封闭作用。

6. 腭穹隆　成拱形，由硬腭和软腭组成。腭穹隆的形态可分为高拱形，中等形及平坦形 3 种。

7. 翼上颌切迹 在上颌结节之后，为蝶骨翼突与上颌结节后缘之间的骨间隙。表面有黏膜覆盖，形成软组织凹陷，为上颌全口义齿两侧后缘的界限。

8. 舌系带 位于口底的中线部，是连接口底与舌腹的黏膜皱襞，动度较大。全口义齿舌侧基托在此部位应形成切迹，以免影响舌的活动。

9. 舌下腺 位于舌系带的两侧，左右各一，可随下颌舌骨肌的运动上升或下降。故与此区相应的义齿舌侧基托边缘不应过长，否则舌运动时易将下颌全口义齿推起。

10. 下颌隆突 位于下颌两侧前磨牙根部的舌侧，向舌侧隆起。表面覆盖的黏膜较薄，与之相应的基托组织面应适当缓冲。

11. 下颌舌骨嵴 位于下颌骨后部的舌面，从第三磨牙斜向前磨牙区，由宽变窄。下颌舌骨嵴表面覆盖的黏膜较薄，其下方有不同程度的倒凹。覆盖此区的基托组织面应适当缓冲，以免产生压痛。

12. 舌侧翼缘区 是下颌全口义齿舌侧基托接触的部位，从前向后的解剖标志包括舌系带、舌下腺、下颌舌骨肌、舌腭肌、翼内肌、咽上缩肌。此区基托应该有足够的伸展。

13. 磨牙后垫 位于下颌最后磨牙牙槽嵴远端的黏膜软垫，覆盖在磨牙后三角上，由疏松的结缔组织构成。下颌全口义齿后缘应盖过磨牙后垫1/2或全部。

二、无牙颌组织结构的特点与全口义齿修复的关系

无牙颌各部分的组织结构是不同的，要利用其解剖生理特点，使患者戴全口义齿后能够发挥其咀嚼功能。义齿将𬌗力传导到无牙颌上，形成促进组织健康的生理性刺激，还可有利于全口义齿的固位和稳定。

(一) 无牙颌的分区

根据无牙颌的组织结构和全口义齿的关系，将无牙颌分成四个区，即主承托区、副承托区、边缘封闭区和缓冲区(图10-3)。

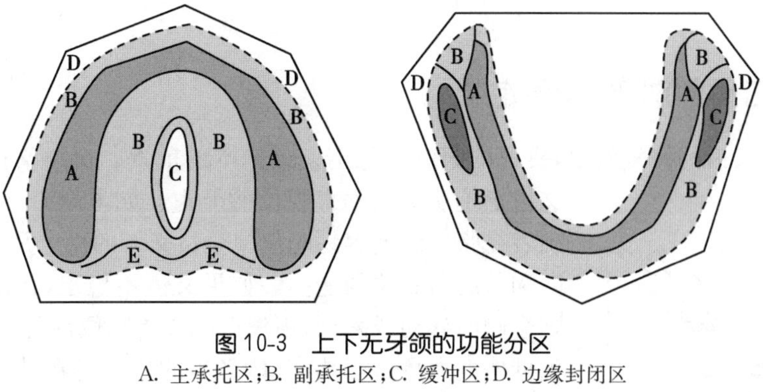

图10-3 上下无牙颌的功能分区

A. 主承托区；B. 副承托区；C. 缓冲区；D. 边缘封闭区

1. 主承托区 指垂直于𬌗力受力方向的区域。包括牙槽嵴顶、腭部穹隆区、颊棚区等区域。此区的骨组织上覆盖着高度角化的复层扁平上皮，其下有致密的黏膜下层所附着，此区能承担咀嚼压力，抵抗义齿基托的碰撞而不致造成组织的创伤。

2. 副承托区 指与𬌗力受力方向成角度的区域。包括上下颌牙槽嵴顶的唇、颊和舌腭侧(不包括硬区)。此区骨面有黏膜、黏膜下层、脂肪和腺体组织，支持力较差，不能承受较大

的压力，只能协助主承托区承担咀嚼压力。

3. 边缘封闭区　是义齿边缘接触的软组织部分，如黏膜皱襞、系带附着部、上颌后堤区和下颌磨牙后垫。此区有大量疏松结缔组织，不能承受咀嚼压力。但是这些组织可以紧密地与义齿边缘贴合，防止空气进入基托与组织之间，产生良好的边缘封闭作用，从而形成负压和两者之间的吸附力，保证义齿固位。

4. 缓冲区　指需要缓冲咀嚼压力的区域。主要指无牙颌的上颌隆突、颧突、上颌结节的颊侧、切牙乳突、下颌隆突、下颌舌骨嵴以及牙槽嵴上的骨尖、骨棱等部位。该部位表面覆盖很薄的黏膜，不能承受咀嚼压力。应将上述各部分的义齿基托组织面的相应部位磨除少许，做缓冲处理，以免组织受压产生疼痛。

（二）义齿表面

义齿有三个表面，对义齿的固位、稳定和舒适有很大的影响（图 10-4）。

1. 组织面　组织面是义齿基托与口腔黏膜组织接触的面，必须与口腔黏膜组织紧密贴合，两者之间才能形成大气负压和吸附力，使全口义齿在口腔中获得固位。

2. 咬合面　咬合面是上下颌人工牙咬合接触的面。在咬合时，咀嚼肌产生的咬合力量通过牙齿咬合面传递到基托组织面所接触的口腔支持组织上。咬合力应均匀的分布在支持组织上，而使义齿有良好的固位。

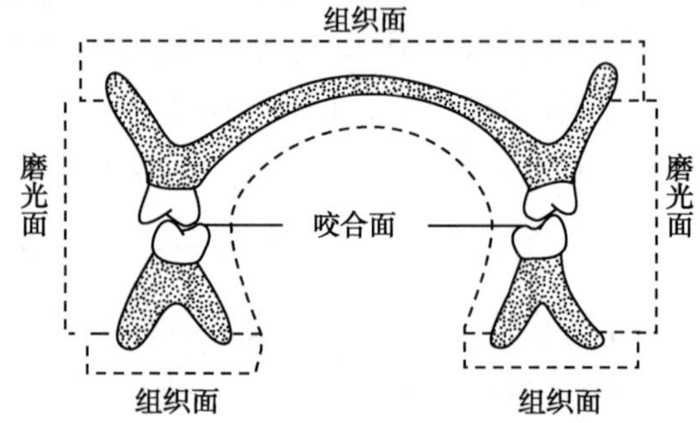

图 10-4　全口义齿的三个表面

3. 磨光面　磨光面是指义齿与唇、颊和舌肌接触的部分。磨光面与水平力量有关，是使义齿保持稳定的表面，应使口腔内舌与口外的唇颊肌肉力量经常处于平衡状态（图 10-5）。如果磨光面倾斜度不合适，则肌肉所加的不是有助于固位和稳定的力量，可使义齿脱位。

三、全口义齿的固位和稳定

评价全口义齿的修复效果，良好的固位和稳定是最基本的前提。全口义齿的固位是指义齿抵抗从口内垂直脱位的能力。如果全口义齿固位不良，患者在张口时就容易脱位。全口义齿的稳定是指义齿抵抗侧向和前后向脱位的能力。如果义齿不稳定，在说话和进食时则会侧向移动或翘动，不仅造成义齿脱位，而且对牙槽嵴将产生创伤性力量。当然，全口义齿的稳定是在其有固位的前提下产生的，如果没有基本的固位，义齿的稳定也就无从谈起。

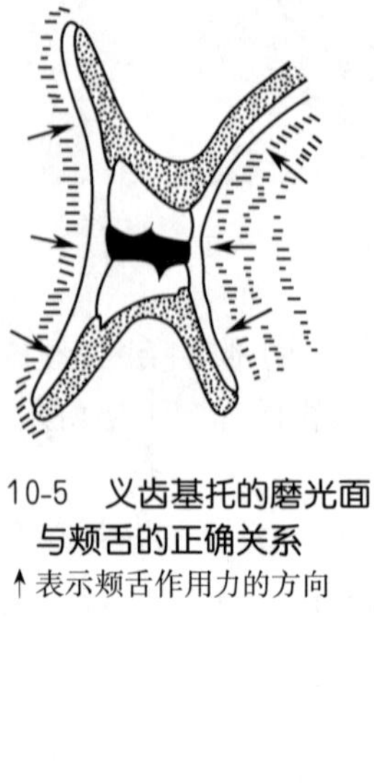

图 10-5　义齿基托的磨光面与颊舌的正确关系

↑表示颊舌作用力的方向

（一）全口义齿的固位原理

全口义齿能附着在上、下颌骨上，是由于吸附力、大气压力和表面张力等物理作用的结果。

1. 吸附力　吸附力是指两个物体分子之间相互的吸引力，包括附着力和内聚力的作用。附着力是指不同种分子之间的吸引力。内聚力是指同种分子之间的吸引力。全口义齿的基托组织面与唾液，唾液与黏膜之间产生附着力，唾液本身分子之间产生内聚力，而使全口义齿获得固位。例如，在两块玻璃板之间若有液体存在就难以分开，这是吸附力作用的结果。

吸附力的大小与基托和黏膜之间的接触面积和密合程度成正比。接触面积越大、越密合，其吸附力也就越大。吸附力的大小和唾液的质和量也有关系。如果唾液的黏稠度高，流动性小，可以加强附着力和内聚力，而增强义齿的固位。相反，如果唾液的黏稠度低，流动性大，则会减低固位作用。但如果唾液过于黏稠，唾液不易于压缩成一薄膜也不利于义齿的固位。唾液分泌量少，患者的口腔干燥时，义齿固位困难，并且口腔组织易受刺激而产生疼痛和炎症。

2. 大气压力　根据物理学的原理，当两个物体之间通过压力或吸引作用产生负压，而周围空气不能进入物体之间时，外界的大气压力将两个物体紧压在一起，只有在使用一定的力量抵消负压之后，才能将两个物体分开。同理，全口义齿基托边缘与周围的软组织始终保持紧密的接触，形成良好的边缘封闭作用，使空气不能进入基托和黏膜之间，在基托的黏膜面形成负压，在大气压力的作用下，基托和组织密贴而使义齿获得固位。没有良好的边缘封闭，就无大气压力作用可言。任何使全口义齿脱位的倾向，应首先破坏其边缘封闭，使空气进入基托与黏膜之间，才能使义齿脱位。大气压力在全口义齿固位力中有重要作用。因此，基托边缘封闭越好，则大气压力的作用越强，义齿的固位力也就越大。

3. 表面张力　是两个平行的坚固的物体表面之间的液体薄膜产生的，取决于液体湿润物体表面的能力。如果物体的表面张力较小，液体将最大限度与其表面接触，扩展成一层薄膜，如果物体的表面张力较大，液体将最小限度地与其接触，在其表面形成水滴状。义齿基托和黏膜之间的唾液薄膜有向两侧表面扩大接触的趋势，从而产生固位力，这就是表面张力的作用。

（二）影响全口义齿固位的相关因素

1. 颌骨的解剖形态

（1）颌骨的解剖形态影响基托面积：根据固位原理，吸附力、大气压力等固位作用力的大小与基托面积大小成正比，颌骨的解剖形态直接影响到基托面积。颌弓宽大，牙槽嵴高而宽，系带附丽距离牙槽嵴顶较远，则基托充分伸展，面积大，固位作用好；反之，如颌弓窄小，牙槽嵴底平而窄，系带附丽距离牙槽嵴顶近，则义齿基托面积小，固位作用差。

（2）口腔黏膜的性质：如黏膜的厚度适宜，有一定的弹性和韧性，则基托组织面与黏膜易于密合，边缘也易于获得良好封闭，有利于义齿固位；反之，黏膜过薄，没有弹性，则基托组织面不易贴合，边缘封闭差，义齿固位也差，并容易产生压痛。覆盖在硬腭和牙槽嵴上的黏膜致密，并紧密地附着在下面的骨质上，有利于对义齿的支持。在唇、颊、舌沟处的黏膜，因含有疏松的黏膜下层组织，义齿边缘伸展到移行皱襞，容易获得良好的边缘封闭，也有利于义齿的固位。

2. 基托的边缘　基托边缘伸展范围、厚薄和形状，对于义齿的固位非常重要。在不妨碍周围组织正常活动的情况下，基托边缘应尽量伸展，并与移行黏膜皱襞保持紧密接触（图10-6），获得良好的封闭作用，以对抗义齿的脱位。

在上颌，基托唇颊边缘应伸展到唇颊沟内。在唇、颊系带处的基托边缘应做成切迹以免妨碍系带的活动。在上颌结节的颊侧间隙处，基托边缘应伸展到颊间隙内，以利固位。基托后缘应止于硬软腭交界处的软腭上，此区黏膜组织富有弹性，基托边缘可在此区稍加压，可以加强义齿后缘的封闭作用，防止空气进入基托与组织之间，破坏负压状态。义齿后缘两侧应伸展到翼上颌切迹。

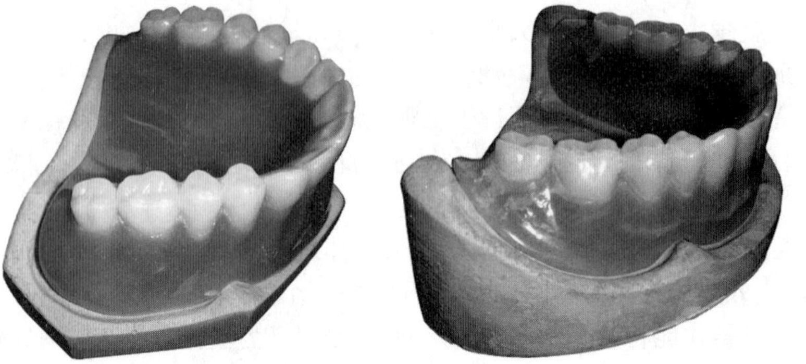

（1）　　（2）

图 10-6　基托边缘伸展范围

在下颌，基托的唇颊边缘应伸展到唇颊沟内，舌侧边缘应伸展到口底。唇、颊、舌系带处边缘应做成切迹。基托后缘应盖过磨牙后垫的 1/2 或全部，义齿基托边缘应圆钝，与黏膜皱襞紧密接触，以获得良好的边缘封闭。

3. 唾液的质和量　唾液的黏稠度高，流动性小，可加强义齿的固位；若唾液的黏稠度低、流动性大，则降低义齿的固位。此外，唾液分泌量也不宜过多过少。帕金森病患者，由于共济失调，吞咽功能差，口底往往积存大量唾液，影响下颌全口义齿固位。口腔干燥症者，唾液分泌量极少，义齿固位也有困难。

（三）影响全口义齿稳定的相关因素

1. 良好的咬合关系　正常人在正中咬合时，由于有上下颌自然牙列殆面尖窝交错的锁扣作用，下颌对上颌的位置关系是恒定的，而且很容易重复。全口义齿戴在无牙颌患者口内时，上下解剖式后牙的尖窝关系也应符合该患者上下颌的位置关系，而且上下牙列间要有均匀广泛的接触，只有这样咬合力才能有助于义齿的稳定。如果义齿的咬合关系与患者上下的颌位关系不一致，或上下人工牙列间的咬合有早接触，患者在咬合时不但不能加强义齿的稳定，反而会出现义齿的翘动，以至于造成义齿脱位。因此，制作全口义齿时，确定颌位关系极其重要。

2. 合理的排牙　自然牙列的位置处于唇、颊肌向内的力与舌肌向外的力大体相当的部位。自然牙列完整者，舌体受到牙列的限制，不会向外扩展。牙列缺失后，有的患者舌体变大，人工牙列也应相应调整，否则舌体的运动将推动义齿向唇、颊侧移动、脱位。

全口义齿的人工牙应按一定的规律排列，形成合适的补偿曲线、横殆曲线。上下颌正中咬合时，殆面应均匀广泛地接触，前伸、侧方运动时达到平衡殆才有利于义齿的稳定。如果正中咬合有早接触，前伸、侧方殆未达到平衡殆，会使义齿在咀嚼时翘动脱位。殆平面也是对义齿稳定有重要作用的因素。殆平面应平行于牙槽嵴。如殆平面在前牙区高，磨牙区低，则会使上颌义齿向远中、下颌义齿向前方移动；反之亦然。临床上当牙槽嵴吸收不一致或患者有上颌前突、下颌前突情况时，易出现殆平面的问题。

3. 理想的基托磨光面的形态　当上、下牙列缺失后，口腔内出现一个空间，此为义齿所应占有的位置，也是唇、颊肌与舌肌内外力量相互抵消的区域，称之为中性区。戴全口义齿的患者在咀嚼、说话、吞咽等动作时，唇、颊、舌肌肉及口底组织都参与活动，而且各肌肉收缩的力量大小和方向多不相同。为争取获得有利于稳定的肌力和尽量减少不利的力量，需制作良好的磨光面形态。一般基托磨光面应呈凹面，唇、颊舌肌作用在基托上能对义齿形成挟持力，使义齿更加稳定，如果磨光面呈凸形，唇、颊、舌肌运动时义齿受水平向的力，会破坏义齿稳定。

全口义齿的固位和稳定经常是相互影响，两者缺一不可。固位力强可以弥补稳定的不足，而牙槽嵴萎缩等解剖因素造成的固位力差又可通过改进磨光面、咬合面形态而弥补。因此，良好的固位和稳定是全口义齿修复成功的基本要素。

第二节　全口义齿的制作方法和步骤

一、修复前的准备

修复前的准备是完成一副完美的全口义齿必不可少的环节，没有充分的准备，会影响整个制作过程和戴牙后的效果。

（一）病史采集

与患者面对面地采集病史，有助于医师了解患者的个性特点、美观期望值以及经济情况，分析为患者制作全口义齿的有利和不利条件，以便确定美学修复设计，并将义齿修复后可能发生的问题向患者说明，使患者思想上有正确的认识，便于积极配合。在采集病史时主要了解以下情况：

1. 主观要求　患者希望义齿所能达到的效果，患者对义齿修复的过程、价格、效果的理解程度。

2. 既往牙科治疗情况　缺牙原因、缺牙时间的长短，是否修复过，既往义齿使用情况。

3. 年龄和全身健康状况　患者的年龄愈大，耐受力愈差，不易适应新的情况，调节能力也差。糖尿病患者软组织易受损伤，黏膜破溃后易发炎，愈合缓慢。内分泌失调的患者，情绪波动较大，耐受力和适应能力均较差，易出现口干、烧灼感和疼痛。

4. 性格和精神心理情况　积极乐观，富有耐心，持之以恒的患者对全口义齿能主动适应，对全口义齿易于满意。而性格急躁、敏感的患者，则多易着重归咎于义齿的不适，对克服困难是消极的，对全口义齿满意度低。

（二）口腔检查

牙列缺失后，颌面部、口腔发生一系列的形态和功能变化，对患者进行全面、系统的检查，根据每个患者的具体情况，组织缺损的多少，设计符合其个体需要的修复形式。

1. 颌面部　患者的颌面部左右是否对称，唇的丰满度，上唇的长短，面部比例是否协调。下颌张口习惯和运动是否正常。侧面面型是直型、凸型还是凹型。颞下颌关节有无疼痛、弹响，有无张口困难等。

2. 牙槽嵴检查　拔牙后伤口愈合情况以及牙槽嵴形态。高而宽的牙槽嵴对义齿的固位、稳定和支持作用好；低而窄的牙槽嵴对义齿的支持和固位作用差。当牙槽嵴呈刃状时，戴义齿常易出现组织的压痛，故在选牙时应选择颊舌径窄的、牙尖斜度小的人工牙，以减小牙槽嵴的负荷。

3. 颌弓的形状和大小　颌弓一般分为方圆形、卵圆形和尖圆形三种形状，并有大、中、小三类。检查时，应注意上下颌弓的形状和大小是否协调，上下颌吸收情况是否一致。

4. 上下颌弓的位置关系　注意垂直距离和上下颌弓前后左右的关系。

5. 肌、系带的附着　肌和系带的附着点距离牙槽嵴顶较近或与之平齐，义齿易脱位。当肌的张力过大时，也影响义齿的固位。

6. 舌的位置和大小　在正常情况下，舌的前部边缘约停在下颌前牙的切缘或牙槽嵴顶处，使口底组织与义齿舌侧边缘之间形成良好的边缘封闭。舌的位置不正常，如舌后缩，接触下颌后牙，使下颌义齿不易固位。舌的活动度强，也影响义齿固位。

7. 对旧义齿的检查　患者戴用过全口义齿，应询问其要求重做的原因和要求，了解戴用义齿的时间和使用情况。如患者戴用旧义齿多年，对外形适应且满意，在重新修复时，需设法复制义齿磨光面外形及人工牙排列位置，以便患者尽快适应。

（三）修复前的外科处理

无牙颌修复前的外科手术修整工作，与全口义齿能否恢复外形和功能有着密切关系。牙槽骨的修整，要慎重考虑，但又不能忽视。因为外科修整可给患者带来创伤和痛苦，又由于手术去除了部分牙槽骨，引起骨质的吸收，而易造成承托区面积减小。对于尖锐的骨尖，明显的骨突，过大的组织倒凹，增生的软组织，松软的牙槽嵴等，均应进行外科修整。外科手术时需根据拔牙的时间，剩余牙槽骨的质和量，患者的年龄，全身健康状况，义齿的就位和固位情况进行考虑。

二、取印模与灌注模型

制取印模是制作全口义齿的第一步。印模是用可塑性印模材料取得的无牙上、下颌牙槽嵴和周围软硬组织的阴模。准确的印模，要反映口腔解剖形态和周围组织生理功能活动范围，以便使基托与口腔黏膜高度密合，有边缘封闭，从而取得全口义齿良好的固位。

（一）印模的要求

1. 印模要反映功能状态的无牙颌形态。

2. 印模完整无缺，表面光滑，边缘圆钝，解剖形态清晰，有一定弹性。

（二）印模的范围

1. 印模范围的大小决定全口义齿基托的大小。在不妨碍黏膜皱襞、系带以及软腭等功能活动的前提下，应充分扩大基托的接触面积。接触面积越大，固位力也越大，单位面积所承受的咀嚼压力越小。

2. 无牙颌印模的边缘要与运动时的唇、颊和舌侧黏膜皱襞和系带相贴合，还要充分让开系带，不妨碍唇、颊和舌系带的功能运动。印模边缘应圆钝，有一定的厚度，其厚度为2～3 mm。上颌后缘的两侧要盖过上颌结节到翼上颌切迹，后缘的伸展与后颤动线（或腭小凹后2 mm）一致。下颌后缘盖过磨牙后垫，远中舌侧边缘向远中伸展到下颌舌骨后间隙，下缘跨过下颌舌骨嵴，不应妨碍口底和舌运动。

（三）取印模的方法

1. 一次印模法　选择合适的成品托盘，盛弹性印模材料置于口内取印模。由于成品托盘的形态与患者的口腔组织状态有差异，托盘各部位与相应的组织之间距离不同，故组织各处所受的压力不等；托盘边缘与口腔黏膜反折线的形态也不一致，致使印模边缘有的部位伸展过度，有的部位伸展不足。因此用一次印模法取全口印模准确性差，影响义齿的固位。

2. 传统二次印模法　选合适的成品托盘，盛软化的印模膏置于口内取印模，取出后再将边缘分段烤软，分次放口内做肌功能修整。即术者牵动患者的唇颊，使其模拟正常的功能活动以修整唇、颊印模边缘，让患者做伸舌和向左右活动以修整下颌舌侧边缘。印模膏结固后将边缘及组织面均匀地刮去一层(1～2 mm)并形成粗糙面，此即专为该患者制作的个别托盘。调拌弹性印模材料放入个别托盘中置口内衬印，同时再次迅速做肌功能修整，弹性印模材料结固后即可获得准确的终印模(图 10-7)。

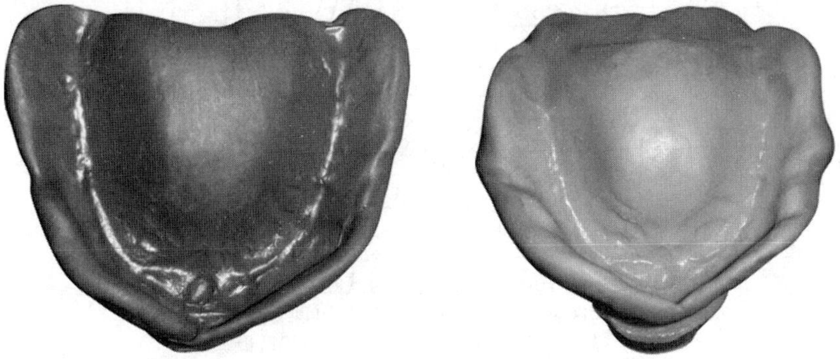

(1)　　　　　　　　(2)

图 10-7　传统的二次印模法

(1) 印模膏制取初印模；(2) 弹性印模材制取终印模

3. 改良二次印模法　用成品托盘取印模，灌注石膏模型，表面铺一层蜡(厚约 1～1.5 mm)。调拌自凝树脂置于其上，涂匀，结固后修整边缘，形成个别托盘。调拌弹性印模材，置个别托盘内引入口中取终印模。

4. 多次印模法　先用常规方法取一印模，灌注石膏模型，在初模上做个别托盘。将烤软的棒状印模膏粘于个别托盘边缘，在口内分段依次进行肌功能修整，再将氧化锌丁香油糊剂涂在个别托盘边缘的印模膏上，放入口内再次修整边缘。最后将氧化锌丁香油糊剂放在整个个别托盘上，置入口内衬印，最后一次再做肌功能修整，糊剂结固后完成终印模。

(四) 灌注模型

模型是将灌注模型材料石膏或人造石置于印模内形成的物体原型。全口义齿模型是灌注模型材料于无牙颌印模内形成的无牙颌阳模。

在全口义齿初印模上灌注石膏形成初模型，用来制作个别托盘，在全口义齿终印模上灌注石膏或人造石形成工作模型，用来制作暂基托及全口义齿。模型成型的方法有围模灌注法和一般灌注法 2 种：①围模灌注法是利用成盒型蜡板将终印模围起来，然后灌注模型材料，形成模型；此方法形成的模型主要优点是模型厚度适宜、外形整齐等。②一般灌注法是不用成盒型蜡板包围印模，直接灌注模型的方法；此法形成的模型有时厚薄程度不一；边缘与厚度需要切削成形。

模型后堤区的处理：如果在取终印模时未做后堤区加压完成边缘修整者，可在模型上用刮除石膏的方法形成后堤区。后堤区(图 10-8)通常呈弓形,后堤区外端为覆盖翼上颌切迹的黏膜凹陷,其后界中部约位于腭小凹处,此区黏膜与黏膜下组织松软,但其黏膜厚度不一致。在石膏模型上,用雕刻刀在腭小凹后 2 mm 处切一深度 1～1.5 mm 的切迹,沿此切迹向前约 5 mm 的范围内,将石膏模型轻轻刮去一层,愈向前刮除的愈少,使与上腭的黏膜面移行。

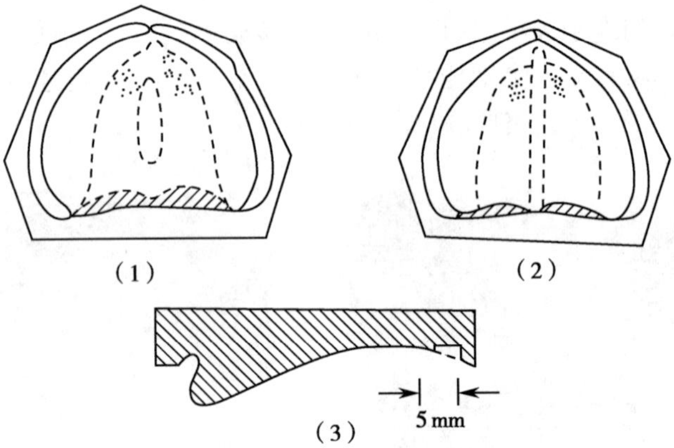

图 10-8　后堤区的形式和刮除法

(1) 后堤区成"弓形";(2) 后堤区成中间断开的"弓形";
(3) 模型上后堤区的处理(箭头间为后堤区最宽处)

三、颌位关系记录

颌位关系记录是指用殆托来确定并记录患者面部下 1/3 的适宜高度和两侧髁突在下颌关节凹生理后位时的上下颌位置关系,以便在这个上下颌骨的位置关系上,用全口义齿来重建无牙颌患者的正中殆关系。

当自然牙列存在时,上下颌骨的位置关系是由紧密接触的上下牙列来保持的。有两个稳定的参考位,当上下牙列接触在一起,前牙呈正常覆殆覆盖,后牙殆面间呈尖窝交错的接触关系,此时的上下颌关系为最广泛接触位(亦称正中殆位)。当下颌髁突位于关节凹居中偏后,而周围组织不受限的生理后位时称正中关系位。有自然牙列的正常殆者,正中殆位位于正中关系位的前约 1 mm 的范围内或二位一致。当自然牙列缺失后,随之丧失了正中殆位,下颌没有牙列的支持和牙尖的锁结,下颌会向各种位置移动,常见下颌前伸和面部下 1/3 距离变短。对无牙颌患者来说,上下颌关系的唯一稳定参考位是正中关系位。因此要确定并记录在适宜面下 1/3 高度情况下的关节生理后位,也就是正中关系位。颌位关系记录包括垂直关系和水平关系记录两部分。

(一) 垂直颌位关系

确定垂直颌位关系即确定垂直距离。垂直距离为自然牙列呈正中殆时,鼻底至颏底的距离,也就是面部下 1/3 的距离。牙列缺失和牙周组织吸收后,上下无牙颌牙槽嵴顶形成的间隙名为颌间距离。确定垂直距离的方法有以下几种:

1. 利用息止颌位垂直距离减去息止殆间隙的方法　在自然牙列存在时,当口腔不咀嚼、不吞咽、不说话时,下颌处于休息的静止状态,上下牙列自然分开,无殆接触,称为息止颌位，此时上下牙列间存在的间隙称为息止殆间隙。一般息止殆间隙平均值约 2～3 mm。在全口义齿殆面间也应存在这一间隙。因此，测量息止颌位时鼻底至颏底的距离减去 2～3 mm，作为确定垂直距离的数据（图 10-9）。

2. 瞳孔至口裂的距离等于垂直距离的方法　两眼平视，将测量的瞳孔至口裂的距离作为确定垂直距离的数据。

3. 面部外形观察法　上下殆托戴入口内咬合时，若面部自然，面下 1/3 高度与面部比例协调，上下唇自然接触，鼻唇沟深浅度适宜，则表明垂直距离正确。此外，若有拔牙前垂直距离的记录或曾戴过的义齿均可作参考。

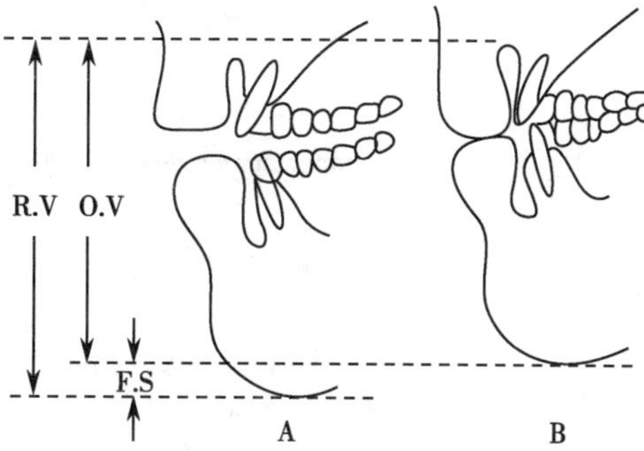

图 10-9　垂直距离

A. 息止颌位；B. 咬合位；R. V 息止颌位垂直距离；O. V 咬合位垂直距离；F. S 息止殆间隙

（二）水平颌位关系

确定水平颌位关系即确定正中关系位，正中关系位指下颌髁突位于关节凹居中，而不受限的生理后位。只有在这个位置，患者才觉得颞下颌关节不紧张、舒适、咀嚼肌力大，咀嚼效能也高。确定正中关系位时，最重要也是最困难的工作就是引导患者下颌退回到最后位置。患者缺牙后，常用上下颌前部的牙槽嵴顶挤压食物，逐渐形成习惯性下颌前伸，另外就诊时患者精神过于紧张，所以当医生嘱患者闭口使下颌进入最后位置时，患者前伸肌没有完全放松，而后退肌已经收缩，缺乏协同作用从而造成下颌后退困难。一些曾戴过全口义齿的患者，常因人工牙磨损，造成垂直距离降低和咬合关系的改变，患者下颌常向一侧偏斜。因此确定正中关系位时，医生必须向患者充分解释，取得患者的合作，使患者在自然放松的状态下，由医生引导患者下颌自然地后退到正中关系位。

引导患者下颌回到正中关系位的方法一般可归纳为哥特式弓描记法和直接咬合法两类。直接咬合法包括：卷舌后舔法、吞咽咬合法和后牙咬合法。直接咬合法，操作简单，适用于有经验的医生，但蜡堤需调整到合适的高度，避免对某区口腔黏膜负荷加大，而导致下颌偏斜，同时由于医生参与推动下颌后退，力量不当会有不自然的结果。

（三）确定垂直距离和水平颌位记录的操作步骤

无牙颌患者垂直距离的恢复是借助于上下殆托来恢复的。殆托是由基托和殆堤两部分组成的。

1. 上殆托的制作

（1）基托的制作：将两层蜡片烤软黏合在一起，轻按蜡片于模型上使蜡基托与模型表面紧密贴合，增力丝埋入舌腭侧基托中，形状与牙槽嵴的舌腭侧组织面大体一致，上殆托近后缘也要埋入横行的增力丝。

（2）殆堤的制作：将蜡片烤软卷成约 8～10 mm 直径的蜡条，按牙槽嵴形状黏着于基托上，引入口中，趁蜡堤还软时，以殆平面规按压其表面，形成殆平面。也可事先预制上殆堤，再放入口内调改殆平面。要求殆平面的前部在上唇下缘以下露出约 2 mm，且与瞳孔连线平行，殆平面的后部，从侧面观要与鼻翼耳屏线平行（图 10-10）。殆堤的唇面要充分衬托出上唇，使上唇丰满而自然。

2. 下殆托的制作　下颌暂基托及殆堤的基本制作方法同上颌。确定下殆堤的高度和

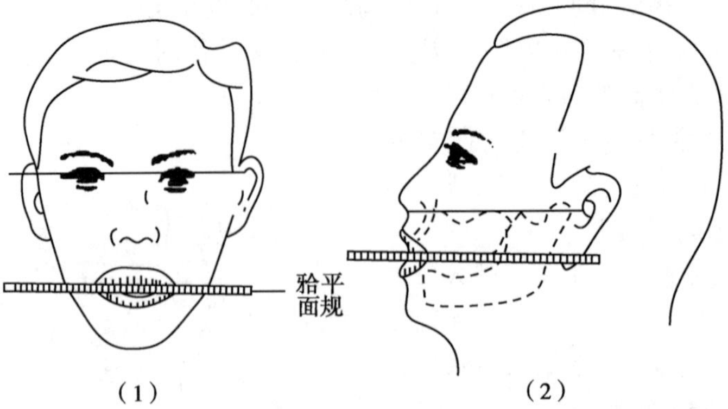

图 10-10　殆平面板放入口内后殆平面与瞳孔连线、鼻翼耳屏线的关系
(1) 殆平面的前部在上唇下缘以下露出约 2 mm，且与瞳孔连线平行；(2) 殆平面与鼻翼耳屏线平行

位置也就是确定垂直距离和正中关系的过程。下殆托的制作一般有以下两种方法：

(1) 确定下殆托高度的同时取得正中关系位记录：上殆托就位于口中，嘱患者将口张小些，练习用舌尖卷向后上舔蜡球后再咬合，熟练后，将烤软的蜡卷弯成马掌形粘在下颌基托上，迅速引入口中就位，以两手指扶住下殆托，嘱患者用舌尖卷向后上方舔抵蜡球并咬合至合适垂直距离。冲以冷水，取出上下殆托浸泡于凉水中数分钟，将上下殆托分别引入口中就位，反复做舔蜡球和咬合动作无误为止。此种方法需有经验的医生操作。

(2) 先修改预制的下殆托的高度，然后取得正中关系记录：修整后的上殆托就位于口中，下殆托就位后以手指扶住，嘱轻轻咬合，修去过高处，一直修剪到比合适的下殆托高度略低些，将烤软的蜡片贴附于下殆托上引入口中就位，利用卷舌舔蜡球或做吞咽咬合结合轻推下颌法，嘱咬合达到合适的垂直距离为止。

3. 在殆堤唇面画标志线　上下殆托形成后，将上下殆托就位于口中。以蜡刀刻画一些标志线于殆托唇面(图 10-11)。标志线可用来指导选择人工牙的长度、宽度和指示人工牙排列的位置。

(1) 中线：参照整个面型确定中线，并划在殆堤前部唇面，标志上下颌中切牙近中接触点的位置。

(2) 口角线：当上下唇轻轻闭拢时，划出口角在殆托上的位置，口角线也是垂直于殆平面的直线，表示上颌尖牙远中的位置，也是前牙区选择人工牙宽度的标准。

(3) 唇高线和唇低线：上下殆托在口中就位，嘱患者微笑，以蜡刀划出微笑时上唇下缘和下唇上缘的位置线，上唇下缘在上殆托唇面上形成凸向上的弧线和下唇上缘在下殆托唇面上形成凸向下的弧线。

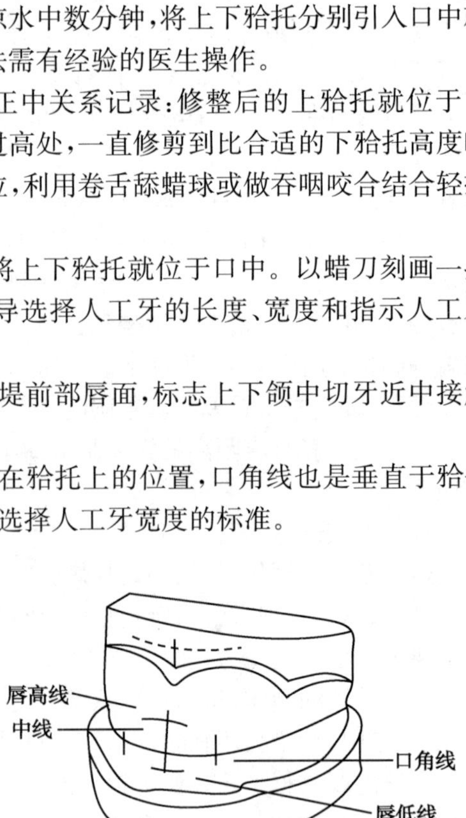

图 10-11　殆堤唇面画标志线

四、上殆架

殆架又称咬合器，它是模拟人体的上下颌和颞下颌关节，用来制作全口义齿和局部义齿

的必备器械。它能固定患者的口腔模型并保持该患者的颌位关系，以便在口外进行排牙、上蜡、调殆等工序。殆架样式繁多，大致可分为铰链式殆架、半可调式殆架和全调节式殆架三类。铰链式殆架只能模拟人的开闭口运动，半可调及全可调节式殆架还可以模拟下颌的前伸及侧方殆运动，而且可通过面弓将上颌与颞颌关节的位置关系准确地转移到殆架上。

五、人工牙的排列

排列人工牙是全口义齿恢复功能和美容的重要部分。对于全口义齿的制作来说，排牙要达到的基本目的是：恢复患者有个体特征的尽可能自然的外观，保存剩余组织结构，达到咀嚼和发音的功能要求。

（一）排牙原则

1. 美观原则　全口义齿能恢复患者面部下 1/3 的生理形态，达到面下 1/3 与整个面部比例和谐，使人显得年轻，给人以美感。

2. 组织保健原则　义齿在功能状态下的稳定，是组织保健的重要方面，而人工牙的排列与义齿在功能状态下的稳定有很大关系。

（1）人工牙的排列要不妨碍舌、唇、颊肌的活动，处于肌肉平衡位置。

（2）殆平面与鼻翼耳屏线平行，其高度位于舌侧外缘最突出处，便于舌头将食物送至后牙殆面，利于义齿在功能状态下的稳定。

（3）后牙功能尖要尽量排在牙槽嵴顶上，使殆力沿垂直方向传至牙槽嵴。

（4）如果牙槽嵴吸收较多，要根据牙槽嵴斜坡倾斜方向调整后牙倾斜度，使殆力尽可能以垂直方向传至牙槽嵴，如果牙槽嵴严重吸收，则要注意将殆力最大处放在牙槽嵴最低处，减少义齿在功能状态下的翘动。

（5）前牙要排列成浅覆殆、浅覆盖，正中殆时前牙不接触，并在前伸及侧方运动时至少在 1 mm 的范围内下牙沿上牙斜面自由滑动。

（6）在上下牙间自由滑动时，要有平衡殆接触，即前牙对刃接触时，后牙每侧至少一点接触，后牙一侧咬合时，工作侧为组牙接触（尖牙保护殆不适于全口义齿），非工作侧至少有一点接触。

（7）减少功能状态下的不稳定因素，非功能尖要适当降低，如上磨牙颊尖和下磨牙舌尖要适当降低，减少研磨食物时义齿的摆动。

3. 咀嚼功能原则　有效的咀嚼和满意的咬合是人工后牙的主要功能，要有最广泛的牙尖接触，稳定的尖窝关系，尽量选择解剖式或半解剖式牙，以便增加切割便利，扩大接触面积，提高咀嚼效能。无尖牙尽管有广泛的平衡接触，减少侧向力，但咀嚼效能差于有尖牙。

（二）排牙具体方法

1. 前牙排列的基本要求（图 10-12）

$\underline{1|1}$其接触点与殆堤中线一致，$\underline{1|1}$位于中线的两侧，切缘落在殆平面上，唇面与殆堤唇面弧度和坡度一致（唇舌向接近直立或颈部微向舌侧倾斜），颈部微向远中倾斜，冠的旋转度与殆堤一致。

$\underline{2|2}$其近中面接触$\underline{1|1}$的远中面，切缘高于殆平面约 0.5 mm，唇面与殆堤弧度一致，颈部的舌向和远中向倾斜皆大于$\underline{1|1}$，冠的旋转度与殆堤唇面弧度一致。

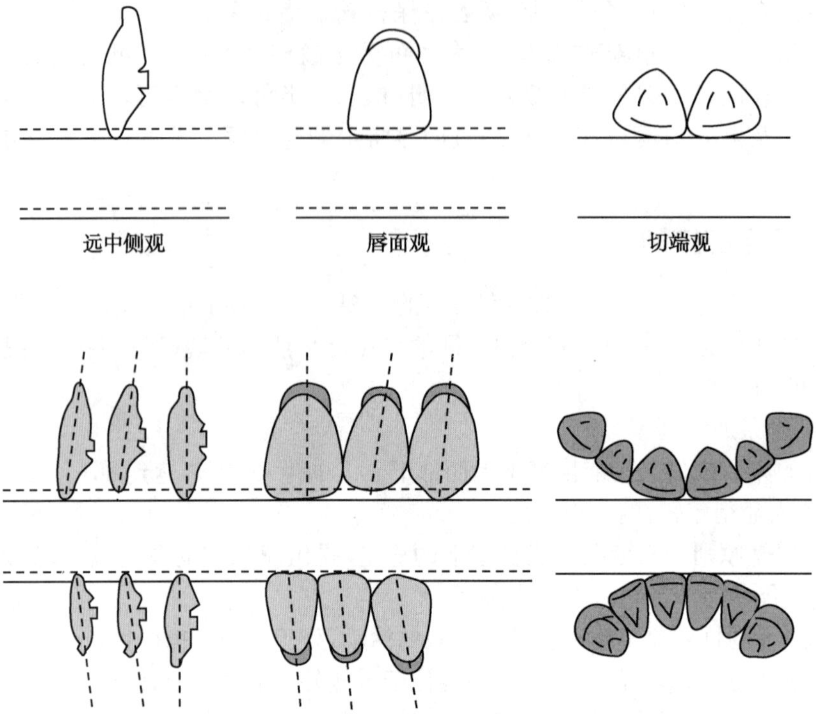

图 10-12 前牙常规排列的基本要求

3|3 其近中面接触 2|2 的远中面，牙尖顶接触𬌗平面，颈部微突向唇侧且略向远中倾斜，倾斜度介于 1|1 和 2|2 之间，冠的旋转度与𬌗堤唇面弧度一致。

1|1 其近中面接触点与𬌗堤中线一致，切缘高出𬌗平面约 1 mm，与 1|1 建立正常的覆𬌗关系，冠部的近远中向近于直立，颈部微向舌侧倾斜，冠的旋转度与𬌗堤唇面弧度一致。

2|2 其近中面与 1|1 的远中面接触，切缘高出𬌗平面约 1 mm，与 21|12 建立正常的覆𬌗关系，冠部的唇舌向近于直立，颈部微向远中倾斜，冠的旋转度与𬌗堤唇面弧度一致。

3|3 其近中面与 2|2 的远中面接触，牙尖顶高出𬌗平面约 1 mm，与 32|23 建立正常覆𬌗，颈部向远中和唇侧倾斜，冠的旋转度与𬌗堤唇面弧度一致。

2. 后牙排列的基本要求(图 10-13)

4|4 近中邻面与 3|3 远中邻面接触，近中窝对向下后牙牙槽嵴顶连线，舌尖离开𬌗平面 1 mm，颊尖与𬌗平面接触，颈部微向远中和颊侧倾斜。

5|5 近中邻面与 4|4 远中邻面接触，舌尖对向下后牙槽嵴顶连线，舌尖、颊尖均接触𬌗平面，牙长轴垂直。

6|6 近中邻面与 5|5 远中邻面接触，两个舌尖均对向下后牙槽嵴顶连线，近舌尖接触𬌗平面，远舌尖、近颊尖离开𬌗平面 1 mm，远颊尖离开𬌗平面 1.5 mm，颈部微向腭侧和近中倾斜。

7|7 近中邻面与 6|6 远中邻面接触，近舌尖离开𬌗平面 1 mm，远舌尖、近颊尖离开𬌗平面 2 mm，远颊尖离开𬌗平面 2.5 mm，颈部向腭侧和近中倾斜。

7-4|4-7 下后牙排列与上后牙呈最广泛接触的𬌗关系。

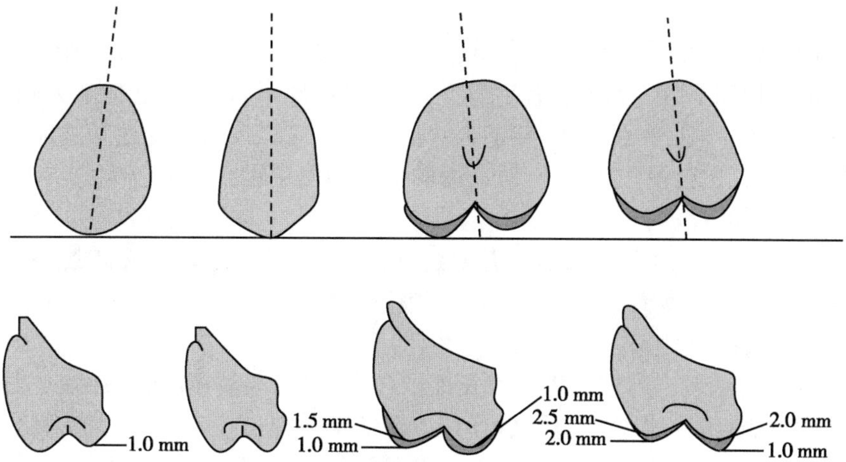

图 10-13　后牙常规排列的基本要求

（三）平衡殆

全口义齿的平衡殆是指在正中殆及下颌做前伸、侧方运动等非正中殆运动时，上下颌相关的牙都能同时接触。

平衡殆是全口义齿咬合形式与自然牙列咬合形式的主要区别，由于人工牙是借助于基托成为一个整体，固位在口腔中的。因此，任何一个牙的早接触或咬合干扰都会影响整个义齿的固位和稳定。会使义齿翘动乃至脱位而对无牙颌组织产生压痛和创伤。全口义齿平衡殆的作用主要表现在当上下颌义齿在咬合接触状态下作前伸，侧方等非正中殆滑动运动时，在食物于前牙区或一侧后牙区被咬切后进一步咀嚼研磨时，上下义齿殆面间有 3 点或多点接触，义齿稳定不移动。平衡殆分为以下方面：

1. 正中殆平衡　下颌在正中殆位（最广泛接触位或牙尖交错位）时，上下颌人工牙间具有尖窝交错的广泛均匀接触，叫正中殆平衡。

2. 非正中殆平衡　主要指前伸殆平衡和侧方殆平衡。

（1）前伸殆平衡：当下颌前伸至上下前牙相对，再滑回正中殆位过程中前后牙都有接触，按后牙的接触情况，可分 3 点接触的、多点接触的和完全接触的前伸殆平衡。

（2）侧方殆平衡：当下颌向一侧做咬合接触滑动运动时，两侧后牙均有接触为侧方殆平衡。

六、试戴

全口义齿排牙、上蜡完成后，应让患者在口内试戴。试戴时主要检查患者面型是否自然和谐，人工牙排列位置是否适当，颌位关系是否准确，基托外形及边缘伸展范围是否符合要求等。

试戴中发现有问题要及时纠正，必要时重新确定颌位关系，重新排牙。

七、初戴

全口义齿初戴时要对义齿的就位情况、基托、颌位关系、咬合关系、患者是否有疼痛等方面进行全面检查。在此阶段，对义齿小的调改是必要的，因为义齿制作的每一步都可能出现一些误差。

全口义齿戴好后，为了使患者尽快地适应义齿和发挥义齿功能，医生应帮助患者对使用义齿有正确的认识和了解。如果患者年龄不太大，身体健康状况好，适应能力强，咀嚼功能恢复的也快。如患者口腔条件较差，年龄大，身体较弱，对义齿的耐受性和适应能力都要差些，咀嚼功能的恢复也会慢些。此外，对义齿的保护和使用也很重要。为此，在全口义齿初戴时，应对患者作如下医嘱：

1. 增强使用义齿的信心　鼓励患者要建立信心去练习，尽量将义齿戴在口中练习使用。初戴义齿时会有异物感，甚至有的不会咽唾液，恶心欲呕，发音不清楚等现象。要事先让患者知晓，有足够的思想准备。

2. 纠正不正确的咬合习惯　患者因长期缺牙，或因长期戴用不合适的旧义齿，造成下颌习惯前伸或偏侧咀嚼习惯，在初戴义齿时，患者常常不容易咬到正确的正中𬌗位，而影响义齿的固位和咀嚼功能的恢复。应教会患者先做吞咽动作，再用后牙咬合。

3. 进食问题　口腔条件差，适应能力差而又有不良咬合习惯的患者，不宜过早戴用义齿咀嚼食物，开始时先吃软的小块食物，咀嚼运动要慢，用两侧后牙咀嚼食物，不要用前牙咬切食物。锻炼一段时间后，再逐渐吃普通食物。

4. 保护口腔组织健康　饭后应摘下义齿，用冷水冲洗或用牙刷刷洗后再戴上，以免食物残渣存积在义齿的组织面，刺激口腔黏膜，影响组织健康。睡觉时应将义齿摘下，浸泡于冷水中，使无牙颌承托区组织能得到适当的休息，有利于组织健康。如由于义齿刺激造成黏膜破损时，应摘下义齿使组织恢复，并及时请口腔科医生修改义齿。切忌患者用砂纸、小刀或玻璃自行刮除基托组织面。

5. 义齿的保护　义齿每天至少应用牙膏彻底刷洗清洁一次，最好能做到每次饭后都刷洗。刷洗时应特别小心，以免掉在地上摔坏义齿。义齿不戴时，应将其浸泡在清水中，不要长期在干燥环境下放置义齿。义齿可用牙膏牙刷清洁，或定期用义齿清洁剂浸泡，避免用热水、强酸、强碱浸泡。

第三节　全口义齿美学修复要点

一、无牙颌印模与美学

印模的美学体现在印模的准确性上。准确的印模要反映口腔解剖形态和周围组织生理功能活动状态，以便基托与口腔黏膜高度密合，边缘封闭良好，从而使全口义齿获得良好的固位。无牙颌印模应注意以下几个方面：

1. 用联合印模法　先用印模膏或藻酸盐印模材料制取初印模，在其上制作个别托盘，然后再用终印模材料(如氧化锌丁香油糊剂、硅橡胶等)制取精确度较高的终印模。

2. 使组织受压均匀　在制取印模时，应注意压力要均匀，否则影响模型的准确性。

3. 采取功能性印模　取印模时，在印模材料可塑期内进行肌功能整塑，由患者自行或在医师帮助下进行，通过唇、颊、舌做各种动作，塑造出印模的唇、颊、舌侧边缘，并与功能运动时的黏膜皱襞和系带相吻合，可防止空气进入基托与无牙颌的组织面之间，达到良好的边缘封闭。

4. 保持稳定的位置　取印模过程，应保证盛有印模材料的托盘在口腔中保持正确而稳定的位置，避免移动，同时维持一定的压力，直到印模材料完全凝固为止。取印模时，患者的体位舒适，精神放松，肌肉松弛，以保证所取的印模准确。

二、石膏模型与美学

石膏模型应充分反映出无牙颌组织的细微纹路，印模边缘上显露出肌功能修整的痕迹。石膏模型不能有气泡，对“小瘤子”要进行修整。石膏模型形态对称，表面洁净、光滑。模型边缘厚度以 3～5 mm 为宜，模型最薄处也不能少于 10 mm。上颌模型后缘应在腭小凹后不少于 2 mm，下颌模型在磨牙后垫自其前缘起不少于 10 mm。

三、殆托与美学

殆托由基托和殆堤两部分组成。基托边缘伸展合适，边缘线曲折圆缓，殆堤要光洁、整齐，双侧对称平衡，宽度要均匀，透出美感。

殆托必须恢复面下 1/3 的适宜高度和原有牙列正中殆接触时的下颌生理位置，这样会使患者唇、颊部有关的肌肉、韧带和颞下颌关节等都回到原有的生理位置。殆托还可以恢复患者面容的和谐美和对称美，恢复患者天然牙列时正常面容，使患者精神振奋，产生美感。

四、人工牙的选择与美学

选择人工牙要考虑质地、大小、形态、色泽及价格等各方面因素。一般要在临床完成，征得患者的同意。

（一）质地

人工牙有塑料牙和瓷牙两类。塑料牙与瓷牙相比有质轻、韧性好的优点，但耐磨性差。塑料牙与基托为同种树脂制成，连接牢固。而瓷牙与树脂基托连接靠机械式结合，因此，前牙瓷牙舌面有固位钉，后牙瓷牙底面和邻面有固位孔排牙时有一定困难。瓷牙质脆易崩损，但颜色好、耐磨，能较长时间维持稳定的垂直距离。目前国内临床应用较多的是硬质塑料牙。

（二）大小、形态和色泽

1. 选择前牙　要特别注意前牙与面部形态的协调一致。

（1）选择大小：两侧口角线之间殆堤唇面弧度为上前牙 321|123 的总宽度。参照唇高线至殆平面的距离为上中切牙的切 2/3 高度，唇低线至殆平面的距离为下中切牙的切 1/2 高度。

（2）选择形态：牙形要与患者面部形态协调一致。通常根据患者面型来选择牙形。面型的构成主要根据两侧颊线的位置关系。颊线为面部两侧髁突到下颌角外侧面的连线，两线的距离大致可构成以下三种主要面型（图 10-14）：

1）方形面型：两条颊线接近平行。此型的额部较宽，颏部方圆。方形面的上中切牙牙颈较宽，唇面切 1/3 或切 1/2 处的近中、远中边缘几乎平行，唇面平坦，切角近于直角。

2）尖形面型：两条颊线自上而下明显内聚，面型约呈清瘦的三角形。尖形面的上中切牙牙颈呈中等宽度，近中、远中面几乎成直线，但不平行，唇面平坦，唇面宽度自切缘到颈部逐渐变窄，近中切角较锐。

3）卵圆形面型：两侧颊线自额骨起呈向外凸形，面型圆胖，额部略尖，下颌下缘呈圆曲线式。卵圆形面的上中切牙牙颈部略宽，近中面微凸，远中面的切 1/2 较凸，唇面较圆凸，两切角较圆。

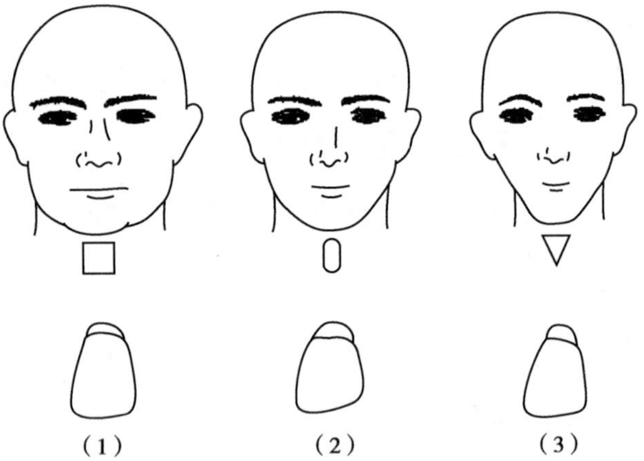

图 10-14　牙形与患者面部形态
(1) 方形；(2) 卵圆形；(3) 尖形

(3) 选择颜色：牙色的选择要参考患者的皮肤颜色、性别和年龄，以及患者的自身要求。一般来说，肤色较深忌选色浅的人工牙；肤色偏白者选择人工牙忌太黄。随着年龄的增长牙色会变深，因此老年人应避免选择颜色偏浅、亮度高的人工牙，宜选择色深偏暗的前牙更趋自然。同时，女性选牙颜色可较男性饱和度低、亮度高。选牙时可借助人工牙比色板，根据患者的具体情况选择。

2. 选择后牙　后牙主要作用在于完成咀嚼功能，还要重视义齿承托组织的保健，重要的是选择与牙槽嵴状况相适应的后牙𬌗面形态。

(1) 选择后牙的近远中宽度：将下颌尖牙远中面到磨牙后垫前缘作为下颌人工牙 $\overline{7\text{-}4 \mid 4\text{-}7}$ 近远中径的总宽度。上颌 $\underline{7\text{-}4 \mid 4\text{-}7}$ 的近远中宽度与下颌 $\overline{7\text{-}4 \mid 4\text{-}7}$ 相匹配。

(2) 选择牙色：后牙牙色与前牙牙色协调一致。

(3) 选择后牙𬌗面形态：全口义齿的𬌗面形态的主要区别是解剖式𬌗面形态还是非解剖式𬌗面形态，其选择不仅要考虑义齿的功能，而且要考虑支持组织的健康。

1) 解剖式牙：𬌗面形态与正常牙相似，牙尖斜度约 30°。也有的人工牙模拟老年人的𬌗面磨耗，牙尖斜度略低，约 20°。解剖式牙的特点是：在正中𬌗有尖窝交错的广泛接触关系，在非正中𬌗可以实现平衡咬合。

2) 非解剖式牙：𬌗面形态与天然牙有别，自 20 世纪初以来，出现了多种非解剖式牙。比较典型的有无尖牙(0°牙)；无尖牙无高出𬌗面的牙尖，𬌗面仅有沟窝、排溢沟等，上下后牙𬌗面间是平面接触。

解剖式牙咀嚼效能和美观效果好，至今仍是多数医生和患者的选择。非解剖式牙的全口义齿在正中𬌗时，有较宽的自由度，适用于牙槽嵴条件差，颌骨关系为 2、3 类时或者患者不易闭合在一个稳定的正中𬌗位时。其优点是：可减小侧向力，使𬌗力主要以垂直方向向牙槽嵴传导，可减少由侧向力造成的义齿不稳定，另外排牙时操作较简单，没有需达到平衡𬌗的要求，可以不使用可调节𬌗架。但非解剖式牙咀嚼效能和美观不如解剖式牙。一般根据牙槽嵴宽窄和高低来选择后牙的牙尖高低和颊舌径宽窄。牙槽嵴窄且低平者，选择牙尖低的解剖式牙(约 20°牙尖斜度)或非解剖式牙，并要减小颊舌径。牙槽嵴高而宽者，可选择解剖式牙尖(约 30°牙尖斜度)的后牙。

五、人工牙的排列与美学

恰当的人工牙排列可使患者感觉轻松、自然，显得年轻，能够帮助患者找回迷人的微笑，坚定的自信以及参与社交的热情，是全口义齿获得美学效果至关重要的部分。

（一）对称排牙法

对称排牙法是常规的排牙方法，排牙的原则及具体的排牙方法见本章第二节。

（二）个性排牙法

人工牙排列方法除常规对称排列方法外，学者们还提出了“个性排牙法”（又称 SPA 排牙法），即在传统排牙法的基础上，根据患者的性别、个性和年龄，在排列人工前牙时，有意识地模拟天然牙列中常见的不整齐状态或一些微小的“缺陷”，如中切牙内翻、外翻少许，中切牙与侧切牙间或两中切牙间部分重叠，尖牙颈部过突或尖牙唇向移位，侧切牙舌向移位等，使人工牙列产生天然牙列的自然和逼真效果，戴上这种排牙方法制作的全口义齿，可避免因人工牙过于整齐而显得呆板，使人一眼就看出是义齿，也可避免患者呈现所谓的“义齿面容”。个性排牙的根本目的在于体现“齐中之不齐”的美学原则。但表现个性要适度，牙位变动不伤大雅，使修复体既能有效地恢复患者的咀嚼功能，又能体现出一种质朴、真实、生动与自然的美感。个性排牙应建立在使全口义齿具有良好的固位、稳定和口颌系统功能协调的基础上。另外还必须指出医生和患者的充分交流能有效提高患者对个性美效果的满意度，如果事先缺乏与患者充分沟通，不会收到良好的临床效果。个性排牙法有以下几种：

1. 牙位的变动　一般只限于上下颌前牙的个别变动，其中以中切牙变动产生的效果最显著，上侧切牙变动产生的效果次之。常用的变动法有：

上颌切牙的个性排列方法：

（1）以上颌中切牙的近中接触点为支点，中切牙远中向唇向旋转少许，即呈“外翻式”（图 10-15）。

（2）以上颌中切牙的远中接触点为支点，中切牙近中向唇向旋转少许，即呈“内翻式”。

（3）上颌侧切牙的近中面稍重叠于上颌中切牙舌侧远中面上，一般用于男性患者（图 10-16）。

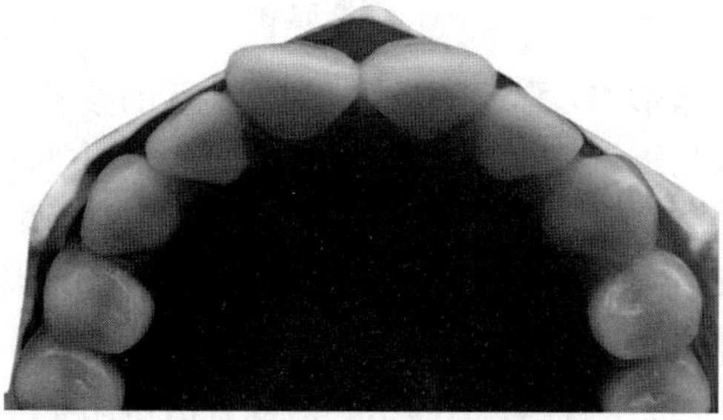

图 10-15　上颌中切牙呈“外翻式”

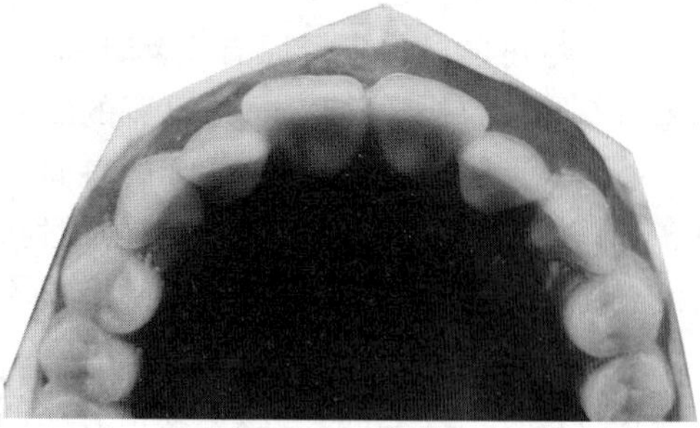

图 10-16　上颌侧切牙的近中面重叠于中切牙腭侧远中面上

（4）上颌侧切牙的近中面向腭向旋转少许，一般用于女性患者。

（5）上颌中切牙整体向唇向移动少许，使前牙列不呆板，有个性。

下颌切牙的个性排列方法：

（1）下颌切牙外翻、内翻或部分重叠呈拥挤状（图 10-17）。

（2）下颌中切牙整体向唇向移动少许或移动其中一个中切牙。

（3）下颌侧切牙整体向舌向或唇向移动少许，切端略超出殆平面。

（4）一侧下颌中切牙和另一侧下颌侧切牙均向唇向移动少许（图 10-18）。

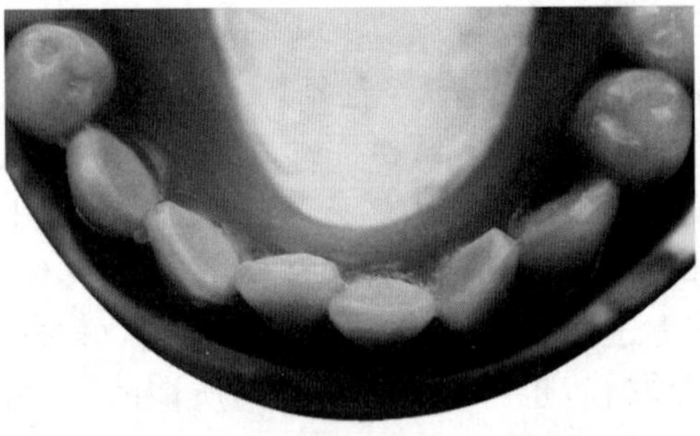

图 10-17　下颌切牙外翻、内翻或部分重叠呈拥挤状

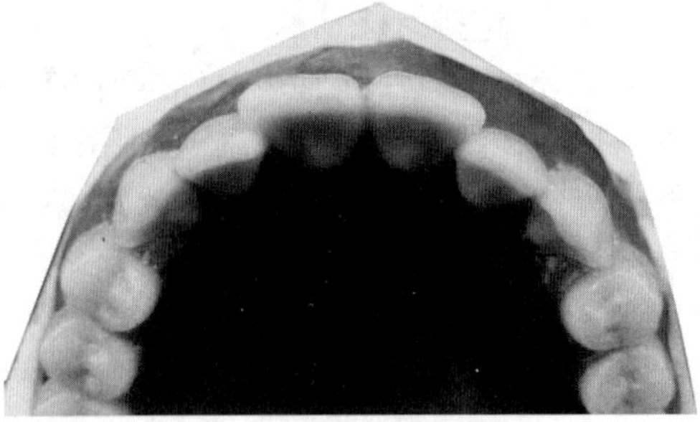

图 10-18　一侧下颌中切牙和另一侧下颌侧切牙均向唇向移动少许

尖牙的个性排列方法：

（1）上颌尖牙整体向唇向移动少许，近似虎牙，一般多用于年轻患者（图 10-19）。

（2）上颌尖牙颈部稍向唇侧突出。

（3）下颌尖牙的近中面向唇向旋转少许。

在个性排牙中一般将女性患者的前牙排列整齐对称，以体现女性的温柔秀丽之美，将男性患者的前牙排列不规则，但整体应协调和谐，棱角应分明，前牙切缘连线起伏不应太大，以体现男性的阳刚之美。

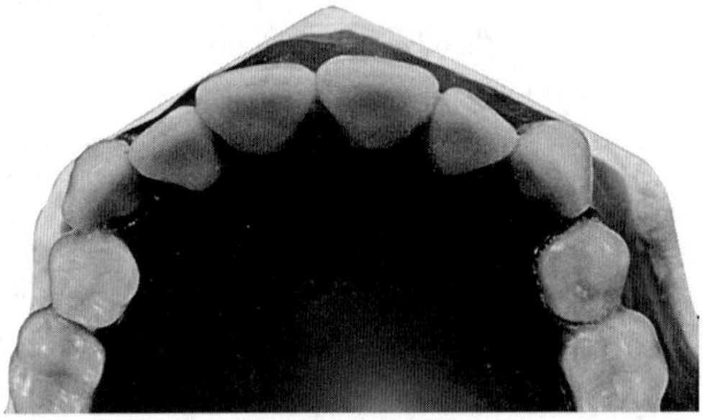

图 10-19　上颌尖牙整体向唇向移动少许，近似虎牙

2. 其他方法

（1）尽可能模仿患者原有天然牙排列，如患者有照片或拔牙前记录，或满意的旧义齿牙齿形态，尽可能作为排列上前牙的参考。

（2）人到了中年以后，天然牙的唇面、切角、切缘一般磨损明显，颈部要较年轻时外露的更多，所以对老年患者，全口义齿前牙排列时可将人工牙的唇面、切角、切缘做相应的调整，模仿真牙的牙龈萎缩，必要时还可模仿真牙的某些着色，使与患者年龄符合，从而给人以视觉上真实和协调感。

（3）在各前牙之间，有意识地留有小间隙（一般不宜超过 1.0 mm），该方法多用于老年患者。

（4）可在人工牙上模拟牙体缺损的各种形式，如切牙近中切角或远中切角缺损，尖牙牙尖缺损，切缘瓜子咬痕缺损，切缘新月状缺损，牙颈部楔状缺损等。既各具特色，又逼真自然。

（5）人工牙的后牙上形成窝洞，并用银汞充填，或在后牙上套上冠等修复体，目的是特意暴露些金属边缘，给人的感觉可以假乱真，似乎只有这颗牙是假的，其余都是真的。

（6）患者有面部缺陷或面部中轴偏斜等情况时，要利用排牙弥补患者的缺陷而不要使其更明显，如面部中轴偏斜时人工牙中线也可略偏。对于容貌丑陋者，如伴有酒糟鼻、颌骨畸形等，有人主张大胆地少排一个切牙，成牙齿脱落状，或使某切牙呈残根状，一则增加真实感，二则可将别人的视线从面部缺陷引向“缺牙”或“残根”处，起到转移视线和改变消极体象的作用。

（三）上下颌弓关系不协调的人工牙排列

1. 上颌前突的排牙　排牙时应注意建立正常的尖牙关系，即上颌尖牙的牙尖正对下颌尖牙的远中唇斜面。上颌前突程度不同，采用的排牙方法也不同。

（1）轻度上颌前突：上颌弓前部位于下颌弓前部的稍前方。为了美观和功能，可适当减小上前牙的覆盖，下颌前伸时，上下切缘能保持接触。排牙的方法是：将上颌人工牙盖嵴部磨薄后，略向舌侧排，下颌前牙稍向唇侧排。

（2）严重上颌前突：上颌弓前部明显位于下颌弓前方。可将上牙盖嵴部磨薄，略向舌侧排，下前牙稍向唇侧排，同时加大前牙的覆盖。为了确保后牙建立正常的𬌗关系，可选用较上前牙小的下前牙或减少1～2颗下前牙，也可以将下前牙排的稍拥挤一些，以建立正常的尖牙关系。为了使下前牙达到𬌗接触和不影响发音，可将上颌前牙腭侧基托加厚，形成与下前牙切缘相接触的𬌗平面板。

2. 下颌前突的排牙　下颌前突的程度不同，采用的排牙方法也不相同。

（1）轻度下颌前突：下颌弓的前部位于上颌弓前部的稍前方，为了美观和功能，可排成浅覆𬌗或对刃𬌗。排牙时可将上前牙稍排向唇侧，选用较上颌牙大一型号的下前牙，将盖嵴部磨薄后稍向舌侧排。不可过于强求美观而将上前牙过度排向牙槽嵴唇侧，下前牙过分偏向舌侧，将影响义齿固位。

（2）严重下颌前突：下颌弓前部明显位于上颌弓的前方，上下前牙应排成反𬌗关系。为了建立正常的后牙𬌗关系，要选用大一型号的下前牙或小一型号的上前牙。若选择相同型号的上下前牙，则必须增加下前牙的数目。

3. 上颌弓宽于下颌弓的排牙方法　上颌弓宽于下颌弓是指上颌弓后部位于下颌弓的颊侧，即上颌牙槽嵴顶位于下颌牙槽嵴顶的颊侧。

（1）上颌弓稍宽于下颌弓：可将上颌后牙稍排向腭侧，下颌后牙稍排向颊侧，以建立正常的𬌗关系。

（2）上颌弓明显宽于下颌弓：可采用两种方法进行排牙：①将下颌后牙按正常要求，排列在下牙槽嵴顶上，再按正常𬌗关系排列上后牙；然后在上颌后牙颊面加蜡，按颌弓形状雕刻出后牙牙冠颊、𬌗面的外形，以恢复对颊部软组织的支持。②按照正常的位置要求，将上下颌后牙分别排在各自的牙槽嵴顶上。咬合时上颌后牙的舌尖下颌后牙的颊尖会出现早接触，应磨改早接触的牙尖而保持正常的𬌗间距离。然后在上颌后牙腭侧加软蜡片与下颌后牙相咬合，根据咬合印迹雕刻出𬌗面的形态。

4. 下颌弓宽于上颌弓的排列方法　下颌弓宽于上颌弓是指下颌弓的后部位于上颌弓的颊侧，即下颌牙槽嵴顶位于上颌牙槽嵴顶的颊侧。

（1）下颌弓稍宽于上颌弓：可将上颌后牙稍排向颊侧，下颌后牙稍排向舌侧，以建立正常的𬌗关系。但是必须注意上颌后牙不能过于偏向颊侧，以避免义齿翘动，影响固位以及在使用中上颌基托从中线处断裂。

（2）下颌弓明显宽于上颌弓：后牙排成反𬌗关系，即上颌后牙的颊尖应与下颌后牙的中央窝接触，下颌后牙的舌尖应与上颌后牙的中央窝接触。一般是将上下左右后牙交换位置排列，上下颌第一磨牙的𬌗关系是下颌第一磨牙的近中颊尖位于上颌第一磨牙颊面的近中颊沟处(图 10-20)。因此,下颌第一前磨牙与尖牙之间必存在间隙,故下颌应多排一个前磨牙。若上颌弓较小,不能容纳交换后的下后牙时,应减去第一前磨牙。若上颌排一个前磨牙,则下颌应排两个,以此类推。

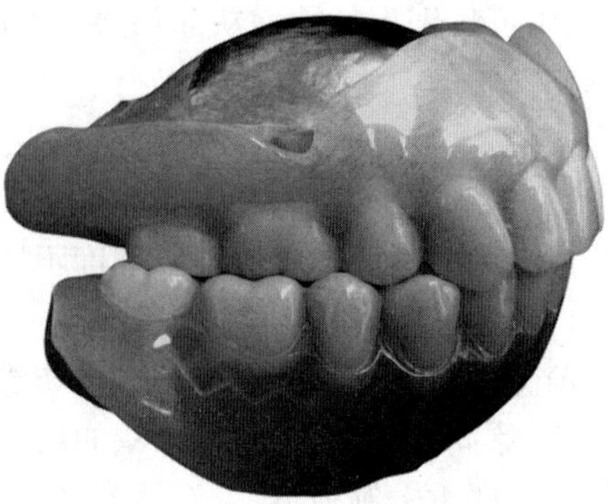

图 10-20 下颌弓明显宽于上颌弓的排牙方法

六、全口义齿基托与美学

患者对全口义齿美的直觉,产生于最初见到修复体的时刻。一副外形灵巧、表面光洁、色彩自然的全口义齿,不仅关系到美学效果的实现和审美心理的满足,而且在很大程度上影响到义齿的良好固位。因此,要使全口义齿获得科学性、美观性、艺术性,必须重视义齿基托的美学问题。

(一) 基托的牙龈颈曲线

1. 颈曲线与人工牙形态 人工牙形态的选择,应视患者的面型、体型和颌弓形态而确定,这就为基托牙龈颈曲线的设计提供了依据。颈曲线可通过其曲度的改变以适应不同形态的人工牙,即方形人工牙,颈曲线应设计的小而平直;尖形人工牙,颈曲线曲度应加大,呈现出明显的“波峰”和“波谷”;卵圆形人工牙,其颈曲线应位于上述两者之间。颈曲线顶点的位置多在牙体长轴略偏远中处。如果对几种不同形态的人工牙均采用同一形式的曲线,会有相当一部分患者对其美学效果不满意。

2. 颈曲线与年龄的关系 口内的天然牙齿，为了补偿𬌗面的生理性磨耗，终生都在不断地缓慢萌出，以维持较为稳定的垂直距离，而且随着年龄的增长，牙龈组织总是呈一定程度的生理性退缩。这些变化导致牙龈附着朝着根向移动，使天然牙根逐渐外露。

因此在制作全口义齿颈曲线时应充分体现这一变化的特征。对年龄较大患者,牙龈颈曲线的位置应适当向龈方降低一些,有意识地暴露人工牙根部,颈曲线曲度应稍小且平直,龈缘应薄而紧贴牙颈缘,龈乳头以下要适当后缩,形成龈外展隙,尤其是男性可多暴露一些,而年轻患者则相反。

3. 基托龈缘的斜面和斜度 通过对正常人牙龈的观察发现,绝大多数人的龈缘有一约0.5 mm宽的天然斜面,且与牙齿呈现一定角度,一般前牙约60°,后牙约45°。这一斜面和斜度的存在,有利于食物的排溢,并使食物对天然牙龈有一定的生理按摩作用,而又不损伤牙龈。虽然全口义齿的基托不存在牙龈按摩问题,但对食物的排溢流通和义齿自然美特征的体现具有重要意义。因此全口义齿基托龈缘与人工牙之间在蜡型雕刻时就要恢复这种正常的形态关系。

(二) 唇颊侧基托磨光面外形

1. 牙根突度的形成 为模拟天然牙齿根颈部的形态,在基托唇面相当于人工牙牙根的部位沿着各个牙齿的自然趋势,使根部微微隆起,形成隐约可见的牙根外形。上前牙牙根以尖牙最长、最突,中切牙次之,侧切牙最短;下前牙牙根以尖牙最长,侧切牙次之,中切牙最短(图 10-21)。后牙根部外形凸度不宜太明显,前磨牙处几乎无突度。牙根与牙根之间的凹陷不仅能衬托人工牙的立体感，显得逼真自然，而且有利于食物的流通。不过，在雕刻成形时，根突不宜雕得太长太突，更不能延伸至基托边缘，一般应为牙颈部至基托边缘的 2/3。同时应注意不能影响唇颊侧磨光面凹面的形成。

2. 凹斜面固位形　磨光面的固位形应与唇、颊、舌部肌肉的支持和接触关系相协调。因为当全口义齿承受咀嚼压力时，舌体、颊肌施加于基托磨光面的力量是一种机械挟持力，有助于固位，因此在上、下颌基托的颊侧和下颌基托的舌侧应形成凹斜面，从而使基托外形有利于唇、舌、颊肌肌力对义齿的挟持、固位。

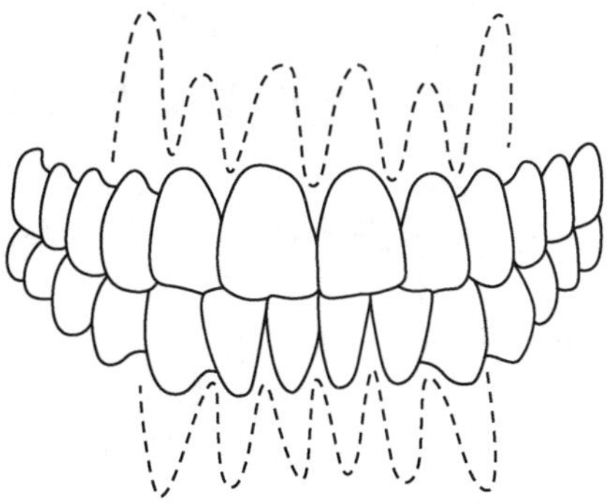

图 10-21　基托上雕刻前牙根突的位置和长度

（三）基托的舌侧形态

一般来说，人工前牙舌面常不具备天然牙的舌面形态，这也是临床技工操作中易被忽视的美学问题。上、下前牙应同时形成舌侧牙龈颈曲线，并要求以基托材料形成牙齿舌面的生理形态，其目的有：①减少患者的异物感；②有利于患者的发音；③更加美观逼真。在上颌前牙区从牙颈部到腭的牙槽区之间形成“S”状的轻微隆突。后牙区在舌侧牙颈部和牙槽区之间形成轻微的隆突。龈外展隙应形成高而浅的形态，减少突度过大造成的食物滞留、异物感等问题。

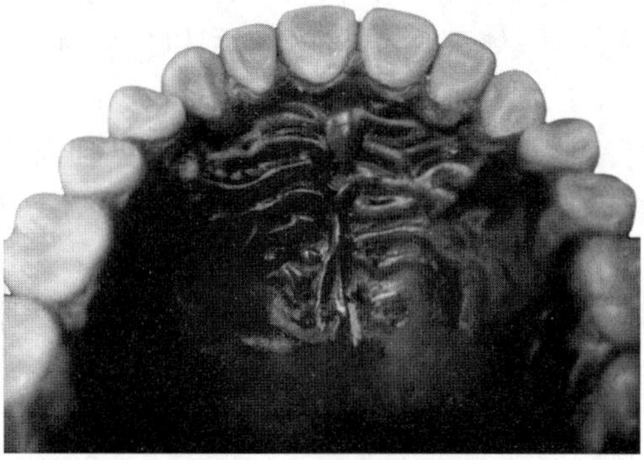

图 10-22　腭皱襞形态

（四）恢复腭皱襞自然形态

所谓腭皱襞（图 10-22），即上颌前部由腭中缝向两侧呈辐射状的软组织横嵴。上颌全口义齿腭皱襞的形成，不仅使义齿逼真自然，而且符合生理要求，有利于发舌腭音时舌尖的定位，使发音清晰、准确，感觉舒适。腭皱襞不宜过长、过宽，高度不能超过 2 mm，过高容易产生异物感，并且可存留食物残渣。腭皱襞可按个人原来的形态复制。

（五）基托的“仿生”处理

天然牙龈和牙槽黏膜并不是单纯的粉红色，仔细观察还会发现黏膜表面有一些颜色较深的微细血管分布。近几年来采用的“仿生”基托牙托粉进行全口义齿修复，取得了较好效果。这种牙托粉是在普通牙托粉中加入深红颜色的天然或人工纤维而成。这种牙托粉制成的基托中呈现出微小血管和天然牙龈组织的形态，逼真自然。当然，基托“仿生”时最好采用高质量的“仿生”义齿基托树脂，这样形成的义齿基托才能取得好的效果。

第四节　全口义齿制作不当对面容的影响

一、人工牙选择不当对面容的影响

前牙的大小、颜色、形态与面部乃至全身之间都有一定的关系，这些关系处理得好，看起来和谐、自然，反之则有失美观。

1. 前牙的大小与面部的某些标志有关。微笑或讲话时只显露 6 个上前牙，且尖牙与口角之间应有适当的间隙。如果选牙偏大，尖牙与口角间的间隙变小或消失，看起来牙齿在面部所占的比例过大，好像口内全被牙齿塞满一样。如果选牙偏小，第一、第二前磨牙都能显露出来，尖牙与口角间的间隙变大，前牙看起来像乳牙。人工牙偏大、偏小都给人以不协调感。

2. 人工牙的颜色要与患者的年龄、肤色相协调。年龄大，肤色黄、黑的患者，如果人工牙偏白，十分显眼，很容易看出来是义齿。如果年纪轻，肤色白，而人工牙偏黑，则很像是"四环素牙"。

3. 人工牙的形态多与患者的体型、面型和性别有密切关系。人工前牙的形态一般分为尖形、卵圆形、方形 3 种。主要表现在牙面颈部宽度的变化、线条的曲直以及切角的锐或钝。一般来说，体型矮胖、面宽的男性患者宜选方形人工牙；体型瘦长、面型尖圆以及女性患者，多选用尖形人工牙；而多数患者均可选用卵圆形人工牙。如果没有合适形态的人工牙，医生可以将人工牙进行加工修改，使其与患者的体型、面型、性别相适应。临床上常见到人工牙选择不当的病例，特别是矮胖面宽的人口内有尖形牙，或窈窕的女性配方形牙，很不协调。前者看起来牙太小，像"糯米牙"；后者牙又太大，像"大板牙"，不会让人产生美感。更有甚者，有些个体牙医用雕牙法制作成整齐排列的长方形人工牙，前牙很像钢琴中的白色琴键，这些均属于不良修复体。

二、人工牙位置排列不当对面容的影响

1. 中线偏斜　中切牙的交界线应与面部中线一致，但有的全口义齿戴在患者口中后，中切牙交界线却偏向一侧，或中切牙交界线斜向一侧。对称是人体美的重要特征，中线偏斜破坏了上前牙的对称性，自然就影响面容美。产生这种误差的原因有：①有的医生确定中切牙交界线的位置不是依据整个面部的中线，而是参照鼻尖、唇珠等面部软组织解剖标志确定的。但是鼻尖、唇珠等标志并不都是与面部中线完全一致，而且观察一个人的对称性时是以整个面型为基础的，谁也不会仔细寻找牙中线与面部某一标志的精确关系。②在上𬌗托上用雕刻刀刻中线标志时，或排好上前牙在口内试戴检查时，医生没有站在患者的正前方观察，而是站在患者的右前方，观察的结果往往是向患者的右方偏斜。当患者唇中线与面中线不一致时，前牙中线应位于唇中线与面中线之间近唇中线处，否则前牙中线与唇中线明显不一致，严重影响美观。

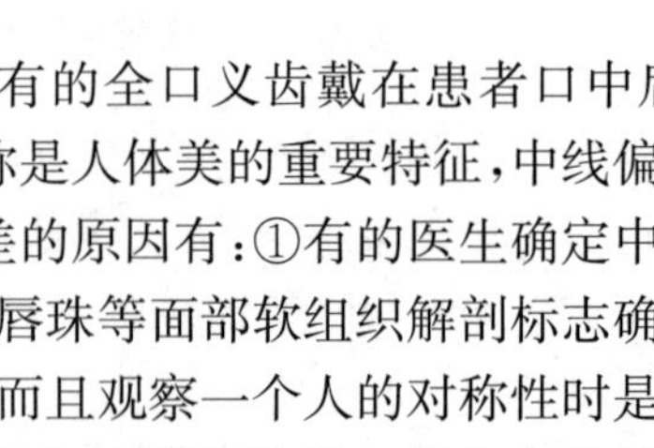
图 10-23　上前牙切缘连线倾斜

2. 上前牙切缘连线倾斜　上前牙切缘连线是人体结构的横线条，与人体的中轴线应是垂直关系。如果上前牙切缘连线倾斜（图 10-23），同样会影响人体的对称

性。产生倾斜的原因有：①上前牙切缘连线与瞳孔连线因个体差异并非绝对平行，如果严格按照瞳孔连线的标准排列上前牙，就会出现上前牙切缘连线的倾斜；②医生没有站在患者的正前方观察𬌗平面或上前牙切缘连线，而是站在患者的右前方观察，因而产生误差。上前牙切缘连线从理论上说应与人体中轴线垂直，这样排好的人工牙在上唇下显露的部分左右大体相等。另外，由于𬌗平面在人体上是前低后高的，从正面看时，上尖牙的牙尖高于上中切牙切缘，因此，上前牙连线实际上是一条与正唇线一致的曲线，因而给人以和谐感。有的患者由于发育、咀嚼习惯和表情肌的活动习惯等原因，上唇左、右两侧的长度不完全相等，也就是说上唇本身是倾斜的。遇到这样的患者，医生应有意识地将上唇较短的一侧上前牙向龈方适当移动，以保证上唇下显露的人工牙左、右两侧大体相等。

3. 上前牙切缘连线过高、过低　上前牙切缘连线过低时，唇下显露的牙冠部分过多，大笑时易显露牙龈，不美观。如果上前牙切缘连线过高，平时看不到上前牙，犹如未镶牙一样（图 10-24）。上前牙切缘连线应保持在上唇下 2 mm 左右。观察时，患者的头位应垂直，医生的视线高度应与患者上前牙的高度一致。

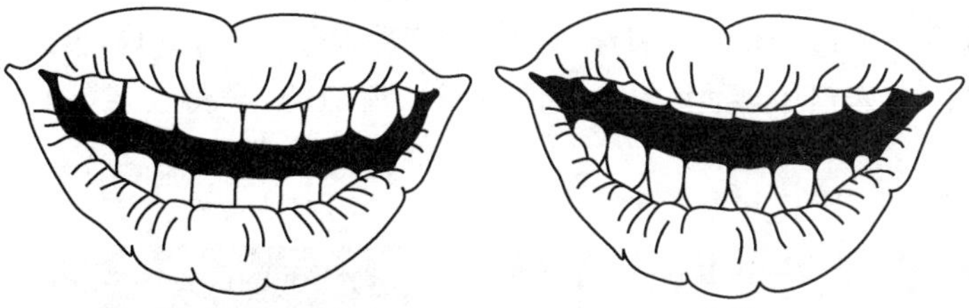

图 10-24　上前牙切缘连线适宜、过高和过低的临床表现
（1）适宜；（2）过高；（3）过低

4. 上前牙过突　戴全口义齿后，上唇应有适当的丰满度，与口内有天然牙列时的状态一样。但如果上前牙排列太靠唇侧，上唇被不适当地衬起，不仅看起来不自然，影响美观，而且上唇的运动易导致上颌总义齿的脱位。这种现象多见于上颌前部牙槽骨较丰满的患者。遇到这种情况排牙时，应将上前牙腭侧颈 1/2 处尽量磨薄，使其紧贴牙槽嵴的唇面。有时需将上前牙区唇基托做成翼式，即将上前牙区牙槽嵴唇侧最突出的基托部分去掉，尽量保持上唇黏膜与牙槽嵴黏膜的接触，上唇就不会翘起。

5. 上前牙对上唇的衬托不足　上前牙区牙槽嵴吸收较多或发育不足的患者，看上去嘴瘪，都希望通过全口义齿改善面型，使上唇部丰满一些。理论上排牙应在牙槽嵴顶才有利于固位，排牙太靠唇侧将影响义齿的固位。所以有时戴义齿后看起来仍然是个“瘪嘴”（图 10-25）。固然人工牙愈远离上牙槽嵴顶愈不利于义齿的固位，但是，对于牙槽嵴吸收较多的患者来说，原来上颌前 6

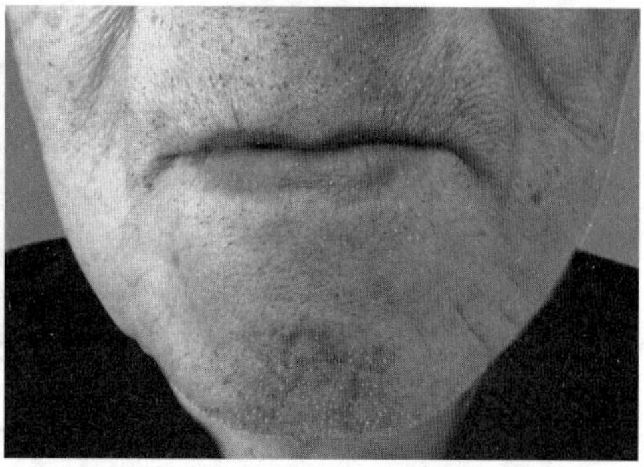

图 10-25　上前牙对上唇的衬托不足

个天然牙的位置比吸收后的牙槽嵴更靠唇侧，这个位置是处于上唇向内与舌肌向外这两个力相互平衡的位置，对义齿的固位不会产生不良影响。而且对牙槽嵴吸收较多以及上颌发育不足的患者来说，想改变"瘪嘴"的愿望十分强烈，只要恢复使患者满意的外形，患者会发挥主观能动作用去克服固位较差的困难，努力适应义齿固位的需要。

6. 下前牙舌向位　上颌前牙区牙槽嵴吸收过多，下颌前牙区牙槽嵴过突，不仅使全口义齿衬托上唇不足，影响上唇的丰满度，而且为了将前牙排成正常覆盖关系，常使下前牙切缘向舌侧倾斜，结果上、下前牙都影响美观。纠正的方法是将上颌前牙的排列适当向唇侧移动，下前牙也就不必向舌侧倾斜。当上、下颌前牙区牙槽嵴前后方向相差过多时，不应勉强排成正常𬌗或对刃𬌗，而应排成反𬌗关系。

三、垂直距离过大过小对面容的影响

正确确定无牙颌患者的垂直距离是改善患者容貌、恢复咀嚼功能的重要环节。垂直距离过大，上下唇张开，勉强闭合上下唇时，颏唇沟变浅，颏部皮肤呈皱缩状，肌肉张力增加，容易出现肌肉疲劳感。由于息止𬌗间隙过小，在说话和进食时可出现后牙相撞声，常需张大口来进食，义齿容易出现脱位。垂直距离过小使面下 1/3 变短，唇红部显窄，口角下垂，鼻唇沟变浅，颏部前突。这样的全口义齿戴入口中，看上去患者像没戴义齿似的，显得苍老(图 10-26)。

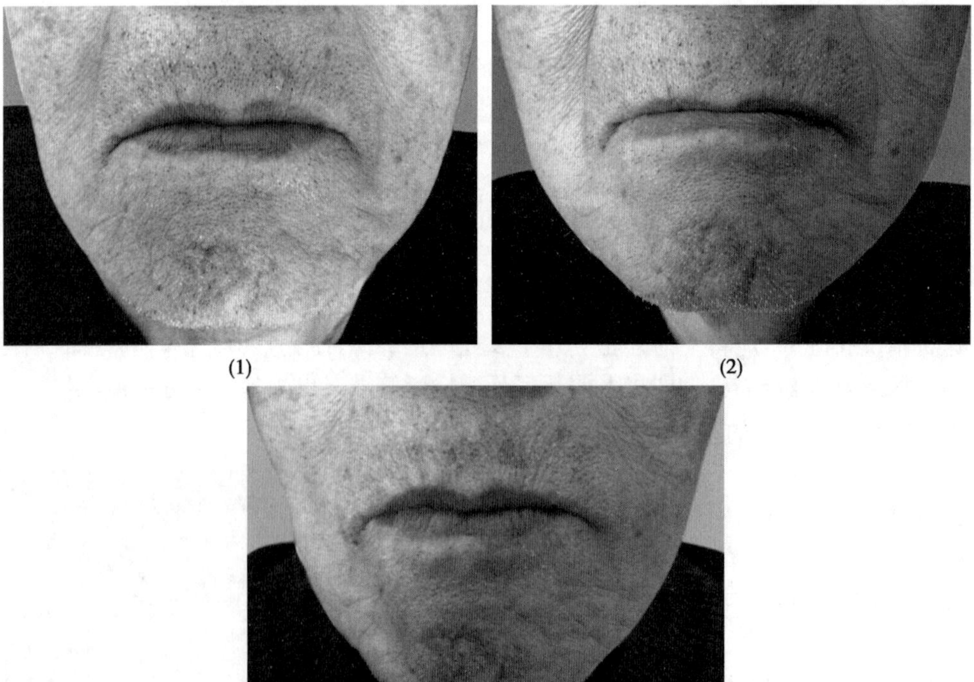

图 10-26　垂直距离适宜、过小和过大的临床表现

(1) 垂直距离适宜；(2) 垂直距离过小；(3) 垂直距离过大

确定垂直距离的理论基础是戴义齿后要留有𬌗间空隙。具体做法是将休息位垂直距离减去 2～3 mm，便是戴义齿后咬合位的垂直距离，这是确定垂直距离最基本的方法。使用这种方法的要点是：①患者头位垂直，下颌自然放松；②测量尺的方向应与头位一致，不应在前后、左右方向上倾斜；③每次测量时，测量尺与鼻底、颏底皮肤接触的松紧程度要一致。另外一个行之有效的方法是靠观察面型来确定。其要点是：①咬合位时上、下唇应刚刚接触，无内卷或外翻；②鼻唇沟、颏唇沟深浅适度；③观察口角状态：青年人的口角常微向上，中年人的口角平直，老年人的口角常向下。此法如能掌握得当，既准确又简便。

（左恩俊）

11 第十一章　牙颌畸形的美容正畸治疗

牙颌畸形是牙科三大疾病(龋病、牙周病和牙颌畸形)之一。它是由先天或后天因素,如遗传、疾病、替牙期异常和口腔不良习惯等导致的牙齿、咬合、颌骨、面部的畸形;如牙齿排列不齐、上下牙弓间𬌗关系异常、颌骨的形态位置异常。其异常的机制大多是牙量与骨量、牙齿与颌骨或上下牙弓、上下颌骨或颌骨与面部之间的不协调而影响美容美观。

第一节　错𬌗畸形的诊断与矫治设计

一、牙颌畸形的检查及美学评价

(一) 问诊

1. 姓名、性别、出生年、月、家庭住址、联系电话。

2. 主诉　求美就医者前来就诊的主要目的。

(二) 临床牙、颌检查

1. 牙

(1) 牙的数目、大小及形态:有无额外牙、先天缺失牙、牙体过小、牙体过大等。

(2) 牙齿拥挤错位情况:有无牙齿拥挤及个别牙的唇向错位、舌向错位等。

(3) 乳、恒牙萌出及替换情况:有无乳牙早失或滞留,恒牙早萌及早失等。

(4) 龋病及牙周情况:有无龋齿以及龋坏的程度;牙周组织是否健康,有无牙龈炎及牙的稳固情况;口腔卫生情况如何。

2. 牙弓

(1) 上下弓的前后位置关系:第一恒磨牙关系为中性𬌗、近中错𬌗、还是远中错𬌗(图11-1)。上下前牙间的覆盖关系是否正常,有否深覆盖或反覆盖。

(2) 上下牙弓的宽度关系:上下牙弓的宽度是否协调,后牙有无反𬌗、锁𬌗。

(3) 上下牙弓的高度关系:上下前牙之间的覆𬌗是否正常,有否深覆𬌗或开𬌗。

3. 颌部软硬组织

(1) 上下颌骨形态、大小及位置:是否有上颌前突或发育不足,下颌前突或后缩。

(2) 舌的大小、位置:舌体的大小是否正常,位置有无异常等。

(3) 唇、舌系带的情况:唇系带的附着位置是否过低,舌系带有无过短等异常现象。

(三) 面部美学评价

1. 正面观

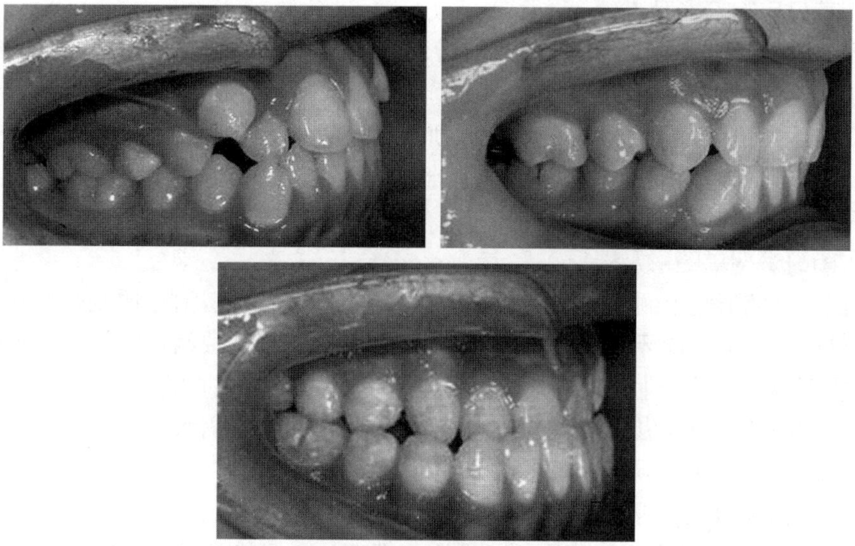

图 11-1　Angle 错𬌗分类
(1) 第一类错𬌗;(2) 第二类错𬌗;(3) 第三类错𬌗

(1) 面部对称性检查:检查眉、眼、鼻翼、口角等高度及宽度是否对称;面上、面中、面下 1/3 比例是否协调。

(2) 口唇闭合情况:口唇闭合是否自然,有无开唇露齿。

(3) 颏唇沟:正常者颏唇沟不明显,高角病例中多数表现无颏唇沟,低角病例中多数表现颏唇沟明显。

2. 侧面观

(1) 面型:侧貌上观察面型,临床上分三型:直面型、凸面型和凹面型。

(2) 垂直面型:垂直方向面型分为三类:①低角:垂直高度不足;②正常:垂直高度均衡;③高角:垂直高度过度。

(四) 病史

1. 既往史及现病史　有无急慢性疾病,乳、恒牙替换是否正常,是否有口腔不良习惯等。

2. 家族史　了解患者的亲属有无类似畸形或其他遗传性疾病。

二、常见错𬌗畸形的诊断与矫治设计

(一) 牙列拥挤畸形及治疗

牙列拥挤畸形是临床上最为常见的错𬌗畸形。牙齿排列不齐,里出外进,扭转、移位等。对于拥挤畸形的治疗原则为通过扩大牙弓、远中移动磨牙、唇向扩展前牙、牙齿邻面去釉等非拔牙方法及拔牙方法来获得间隙,然后排齐牙列。

(二) 牙列间隙及治疗

牙列间隙畸形表现为牙列中不同程度的多余间隙,牙齿间缺乏紧密接触。其治疗的原则为通过内收前牙或前移后牙,或者通过集中间隙,然后再通过修复或种植治疗,将剩余的间隙关闭。

(三) 前牙反𬌗畸形及治疗

前牙反𬌗表现为下颌前牙位于上颌前牙的唇侧,俗称"地包天",常常会影响到口颌功能,并由于前牙的咬合创伤易导致牙齿健康受损或引起颞下颌关节的功能改变,甚至器质性改变,因此应尽早治疗。前牙反𬌗的治疗原则是消除前牙反𬌗,达到上颌前牙覆盖下颌前牙的目的,一般可以采用活动矫治器、功能矫治器、局部固定矫治器、全口固定矫治器等进行治疗,使前牙反𬌗及早解除。

(四) 前牙深覆盖畸形及治疗

前牙深覆盖畸形是上颌前牙和下颌前牙间水平向距离过大,治疗原则是减小前牙深覆盖。一般可以通过上颌前牙的内收,或者下颌前牙的唇向移动,或者两者的结合来治疗,可采用拔牙或不拔牙。处于生长发育期少年儿童患者可以通过生长改型治疗,减小前牙深覆盖。成年严重前牙深覆盖者需要通过正畸-正颌外科手术联合矫治。

(五) 前牙深覆𬌗畸形及治疗

前牙深覆𬌗畸形表现为上颌前牙在垂直向覆盖下颌前牙过多,一般通过压低前牙、伸长后牙、唇向移动上下前牙等方法来矫正。严重骨性前牙深覆𬌗者,如短面综合征患者需要正畸-正颌外科手术联合治疗。

(六) 前牙开𬌗畸形及治疗

前牙开𬌗表现与前牙深覆𬌗畸形相反,上颌前牙与下颌前牙间垂直向有距离。其治疗原则为尽力使上下前牙建立垂直向覆𬌗覆盖关系,可以通过伸长前牙、压低后牙来治疗,严重骨性前牙开𬌗患者,如长面综合征患者需要正畸-正颌外科手术联合治疗。

(七) 上颌前突畸形或下颌后缩畸形及治疗

上颌前突或下颌后缩畸形是由于上颌骨发育过度或者下颌骨发育不足所造成。轻中度畸形患者可通过生长改型治疗或者牙齿的代偿治疗矫正,严重者常需要正畸-正颌外科手术联合治疗。

(八) 下颌前突畸形或上颌后缩畸形及治疗

下颌前突或上颌后缩畸形是由于下颌骨发育过度或者上颌骨发育不足所造成。轻-中度畸形患者可通过生长改型治疗或者牙齿的代偿治疗矫正,严重者常常需要正畸-正颌外科手术联合治疗。

(九) 下颌偏斜畸形及治疗

下颌偏斜畸形由于单侧下颌发育不足或者发育过度造成。表现为颜面偏斜,左右面部不对称,下颌偏向一侧。严重者需要通过正畸-正颌外科手术联合治疗。

(十) 面部发育畸形和其他面部综合征及治疗

面部发育畸形除常见的唇腭裂畸形外,还有其他面部综合征,如 Crouzon 综合征、单侧颜面发育不全综合征、小下颌畸形等。畸形表现复杂,常有严重的骨骼畸形同时伴有不同程度的牙颌畸形。这样的畸形只能通过正畸-正颌外科的联合治疗,才能取得良好的矫治效果。

第二节 常用的美容正畸矫治器

矫治器是一种治疗错颌畸形的装置,它可产生作用力,或咀嚼肌口周肌的功能作用力通过矫治器使畸形的颌骨、错位牙齿及牙周支持组织发生变化，以利于牙颌面正常生长发育。矫治器的类型按固位方式分活动矫治器和固定矫治器。

一、活动矫治器

（一）机械性活动矫治器

机械性活动矫治器是一种由患者自行摘戴的矫治装置，它的结构由固位部分、加力部分和连接部分组成。固位部分是指矫治器能稳固地戴在口内，不会因其本身的重力、矫治力和肌肉功能力等因素而发生脱位。固位装置有：①卡环：有箭头卡环（图 11-2）、单臂卡环和连续卡环等；②邻间钩（图 11-3）；加力部分是矫治器对需要移动的牙给予矫治力的部分，是直接起矫治作用的部分。有弹簧、弓簧、螺旋器、弹力橡皮圈和双曲唇弓等。连接部分是将矫治器固位部分与加力部分连接成一个整体，多以基托的形式组成。基托由塑料制成，基托周边外形与局部义齿类似，厚度约 2～2.5 mm，下颌前牙舌侧的基托要稍厚些以防折断，基托下缘和后缘周边要圆滑，要求基托组织面与软硬组织紧密贴合。

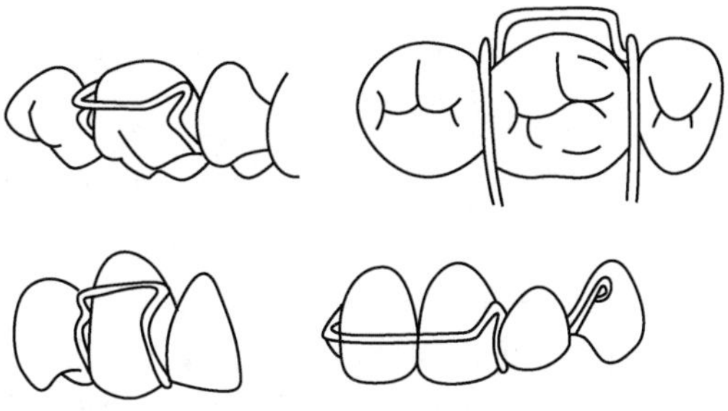

图 11-2　箭头卡环

临床常用机械性活动矫治器有以下几种：

1. 𬌗垫式活动矫治器　适用于纠正前牙反𬌗。它由卡环、邻间钩、上前牙舌侧副簧、基托和两侧后牙𬌗垫所组成（图 11-4）。由于上前牙舌侧错位，需将副簧加力使上前牙移向唇侧；当上下前牙覆𬌗、覆盖关系正常，面部外形改善后，可逐渐分次磨低𬌗垫，每次磨去0.3～0.5 mm 直至全部磨除。

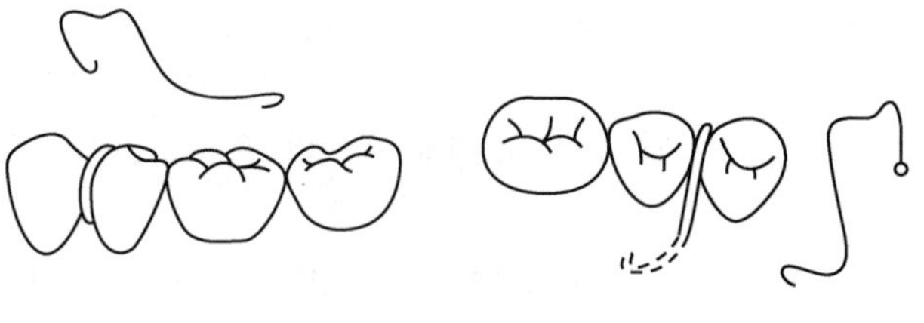

图 11-3　邻间钩

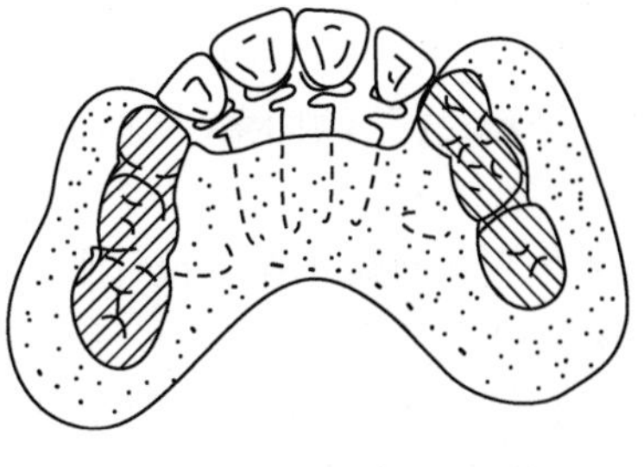

图 11-4　𬌗垫式活动矫治器

2. 螺旋器分裂基托矫治器　根据正畸螺旋器所在的部位而有不同的作用，放置于腭中缝相当于前磨牙处连接两基托，打开螺旋器可扩大牙弓；放置在前牙舌侧，可推前牙向唇侧；安放在后牙舌侧基托内的螺旋器，由于放置的方向不同，则可将后牙分别向颊侧或远中移动。

3. 平面导板矫治器（图 11-5）　适用于前牙过高、后牙过低所形成的深覆𬌗病例。牙腭侧基托的前缘加厚使成平面导板，此导板与𬌗平面平行，当下前牙咬在导板上时，上下后牙离开 2.5～3.0 mm，可使下前牙压低而下后牙伸长。待后牙𬌗接触后，用自凝塑料逐次再

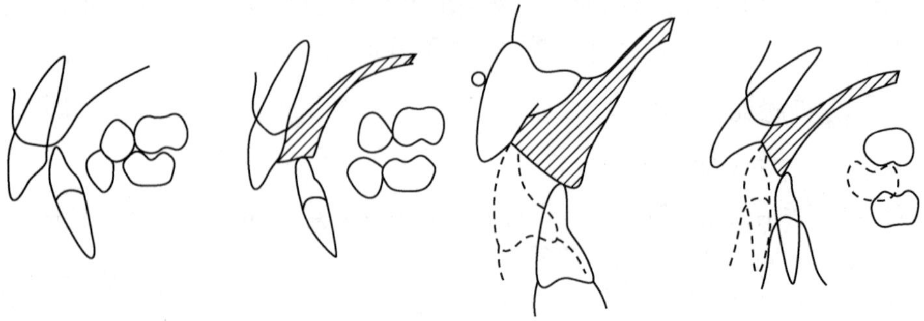

图 11-5　平斜面导板

加高平面导板，直至深覆𬌗解除为止。

4. 斜面导板活动矫治器（图 11-5）　适用于上颌正常、下颌后缩的远中错𬌗。在上颌活动矫治器上前牙腭侧基托前缘做一斜向后下的斜面导板，当下前牙咬在斜导板前斜面时后牙离开，𬌗间距离加高，颌面肌肉张力增加，肌肉为了恢复原有的张力而发生收缩，此收缩力通过斜面的作用，可引导下牙弓向前移动，以纠正下颌后缩畸形。

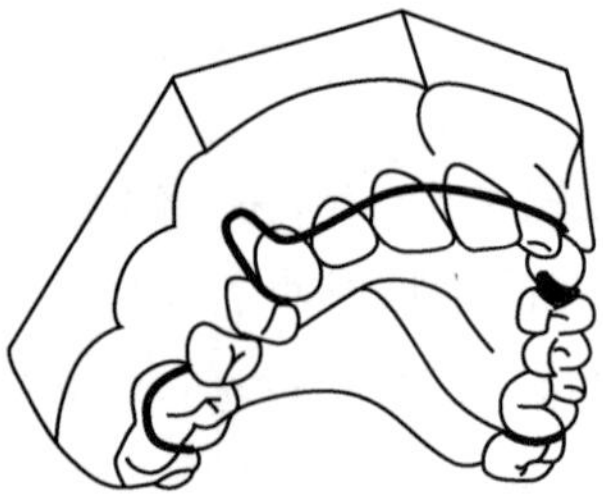

图 11-6　Hawley 保持器

5. 活动保持器　临床常用的 Hawley 保持器（图 11-6）是由双曲唇弓、两侧磨牙的单臂卡环和塑料基托组成。保持器舌侧基托的边缘应与牙列舌侧牙面紧贴，以起到良好的保持作用。

（二）功能性矫治器

功能矫正器是一种活动矫正器，本身并不产生任何机械力，在口内的固位也不严格，其作用是改变口面部肌肉功能，从而促进𬌗发育和颅面生长。大多数功能矫正器需有以下要点：①利用肌力影响牙齿和骨骼；②上、下牙列分开，咬合分离；③下颌向前（或向后）移位；④吞咽时上、下唇紧密闭合；⑤选择性改变牙齿的萌出道。

尽管功能矫正器的设计形形色色，但可以归纳为三大类，即简单功能矫正器、肌激动器类和功能调节器。

1. 简单功能矫正器　此类矫正器直接将肌力传递至牙齿，包括上颌斜面导板、平面导板、口腔前庭盾、唇挡等。

2. 肌激动器类　这一类功能矫正器有各种各样的改良，其共同处在于这类矫正器都要改变下颌的位置（一般是向前、向下），刺激附着于下颌的咀嚼肌兴奋，由此产生的力传递至牙齿、颌骨，起到功能性颌骨矫形作用。

3. 功能调节器　又称 Frankel 矫正器。这种类型的功能矫正器虽然也改变下颌的位置，但其主要起作用部位在牙弓之外的口腔前庭，矫正器通过颊屏和唇挡改变口周肌肉的动力平衡，从而影响牙弓颌骨的发育。

功能矫正器主要用于口面肌功能异常所引起的错𬌗畸形，当改变或促进正常的功能活动能为颅面骨骼和牙𬌗发育提供有利的环境时，也可以使用功能矫正器。它主要用于矫正长度不调，特别是安氏(Angle)Ⅱ类错𬌗，也适用安氏Ⅲ类错𬌗。功能矫正器还可用于矫正高度不调，对深覆𬌗效果较好，也可用于开𬌗。但一般不适用于牙列拥挤、牙齿错位及拔牙病例。如需要，可在功能矫正器治疗之后配合使用机械矫正器排齐牙齿。

功能矫正器是通过改变神经肌肉的活动影响骨生长和𬌗发育，所以仅适于生长发育中的青少年，替牙期是较好的治疗期，恒牙早期也可以使用。当面部生长接近完成时，功能矫正器的疗效明显受限。

常用功能矫正器：功能矫正器经过 50 多年的应用和发展，至今已自成体系，种类繁多，构型各式各样，本章仅选其常用的有代表性的三种予以介绍：肌激动器、生物调节器和功能调节器。

1. 肌激动器　肌激动器有各种各样的类型，但以 Andresen 设计者为最早，所以又称 Andresen 矫治器。肌激动器对安氏Ⅱ类 1 分类错𬌗有很好的治疗效果，矫正器通过使下颌前移，以及控制牙齿的垂直萌出，使颌骨的矢状关系及垂直关系得以改善。

(1) 主要构成：用于Ⅱ类错𬌗的肌激动器是最常用的一种类型(图 11-7)。矫正器由一整块塑料基托组成，基托的上颌部分覆盖整个腭盖，下颌部分向下延伸至口底。基托的远中达第一恒磨牙远中。上、下基托相连接，在前牙区形成下切牙塑料帽包住下前牙，其作用力为防止下切牙垂直萌出及唇向倾斜。上颌尖牙之间附有双曲唇弓，可将肌肉的矫正力传导至上前牙，如果上前牙腭侧包括牙槽部分的基托被调磨缓冲，上前牙在唇弓的影响下将向腭侧倾斜移动。基托的后牙有牙齿的导面，通过调磨塑胶导面，可以控制、引导后牙的垂直萌出。矫正器与上颌牙弓相适应，下牙弓只有在下颌处于向前、向下的位置时才能戴入。

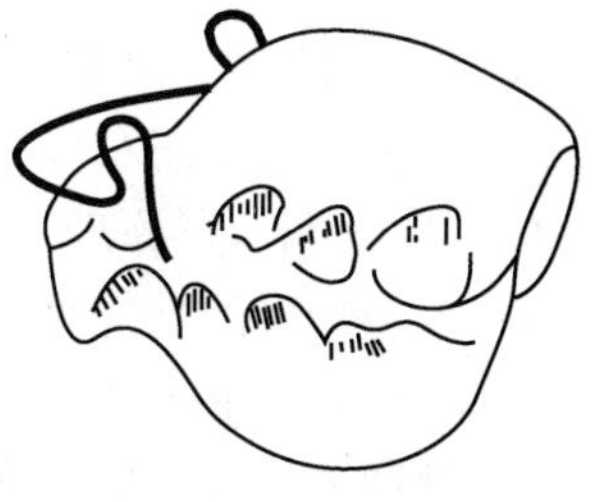

图 11-7　肌激动器

(2) 肌激动器原理：肌激动器的矫正力来源于咀嚼肌，在未戴入矫正器前，整个咀嚼肌群处平衡状态，戴入矫正器后，下颌因矫正器牙导面的引导被迫向前、向下固定在新的位置上，咀嚼肌群的平衡被打破，下颌下肌群和提下颌肌群被牵拉。下颌下肌群被牵拉而反射性地拉下颌向后，由于下颌-矫正器-上颌已连接为一体，这一向后的力通过唇弓和牙导面传至整个上牙弓和上颌，使其向前的发育受到抑制。与此同时，下颌本身虽受到向后的拉力，但其位置被固定，因此矫正器对下牙弓施以向前的推力。由于上下后牙垂直萌出的方向不同，上后牙向下、向前萌出而下后牙垂直向上，肌激动器通过后牙牙导面控制上下后牙的垂直萌出差异，调整功能𬌗平面的高度，从而调整磨牙关系。

(3) 肌激动器的咬合重建

1) 矢状方向：下颌在矢状方向上移动的目的是建立中性磨牙关系。因此，安氏Ⅱ类错𬌗病例下颌应向前移动，两侧移动相等距离。下颌前移的数量，以磨牙关系达到中性为准，一般为 5 mm 左右，若深覆盖严重，下颌应分次前移。

2) 垂直方向：下颌垂直打开应超过息止𬌗间隙，一般在磨牙区分开 4 mm 左右。覆𬌗越深，垂直打开越大；反之，覆𬌗越浅，垂直打开越小。在设计Ⅱ类病例下颌前移和垂直打开的数量时有一个原则，下颌在两个方向上移动之和应能激活足够的且又不过分的肌肉活动。肌肉活动不足将影响疗效，但过度增加肌肉的活动却并不能增加矫治作用。覆盖较大，下颌前移多，垂直打开不宜过大；覆盖较小，下颌前移较少，垂直打开应适当增加。一般而言，下颌前移量与垂直打开量之和在 8～10 mm 之内。

3）中线考虑：牙齿原因和骨骼原因造成的中线偏斜不是功能性矫治器的适应证。䶧干扰等功能因素造成的下颌偏斜，在咬合重建时应使上下中线保持一致。

4）䶧蜡完成之后放在牙模上检查其与上下牙弓的接触是否紧密，核对并记录下颌前移的数量，切牙区及磨牙区垂直分开的数量，上、下牙弓中线的对称性。如果与设计有任何不符，应重新取䶧蜡直至建立正确的咬合关系。

（4）临床使用：矫治器仅在夜间戴用，每天戴 10～12 小时，每 4～6 周复诊 1 次。复诊时需注意三点：①检查后牙导面是否影响乳、恒磨牙的替换与萌出，凡影响牙齿萌出的塑胶部分应当磨去。②检查牙导面与牙齿接触部分的"光亮区"。上颌牙齿接触的"光亮区"应在近中龈侧，以刺激上后牙向远中䶧向萌出；下颌牙导面的"光亮区"在远中腭侧，以刺激下后牙向近中䶧向萌出。所有对矫正不利的"光亮区"应当选磨除去；缺少"光亮区"时应在不改变下颌位置的条件下重衬。③缓冲上切牙腭侧基托，并调整唇弓与上切牙唇面接触，以使上切牙腭向移动。Ⅱ类错䶧一般在治疗 10～12 个月后，前牙覆䶧覆盖关系正常，后牙中性䶧关系稳定。

2. 生物调节器　生物调节器是由 Balters 在 1965 年设计，它是一种调节舌位置，促进唇闭合，改善牙弓形态和牙弓关系以确定中性䶧的颌骨功能矫形器。

（1）生物调节器原理：设计者十分强调舌功能活动的重要性，他认为舌是口腔反射活动的中心，舌与颊屏的功能平衡对䶧的发育有重要影响。他还认为唇的封闭是生长潜力自由发展的前提，唇功能异常，正常生长将受阻碍。基于这种理论，Balters 设计了腭杆来引导舌的位置，设计了附有颊曲的唇弓来阻挡颊肌的压力。同时矫治器引导下颌向前至切牙对刃，以促使上、下唇闭合。

（2）生物调节器组成包括三部分：塑胶基托、腭杆和唇弓。以标准型者为例（图 11-8），塑胶基托与肌激动器的基托类似，但体积较小。基托覆盖于下牙列舌侧，即从一侧第一恒磨牙远中至另一侧第一恒磨牙远中。向龈向伸展一般为 5 mm，比肌激动器浅。上颌前部，左右尖牙之间完全没有塑胶覆盖，因而戴上矫治器时可以正常说话。上颌磨牙和前磨牙舌侧塑胶覆盖至龈下 5 mm，下切牙切缘无塑胶覆盖。腭杆由 1.2 mm 直径的不锈钢丝弯制而成。钢丝从第一前磨牙处基托上缘引出，沿着腭盖的形状向远中方向形成一个椭圆形的曲，曲的远端至第一恒磨牙远中。腭杆应离开腭黏膜组织 1 mm 以免压迫软组织。唇弓以0.9 mm 直径的不锈钢丝弯制而成，唇弓越过上切牙，向远中伸展至第一恒磨牙处形成一颊曲，然后向近中折回，在尖牙和第一前磨牙之间进入颌间塑胶。颊曲挡住了颊肌的压力，以利于后牙的垂直萌出。

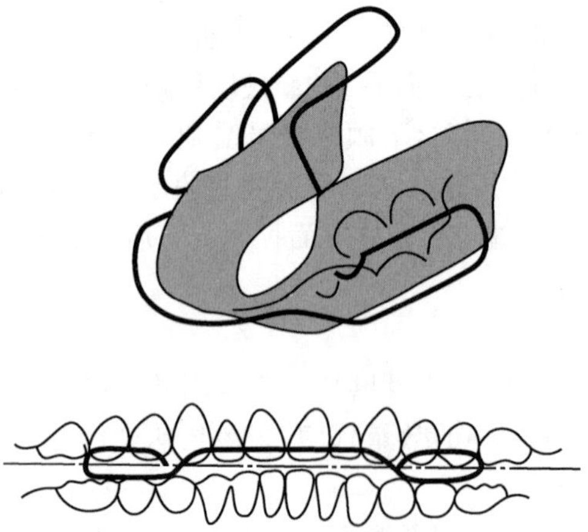

图 11-8　标准生物调节器

3. 功能调节器　功能调节器是德国 R. Frankel 在 60 年代设计的一种活动矫正器，所以又称为Frankel矫正器(FR)。根据错𬌗种类不同其制作形态也不同,可分为FR-Ⅰ、FR-Ⅱ、FR-Ⅲ等。

FR与其他功能矫正器的最大区别在于,首先其主要作用部位在口腔前庭区。矫正器用唇挡、颊屏遮挡住唇、颊肌,使发育中的牙列免受异常口周肌功能的影响,从而开创了一个新环境,使牙弓、颌骨在长、宽、高三个方位上能最大限度地发育。其次,如治疗安氏Ⅱ类病例时,FR-Ⅱ与下牙弓完全没有接触,只是依靠与下切牙区牙槽骨接触的一块塑胶托使下颌处于前伸位置,矫正器的主要支抗位于上颌磨牙。最后,如FR-Ⅱ用𬌗支托阻止上颌磨牙的垂直萌出,下颌磨牙可以自由地向上、向前移动,在深覆𬌗改善的同时,也有利于建立Ⅰ类磨牙关系。

功能调节器的构造以FR-Ⅲ型为例,包括塑胶部分和钢丝部分。塑胶部分包括:①上唇挡:位于上颌切牙上方的前庭沟处,左右各一;其作用是消除上唇对上颌的压力,同时牵拉邻近的骨膜,刺激牙槽骨唇面的骨沉积。②颊屏:左右各一,由上颌前庭沟延伸至下颌前庭沟底,远中盖过最后一颗牙齿,近中达尖牙的远中。颊屏的上颌部分与上牙槽间有3 mm的空隙,可消除颊肌对上颌侧方的压力而使其扩展。颊屏与下牙槽相贴合,颊肌压力可传达到下颌而抑制其生长。钢丝部分包括:①唇挡连接丝:将左右两侧的唇挡和颊屏连接成一体。②下唇弓:将两侧颊屏的下部连成一体;下唇弓与下前牙唇面相贴,因此可协助保持下颌的后缩位置并将矫治力传递至下前牙。③前腭弓:由颊屏引出,从上尖牙与第一前磨牙间的𬌗间隙,通过𬌗面,在前腭部形成弓形,弓的前部紧贴上切牙舌隆突的𬌗方;前腭弓的作用是将矫治力传递至上前牙同时限制其萌出。④腭弓:由颊屏引出,从最后一颗磨牙的远中龈部通过。腭弓在腭中线处形成稍向前凸的曲,当牙牙槽宽度增加而与颊屏接触时,此曲可用来向外侧稍稍扩展颊屏。⑤𬌗支托:上、下𬌗支托保持必要的咬合打开,以利前牙反𬌗的矫正。

二、固定矫治器

任何一种固定矫治器都包括三个主要部分:托槽、磨牙带环颊面管和矫治弓丝。托槽和带环粘结于牙齿上,弓丝结扎于托槽并通过颊面管,医师选择弓丝,利用弓丝本身的弹力,并合理地使用牵引力移动牙齿,达到正畸治疗的目的。在固定矫治器近百年的发展中,方丝弓矫治器和Begg细丝弓矫治器是固定矫治器的两大系统,直丝弓矫治器源自于方丝弓矫治器,又多次从Begg细丝弓矫治器吸取经验,反映了现代固定矫治器的发展方向。

(一)方丝弓矫治器

方丝弓矫治器是1928年由Angle发明的。

1. 方丝弓矫治器的组成　主要由带环及颊面管、托槽、矫治弓丝,其他附件如拉钩、舌侧牵引钩等组成。

(1) 带环及颊面管:由不锈钢片或合金金属片制成,粘结要求与牙齿密贴地黏着,具有良好的固位作用,并不妨碍咬合,对牙龈无刺激。颊面管分为插入颌外唇弓的圆形管及插入方形弓丝的方形颊面管。

(2) 托槽:分金属托槽、生物陶瓷托槽、复合树脂托槽。根据槽沟的宽度及深度分有两类,0.46 mm(0.018英寸)和0.56 mm(0.022英寸)。托槽之两端,有为固定弓丝所用的结扎丝沟。托槽按其形态可分为单翼托槽和双翼托槽。双翼托槽对弓丝有较大的接触面积,并且易于对扭转牙的进行矫正,因而目前已广泛使用。托槽的放置的高度是指从牙尖或切缘至托槽沟的𬌗向底面间的距离(图11-9)。不同的牙粘结高度不同。

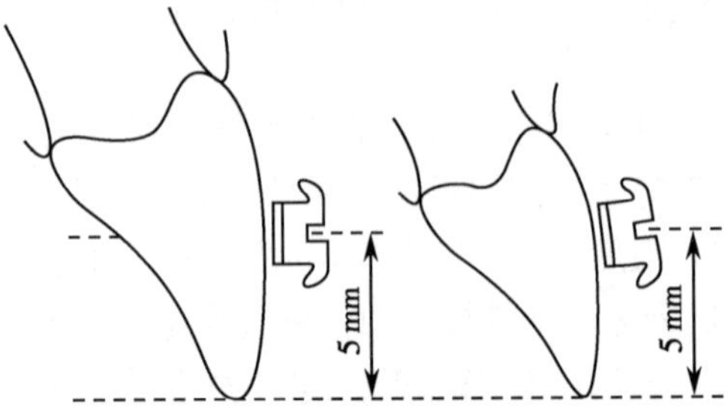

图 11-9 托槽应在牙面上的位置

近远中向位置：托槽的中心与牙冠的唇、颊面中心一致。

轴斜度：正常的牙齿排列中，牙齿的长轴有一定的倾斜度，因而托槽的位置亦需要考虑有一定的轴斜度，要使托槽的长轴与牙齿的长轴一致。

（3）矫治弓丝：方丝弓矫治器主要通过不同弓丝的使用使牙齿作各个方向移动，所以所使用的矫治弓丝要求有良好的弹性，主要有不锈钢丝、镍钛丝、钛合金(TMA)丝等，有方形弓丝也有圆形弓丝、编织麻花丝。弓丝使用的基本原则为先圆后方、先软后硬、先细后粗。

（4）其他附件：如牵引钩、舌侧扣、橡皮圈、弹力线及橡皮链、螺旋弹簧等。

2. 方丝弓矫治器的基本原理和特点

方丝弓矫治器的基本原理有以下方面：

（1）弓丝的形变力作用：具有良好弹性的矫治弓丝，当被弯曲成各种形态时，便有趋于回复到原来位置的作用，也就对矫治牙产生矫治力，使发生所需要的移动。

（2）弓丝的固定和引导作用。保持性弓丝是指本身不具有变形能力，而与牙弓形态相一致的弓丝。

这类弓丝结扎在支抗牙或需矫治的牙上，对牙齿的移动能起引导和控制作用。这一类弓丝的作用力是要外加的，最常用的是借助于橡皮弹力牵引圈或螺旋弹簧，而使矫治牙移动或改正颌间关系。

方丝弓矫治器的特点有以下方面：

（1）能有效地控制矫治牙各个方向的移动。方丝弓矫治器能使牙齿做近远中、唇颊舌向及殆向等各方向的移动，并且在牙齿移动时能做到控根移动，即牙齿除能做根冠相反方向移动的倾斜移动外，也能做根冠同一方向移动的整体移动，及牙冠相对固定而只移动牙根或根尖相对固定而只移动牙冠。其上述作用的原理在于所有牙上均有托槽，方丝弓嵌入槽沟后基本与之吻合。

（2）保证充足的支抗。由于每个牙上都有托槽而弓丝嵌入槽沟后经结扎丝固定，牙弓由弓丝连成一整体，具有较大的支抗力，故能减少支抗牙的移位，在上下牙弓分别成一整体的情况下进行颌间牵引，有利于牙弓及颌骨位置关系的矫治。

3. 方丝弓矫治器矫治弓丝的弯制　方丝弓矫治器主要利用弓丝的弹性对牙齿进行矫治，在矫治弓丝的弯制中，有一些要求和方法是常规的。弓丝有三个常规序列弯曲，这三个序列弯曲，是按矫治牙作不同方向移动的需要而设计的。在矫治弓丝弯制前，先按照标准弓形弯制成一定的弓形，目前临床常用的标准弓形有 Bonwill-Hawley 弓形(图 11-10)。

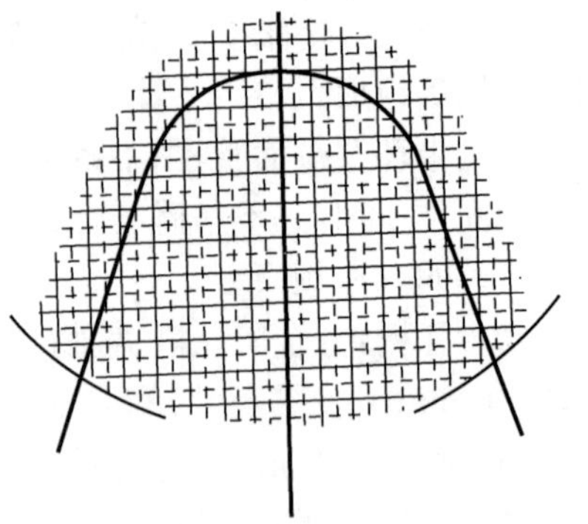

图 11-10 预成弓丝形态图

（1）第一序列弯曲：是在矫治弓丝上作水平向的

一些弯曲，主要有内收弯和外展弯。上颌矫治弓丝的第一序列弯曲（图11-11）包括在两侧中切牙与侧切牙间弯制内收弯及在两侧侧切牙与尖牙间、两侧第二前磨牙与第一恒磨牙间弯制的外展弯，并在弓丝末端插入末端管后部位向舌向弯曲。下颌弓丝的第一序列弯曲（图11-12）包括在两侧侧切牙与尖牙间，第一前磨牙近中面后移0.5 mm处及第二前磨牙与第一恒磨牙邻接部位后1 mm处制作外展弯，而无内收弯，弓丝末端亦需作向舌侧。

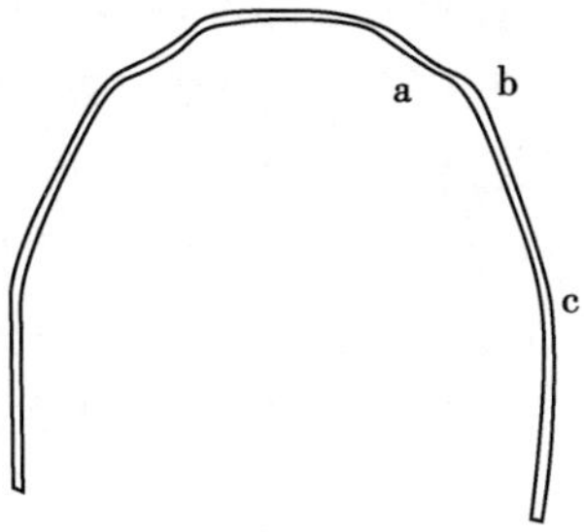

图11-11　上颌弓丝上的第一序列弯曲图
a. 侧切牙区的内收弯；b. 尖牙区的外展弯；c. 第二前磨牙与第一恒磨牙间的外展弯

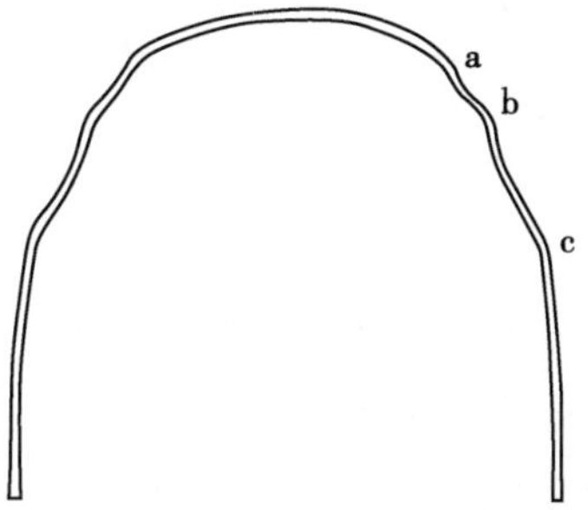

图11-12　下颌弓丝上的第一序列弯曲图
a. 侧切牙与尖牙间的外展弯；b. 第一前磨牙近中的外展弯；c. 第一前磨牙与第一磨牙间的外展弯

（2）第二序列弯曲：是矫治弓丝在垂直向的弯曲，这类弯曲可使牙升高或压低，亦可使牙前倾或后倾。最常用的为末端后倾弯和前牙美观曲。

（3）第三序列弯曲：只能在方形弓丝上完成。这类弯曲是在方形弓丝上做转矩而产生转矩力。转矩力的应用主要是对矫治牙做控根移动，使牙根做唇颊、舌向的移动；同时，可在拔牙矫治病例中使牙齿移动时保持牙根平行。转矩可分为根舌向转矩及根唇（颊）向转矩。对牙齿施以根舌向转矩力时可使牙根舌向移动及牙冠唇向移动；而对牙施以根唇（颊）向转矩力时，可使牙根唇（颊）向移动及牙冠舌向移动。

4. 方丝弓矫治技术基本矫治步骤　包括排齐和整平牙列；关闭拔牙间隙及矫治殆关系；精细调整三期。

（1）排齐和整平牙列：目的使上下牙弓错位的牙齿排列整齐和平整。弓丝用0.014NiTi、0.016NiTi、0.018NiTi的圆形弓丝排列牙列，也可用不锈钢圆丝在牙齿轻度错位时，可以把不带弹簧曲且做了第一或第二序列弯曲的弓丝，结扎在所有托槽中，利用其形变弹力而矫治牙齿的错位。当牙齿错位程度较严重时，则需利用各种弹簧曲的不锈钢圆丝来矫治。

（2）关闭拔牙间隙及矫治殆关系：包括拉尖牙向远中，关闭拔牙间隙，矫治前牙深覆盖及上下牙弓间殆关系等。开始使用方形弓丝，弯制成具有第一或第二序列常规弯曲的方形弓丝插入末端管，弓丝嵌入所有托槽并结扎固定。这一阶段矫治中要使用较大的牵引力拉尖牙及关闭拔牙间隙，同时开始使用转矩力对前牙做控根移动。若在矫治力与支抗力之间设计不当，则会出现支抗牙前移，矫治间隙不足等失误，而影响矫治效果，甚至导致失败。在矫治前牙舌向移动过程的同时，根据磨牙错殆的类型及覆殆覆盖的程度，适时开始用橡皮弹力圈颌间牵引，以使在关闭间隙的同时矫治牙弓间的殆关系。

（3）精细调整：第三期使用理想弓丝进行精细调整，理想弓丝是指所使用的方丝具有良好的牙弓形态及各个牙近远中轴倾度的理想形态，调整牙近远中轴倾度、牙唇舌向倾斜度、牙位及高度、根平行、尖窝关系、牙弓形态及协调、牙间隙及旋转、上下牙齿的吻合性。

（二）直丝弓矫治器

20世纪60年代，Andrews研究了120名未经正畸治疗的正常𬌗，提出了正常𬌗六项标准。在此基础上，20世纪70年代初设计出直丝弓矫治器的系列托槽与颊面管。直丝弓矫治器消除了在弓丝上弯制第一、第二、第三序列弯曲的必要，所以称直丝弓矫治器，又称预置矫治器。

1. 直丝弓矫治器的原理　直丝弓矫治器的托槽是矫治器的关键部件，所希望达到的牙齿位置，包括牙齿在牙弓上的近远中的倾斜，唇（颊）舌向倾斜，以及内、外侧位置都已包含在托槽之内，因而不用像标准方丝弓矫治器那样在弓丝上弯制三种序列弯曲。

(1) 消除第一序列弯曲：正常牙齿在牙弓中的唇（颊）-舌位置有所差别，若以牙齿唇（颊）面的最突点至牙齿接触点连线的距离代表牙冠突度，各个牙齿的冠突度都不相同，直丝弓矫治器通过调节托槽底的厚度及磨牙补偿角度自动完成这种牙齿移动，使牙齿在牙弓中保持正确的唇（颊）舌位置关系。

(2) 消除第二序列弯曲：直丝弓矫治器的托槽，根据不同牙齿的位置，在槽沟上加入了不同的近远中倾斜角度。注意此角度是依据临床冠确定，而不是依据整个牙长轴而确定。

(3) 消除第三序列弯曲：直丝弓矫治器的托槽，根据不同牙齿的位置，在槽沟上加入了不同的唇（颊）舌向的倾斜角度。注意此角度是依据临床冠长轴而不是依据牙根长轴而确定。

2. 直丝弓矫治器的安放

(1) 分牙：主要有橡皮分牙圈分牙、分牙簧分牙和铜丝结扎分牙法。橡皮圈分牙法是将分牙橡皮圈用钳子撑开拉大呈扁圆形，将圈的下方压入邻间隙内，随即松开钳子，使橡皮圈围绕邻接点，利用弹力分牙；分牙簧分牙法，分牙簧由直径5 mm直径不锈钢丝弯制而成，弹簧之下部直线部分由颊面近楔状隙穿向舌侧，而弹簧之上部通过𬌗面后使小弯部钩入舌侧邻间隙，利用弹簧的弹力进行分牙；铜丝分牙法用一根长5 cm左右直径为0.5～0.6 mm的黄铜丝结扎分牙，将丝的一端弯成如外科缝针一样的弧形，用钳将铜丝自牙齿颊侧邻接点下楔状隙插入至舌侧𬌗面外展隙，围绕邻接点一圈，至颊侧楔状隙与铜丝的另一端交叉后顺时针方向扭转，直至紧密固定为止，剪去过长部分而留下2 mm左右之断端，将断端做小弯后压入邻间隙，使之不刺激颊黏膜。需黏着带环牙的近远中均需进行分牙，一般分牙后2～3天拆除分牙铜丝，牙齿之近远中即可出现间隙。

(2) 带环的粘固：在粘固前，应将带环在患者牙齿上试戴，检查与对𬌗牙的关系，调𬌗去除早接触，取出带环磨光，基牙吹干后，用玻璃离子粘固剂粘固，带环戴入就位后将龈、𬌗处多余的粘固剂去除干净。

(3) 托槽的粘结：托槽专牙专用。为区分不同牙齿的托槽，每个托槽的远中龈侧翼上都有永久性识别标志。直丝弓矫治器将托槽置于牙齿的临床冠中心，注意托槽的高度，近远中向，轴倾斜度，要求粘结密贴。粘结步骤如下：

1) 清洁牙面：用杯状橡皮轮蘸细磨光粉清洁牙面，以去除牙垢和油脂，再以清水冲洗，酒精擦洗后吹干，隔湿以利酸蚀。

2) 牙面酸蚀处理：用酸蚀剂直接涂敷在要黏着托槽的牙面上，其范围略大于托槽背板面积，酸处理时间为60～90秒，氟牙症可适当延长。

3) 冲洗、干燥：酸蚀后牙面必须用清水彻底冲洗后吹干，此时牙面无光泽呈白垩色，隔湿以便粘结。

4）黏着托槽：按要求调制粘结材料，先涂底胶于已酸蚀的牙面上，再用气枪轻吹底胶使其形成一薄层分布于牙面上，另取适量粘结糊剂涂于正畸托槽的金属背板上，置于所要求的牙面位置上并稍加压并及时去除托槽周围溢出的黏合剂，保持托槽周围牙面光滑。黏合剂开始固化时就不要再移动托槽，否则会影响粘结效果。当黏合剂完全固化后，正畸托槽即可承担矫治力。

3. 直丝弓矫治器的矫治程序　直丝弓矫治器源于方丝弓矫治器，遵循方丝弓矫治器的治疗原则，但又有自己的特征：

（1）强调托槽黏着位置的精确；

（2）常将第二磨牙包括于矫治器内；

（3）高弹性弓丝如热激活镍钛丝的广泛应用；

（4）使用弱而持久的矫治力(50～150 g)；

（5）强调牙弓完全整平；

（6）第一阶段排齐整平牙弓时，为防止前牙唇倾与覆𬌗加深，采取尖牙向后结扎和末端弓丝回弯；

（7）第二阶段常使用滑动法关闭拔牙间隙。

第三节　错𬌗畸形的预防与早期矫治

一、早期预防与预防性矫治

错𬌗的预防性矫治主要包括两个方面内容：一是在错𬌗发生前采取一些预防措施，去除造成错𬌗的因素，避免错𬌗的发生；二是对已经发生的错𬌗早期进行矫治，阻断畸形的发展，引导颌面向正常方向生长发育。

（一）早期预防

1. 胎儿时期的预防，母体的健康、营养、心理及内外环境对胎儿的早期发育十分重要。

2. 婴幼儿时期的预防，需注意饮食习惯、口腔卫生及防治急慢性疾病。

（二）预防性矫治

预防性矫治包括：维持正常牙弓长度的保隙、助萌、阻萌，维护正常口腔建𬌗环境，去除咬合干扰，矫正异常的唇、舌系带，以及刺激牙颌发育的咀嚼训练等。因为完整的牙列、正常萌替和正常的功能运动，是促进牙颌面正常发育的关键。临床需要进行正畸预防性矫治和处置的情况主要有乳牙或恒牙早失乳牙滞留、恒牙萌出异常及系带异常。

1. 乳牙早失　因龋病、外伤、恒牙异位萌出，医生处理不当而过早拔除等造成乳牙早失，可导致邻牙向缺隙侧倾斜移位，使缺隙变小导致恒牙的阻生或错位萌出。乳牙早失，一般应及时使用缺隙保持器维持缺牙间隙。

常用的几种缺隙保持器(图 11-13)：如丝圈式缺隙保持器、功能性保持器、下颌固定舌弓缺隙保持器、导萌式缺隙保持器。

2. 乳牙滞留　多为后继恒牙胚的位置异常，甚至先天缺失造成，常导致后继恒牙错位萌出或阻生。应尽早地拔除滞留的乳牙。

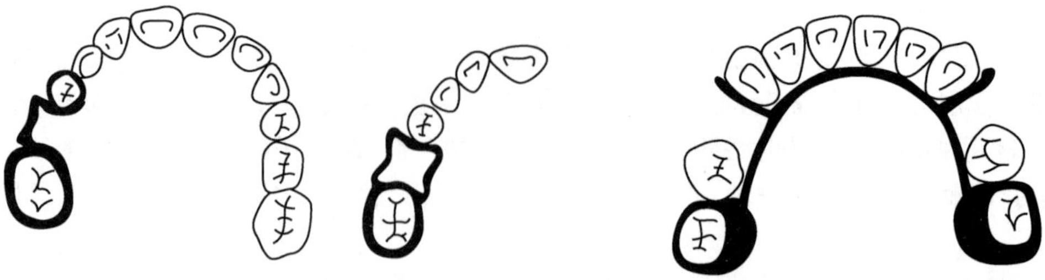

图 11-13 常用的缺隙保持器
A. 丝圈式缺隙保持器;B. 下颌固定舌弓缺隙保持器

3. 恒牙早萌 常由于乳牙根尖病变破坏了牙槽骨及恒牙胚的牙囊,而使后继恒牙过早萌出。恒牙早萌多见于前磨牙。早萌的恒牙常常无牙根或者牙根较短,此类牙附着不牢,不能承担咀嚼压力,易受外伤、感染而脱落。恒牙过早萌出,X 线片显示牙根刚开始形成,其长度不足 1/3 或牙根尚未形成。为了防止恒牙的早萌,应戴阻萌器,常用阻萌器有两种:固定阻萌器和可摘阻萌器。

4. 恒牙迟萌、阻生及异位萌出 恒牙在应萌出的年龄未萌而对侧同名牙已萌出时为迟萌;长期埋入在牙槽骨内不可能萌出的牙称为阻生牙。常见原因有乳牙根或额外牙使恒牙的萌出道受阻;乳牙早失致邻牙移位,恒牙萌出间隙不足;囊肿、牙瘤、牙龈纤维组织增生或骨组织致密妨碍恒牙的萌出;牙弓长度不足常引起第三磨牙阻生等。恒牙迟萌常可导致邻牙向迟萌牙的间隙倾倒及对𬌗牙伸长;阻生牙可压迫邻牙移位,造成病理性牙根吸收或龋病,继发牙髓炎时常有疼痛,甚至松动、脱落。尽早拔除滞留的乳牙、残根、残冠、额外牙,切除囊肿、牙瘤,去除致密的软硬组织。对恒牙牙根已形成 2/3 以上而无望自行萌出者,可行外科手术开窗,在埋伏牙冠上粘牵引钩。可摘矫治器或固定矫治器唇弓上制作拉钩,利用弹力牵引,引导埋伏牙萌出。第三磨牙阻生多由于牙弓长度不足所致,一般选择拔除阻生的第三磨牙。

5. 恒牙早失 因龋病、外伤,医生处理不当而过早拔除或先天恒牙胚缺失。恒牙早失破坏牙弓的完整性,邻牙向缺隙倾斜、移位,对𬌗牙伸长,牙𬌗关系紊乱。除配戴缺隙保持器外,个别恒牙早失的患者可视具体情况,采用正畸治疗用邻牙代替早失牙,免除终身戴义齿的不便。如上中切牙早失,可先将侧切牙移至中切牙的位置并维持中切牙冠宽度的间隙,成年后结合全冠修复。若第一恒磨牙早失,缺牙区牙槽嵴足够,可考虑用固定矫治器让第二磨牙替代第一磨牙,同时注意调𬌗并防止第二磨牙近中移动时牙冠倾斜,防止对𬌗牙伸长避免𬌗干扰。

6. 恒牙萌出顺序异常 因乳牙根吸收异常,乳牙滞留、乳牙根与牙槽骨粘连,乳牙冠的不良充填,恒牙胚的牙囊未被吸收等,均可引起乳恒牙替换的时间紊乱,也可能与遗传因素有关。恒牙萌出的顺序对𬌗的形成特别是磨牙关系的建立影响较大。如上颌第一磨牙早于下颌第一磨牙萌出,容易形成远中𬌗。若第二磨牙早于前磨牙、尖牙萌出,则可用第一磨牙前的固定舌弓保持牙弓的长度,确保后继尖牙、前磨牙萌出后能自行调整、排齐。若上颌第二磨牙过早萌出,已形成远中𬌗,可采用推第二磨牙向远中的矫治器,建立磨牙的中性𬌗关系。

7. 唇系带附着异常 出生时唇系带附着于牙槽嵴顶，随着乳牙萌出、牙槽突的生长，唇系带附着的位置逐渐离开牙槽嵴顶，到恒切牙替换后唇系带一般距龈缘约 4～5 mm。异常的唇系带位于上中切牙之间，可导致中切牙间间隙不能关闭。上中切牙间出现间隙，严重者可伴有上颌侧切牙舌向错位。年龄较小的患者可手术切除异常的唇系带，间隙可自行关闭；年龄较大的患者可先用固定矫治器关闭间隙，切除附着的异常唇系带及全部纤维组织，以保持矫治的效果。

8. 舌系带过短 多系遗传因素与先天发育异常造成。由于舌系带过短而影响舌的正常功能活动，舌常位于下牙舌侧或上下切牙之间，可形成前牙开𬌗，并且影响发音。对未出现明显错𬌗的舌系带过短者，可做舌系带修整术，恢复舌的正常功能活动。对舌系带过短伴有下牙弓过宽、前牙开𬌗时，可在矫治错𬌗的同时，行舌系带修整术。

二、阻断性矫治

阻断矫治是对正在发生或刚发生的错𬌗用简单的矫治方法阻断其发展，使之自行调整至正常𬌗或用矫治器引导其生长成正常𬌗。

1. 简单矫治器治疗

(1) 不良习惯的阻断：对于一些可造成或已造成错𬌗畸形的不良习惯，如吮指、吮颊、吮咬唇或咬物、吐舌等，可以通过戴用简单矫治器（图 11-14～11-16），如腭刺、腭屏、唇挡、颊屏、腭珠等改正。

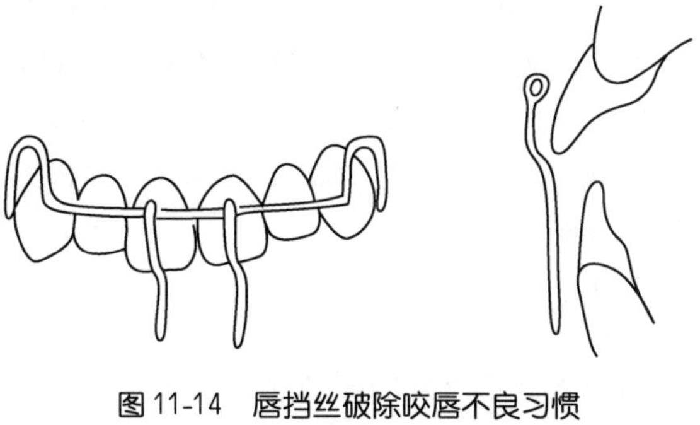

图 11-14 唇挡丝破除咬唇不良习惯

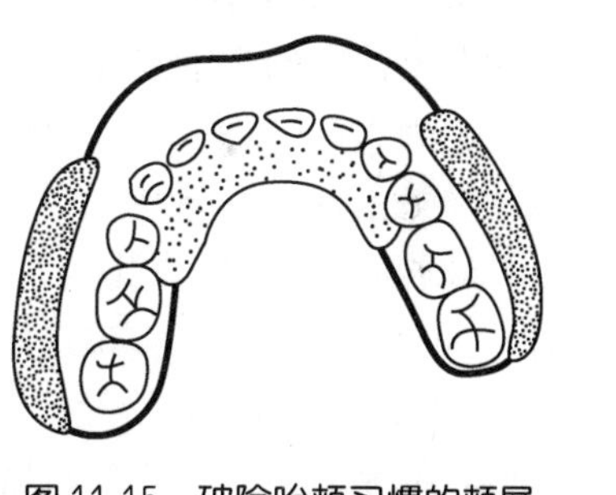

图 11-15 破除吮颊习惯的颊屏

(2) 间隙保持及阻萌：对于替牙期的障碍，如乳牙或恒牙早失、恒牙早萌的患儿，为维持正常的牙弓长度及恒牙正常萌出，可通过戴用缺隙保持器、舌腭弓以及阻萌器等简单矫治器维持牙间隙。

(3) 牙弓不调的矫正：对于乳牙列及混合牙列期一些影响患儿正常咀嚼功能和颅面正常生长发育，表现为牙弓前后、左右及垂直关系不调的错𬌗畸形，如乳前牙反𬌗、单侧后牙反𬌗、上牙弓前突、深覆𬌗、开𬌗等，可通过设计一些简单活动式矫治器，如上颌𬌗垫式舌簧矫治器、上颌扩弓矫治器、上颌平面导板等，以及局部简单粘结托槽的唇、舌弓固定式矫治器改正等。

2. 序列拔牙治疗 序列拔牙是应用于替牙𬌗期通过拔牙手段矫治严重牙列拥挤的一种传统治疗方法，又称为萌出诱导及𬌗诱导。即通过有序地拔除乳牙，诱导恒牙进入到较好的𬌗关系中，并最后通常拔除 4 个第一恒前磨牙，达到解除拥挤，部分地阻断主要畸形的

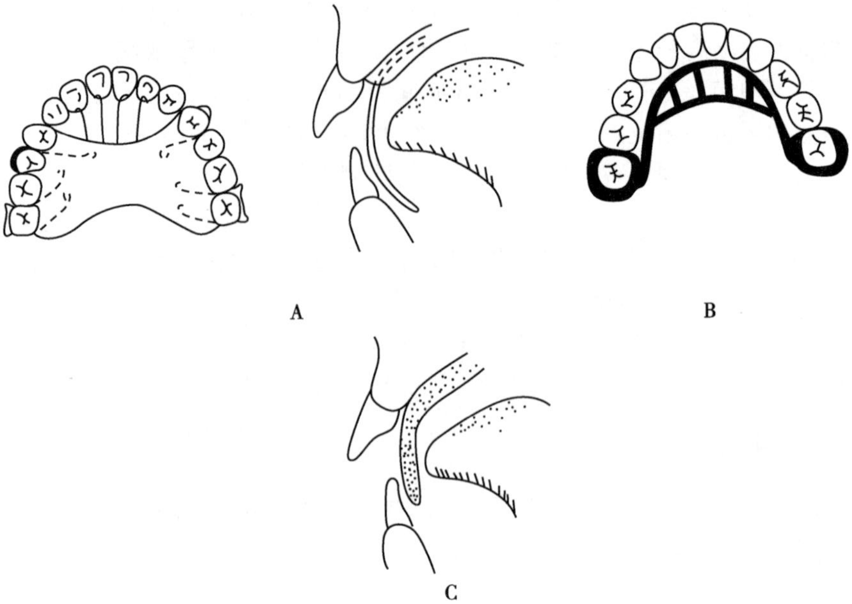

图 11-16　破除舌习惯常用方法

A. 腭刺；B. 腭网；C. 腭屏

发生。

3. 功能矫治器治疗　功能矫治器系一类设计利用肌能力（如肌力及咬合力等）进行牙颌关系调整治疗的矫治装置。矫治器戴入口腔后，通过矫治器上的部件，利用肌肉的牵张力及咬合力为力源，传递于牙齿及颌骨，强行改变下颌骨的位置、牵张口周肌及黏膜或改变咀嚼肌的受力平衡，以达到调整异常的肌动力平衡，改变异常的骨骼生长，阻断不良的唇舌习惯，引导颌面正常生长的目标。功能矫治器多为活动式，大多在夜间戴用（应不少于 12～14 小时）。也有设计为固定式的，如 Herbst 矫治器等，系全天戴用。

4. 口外矫形力装置治疗

（1）抑制上颌发育的矫治器：主要有以枕骨及颈为支抗的面弓及 J 形钩等。

（2）促进上颌发育的矫治器：常用为以额、颏为支抗的面具式前牵引矫治器等。

（3）抑制下颌发育的矫治器：常用为以枕骨及颈（向后牵引）为支抗的颏兜式矫治器等。

5. 肌功能训练　肌功能不平衡是牙颌畸形的重要病因之一，特别是对一些口周肌松弛，颏肌亢进的儿童患者，早期配合积极的肌功能训练，可矫正一些畸形，改善面容形貌，以及防止一些错𬌗畸形矫治后的复发。

第四节　成人常见错𬌗畸形的美容正畸治疗

一、成人正畸治疗特点

口腔正畸治疗的对象过去主要是以儿童和青少年患者为主，对成人正畸的重视是在 20 世纪 70 年代以后。随着社会经济条件的改善、人们对生活质量要求的提高，以及正畸基础研究和技术的进步，成人正畸患者正日趋增多。成年人，通常系指从 18 岁开始，不同于生长发育期中的青少年儿童，其治疗的要求、范围和限度各有差别，并具有不同的特点。

1. 成年人患者的生长发育已基本完成，生长潜力有限，因此，一些利用自身生长潜力的颌骨生长控制及颌导引治疗，如功能矫治器、口外牵引等矫形力的应用，已错过时机而不适于进行，即治疗方法的选择相应减少。此期治疗手段主要为牙移动。对轻、中度骨性畸形也只能借助于牙移动代偿治疗，而对严重的骨性畸形需通过正颌外科手术方法才能得以有效矫正。

2. 成年人由于咀嚼器官的完善和成熟，牙周支持组织细胞活性降低，与青少年患者相比，对矫治力的刺激反应更慢、改建适应能力更差、对䢺创伤的恢复能力更弱。而且成年人正畸牙移动有可能使牙槽骨的吸收加快。相反，青少年正畸治疗后，随创伤䢺的去除，其牙槽骨的吸收则可能停止或改善。因此成人正畸增加了正畸治疗的难度，对医技及矫治条件的要求更严更高。

3. 口腔疾病及其他全身疾病随着年龄的增长，成年人口腔多有龋齿、残冠残根、牙缺失、种植体、修复体等。特别是牙周病、颞下颌关节病在成年人中更为常见。同时，多数成年人口腔中均存在不同程度的牙周组织增龄性萎缩及不可逆的牙槽骨吸收。此外，在成年人中易罹患的慢性全身性疾病，如糖尿病、心血管病等也将影响正畸中的牙齿移动并可发生不测，这些均应在治疗中特别注意。

4. 功能平衡和咬合稳定因素，成人由于多年的功能运动和磨合，即使有较严重的错䢺畸形，由于其适应性代偿，其䢺已趋于稳定和协调，多已建立代偿性咬合平衡。牙位、肌力的调整也达到较好的生理范围。因而，正畸牙移动以及扩弓治疗等对成人䢺的改变有可能产生医源性䢺创伤，并影响矫治后的稳定性。因此对成人的䢺，特别是已经因长期代偿及磨耗达稳定的后牙段弓形，一般不应有较大范围的改动和重建。应在尽可能的范围内，根据个体的特征，在保障其口腔健康和功能的条件下做小范围的牙移动，以达到矫治后形态稳定、功能健康并改善局部美观的目的。

5. 有严重牙周炎患者的正畸治疗必须与牙周科医师配合，在静止期才能进行。在成年人综合治疗中必须十分注意颞下颌关节的问题及处置原则。修复前的小范围牙移动治疗是一种有效而实用的手段。因此，成人正畸与过去针对青少年儿童的正畸概念应有所不同，是对既往正畸范围的扩展，并对正畸技能提出了更高、更精、更严的要求。

6. 社会心理、美观要求、矫治施力、矫治限度和疗程等是成人正畸必须面对并充分考虑的问题。

二、成人正畸治疗常用的矫治方法

（一）成年正畸治疗分类

可概括为综合性正畸、辅助性正畸和外科正畸三类。

1. 综合性正畸　即对非骨性或仅有轻度骨性错䢺畸形的健康成年人牙列进行全面的正畸矫治。

这种治疗类似于恒牙列初期青少年的矫治，常需移动所有的牙齿，治疗过程也与青少年相同。但由于成年人与青少年患者之间存在着不同的生理、病理、心理特点和明显差异，故其治疗（包括拔牙、支抗设计、矫治器设计等）也具有不同的特点和要求。其中包括牙周病和颞下颌关节病，这两种口腔常见病广泛存在于成年患者中，必须与相应学科协作，进行常规控制和处理。

2. 辅助性正畸　系指通过正畸牙移动，辅助治疗其他牙科疾病的一类成人正畸矫治。

这类成年患者口腔的条件多数较差，随年龄的增大，常伴有残根残冠、失牙、严重牙周组织萎缩吸收等。很多成年正畸患者，也可能仅因修复的需要或为局部改善前牙美观等原因而转来就诊。正畸作为一种辅助治疗，还必须配合其他治疗才能达到维护牙周健康、恢复功能和改善局部美观的最终目标。因此，与综合性正畸一样，这类患者更应提倡与牙周、修复、颞下颌关节等多个专科医师配合组成治疗协作组，对每一个患者的个体化表现作出全面的口腔病诊断，优选出最佳治疗设计，并在治疗时机、方法和治疗过程中互相配合。由于自身因素的限制或疾病的存在，这类患者很难达到与儿童和青少年一样标准的Ⅰ类磨牙关系和理想的效果，有时只能依据实际情况给予特殊处置。治疗方法上，也多不采取移动所有牙齿的全面治疗方法，而常采用小范围牙移动方式进行局部调整。

3. 外科与正畸联合治疗　对成年人严重发育性或外伤性骨性牙颌面畸形，单纯采用正畸牙代偿的治疗方法并不能完全改善面型美观和咬合关系的稳定，只有通过外科与正畸联合治疗的方法才能重建牙、颌、面的三维关系，恢复牙颌面的咬合生理功能与颜面美观。其正畸治疗的内容主要是配合颌面外科进行术前正畸矫治、术后正畸矫治及保持。

（二）成人的综合性矫治

本节重点介绍在成年人综合矫治中，与青少年儿童正畸不同的部分，特别是成人矫治中最常遇到的牙周病的正畸治疗问题及颞下颌关节病的正畸矫治问题。

1. 成人牙周病与正畸治疗　成年人大多都存在不同程度的牙周病损。牙周病不是正畸的禁忌证，但对罹患牙周病的患者正畸治疗的前提是，必须在牙周病静止期，牙周炎症得到控制的条件下才能进行。因此必须与牙周病专科医生配合治疗。临床上牙周病治疗常采用的方法为菌斑控制、龈下刮治及根面平整等。考虑到龈下刮治术后牙周病损的完全恢复需要一段过程，故对中、重度的牙周炎患者，一般应观察至牙周治疗4～6个月后再酌情进行正畸治疗。

牙周病正畸治疗的方法：

（1）𬌗的控制：大多数牙周病正畸患者的特征表现有，前牙多唇倾、扇形间隙、深覆𬌗，后牙近中倾斜移动，并存在不同程度的𬌗创伤，以及紧咬牙、夜磨牙习惯。故在控制炎症治疗的同时，应进行𬌗的控制。常用前牙平面导板使牙齿脱离咬合，以利于牙齿在不受𬌗力的作用下排平、解除创伤𬌗，及在一定的垂直高度建立正中关系位。

（2）关闭切牙间隙：关闭前牙扇形间隙有利于改善牙周受力环境和切导的重建。在关闭间隙前必须通过X线牙片确诊被移动切牙有无严重根尖吸收及牙槽骨吸收，牙槽骨是否薄而脆，是否能承受矫治力。上切牙的内收移动宜采用弹性线拴扎或橡皮圈牵引等轻力滑动法。下切牙间隙的关闭应注意勿使其过度舌倾，并应尽量维持其在牙槽骨松质中移动。缺牙间隙关闭后，出现三角形间隙者，可通过片切牙齿接触点、牙轴调整及修复等尽力改善之。

（3）片断弓技术：片断弓技术在牙周病患者的正畸牙移动中应用较多，主要用于：①因美观考虑或需先竖直后牙的患者；此时，多采用后牙段的片断弓，以减少矫治器对美观的影响。②不需要改变后牙咬合，仅要求排齐前牙、解除咬𬌗创伤的患者，则多采用前牙段的片断弓。③用于打开前牙咬合，多采用前、后片断弓加辅弓的方法，即将多个后牙用片断弓连在一起形成足够的支抗，将打开咬合的辅弓在侧切牙及尖牙间与前牙局部弓结扎，使压入力通过前牙弓阻力中心，以避免压入时造成后牙升高及前牙唇倾。

(4) 弓丝的调形及活用：采用整体弓丝矫治有牙周病的患者时，弓丝的设计和应用必须灵活。对有严重病损不需移动的患牙可不粘托槽，通过弓丝的弯曲，轻轻接触患牙，以控制其位置；对一些不需移动的支抗牙，例如仅需前牙排齐，不需变动后牙区咬合关系者，可将后牙区弓丝的形态随牙弓形态的弯曲调整，使其放入后牙托槽沟后不对其产生移动力。同理，也可通过将后牙托槽沟粘成一线以减小及避免弓丝放入后对后牙的受力移动。

(5) 减小冠根比：对于牙槽骨吸收、临床牙冠增长的患者，由于牙周支持组织减少，阻力中心向根尖方向移动，相对轻微的力就可能产生较大的牙移动。并且这类牙周病患者多伴有创伤咬合，故治疗时应磨减牙冠高度，减小冠根比，使矫治力更靠近阻力中心。冠根比的改善可使治疗后咬合力对牙周组织的创伤减小，利于牙槽骨的轻力改建，并有利于咀嚼功能的恢复。

2. 成人颞下颌关节紊乱病与正畸治疗　颞下颌关节紊乱病是仅次于龋病、牙周病及错𬌗畸形的第四位口颌系统疾病。它可由于牙𬌗错𬌗因素、局部神经肌肉因素以及精神心理因素等引起，主要表现为关节区疼痛、关节杂音、下颌运动障碍等。与青少年相比，由于成年人代偿能力的下降，精神及环境压力更大、对异常因素更为敏感，其症状及表现也更为严重和突出。

成年颞下颌关节紊乱病患者的正畸治疗方法应与关节科医师配合共同完成。

(1) 理疗及封闭治疗：若患者表现有肌痉挛、张口受限、关节疼痛等时，应先做热敷、理疗、封闭、氯乙烷喷雾、肌监测仪等治疗，待肌痉挛解除后或疼痛缓解后，再开始正畸治疗。

(2) 𬌗板：𬌗板可用于诊断及辅助治疗，当戴入𬌗板后，颌间距离升高，可解除𬌗干扰等激惹因素，并缓解髁突对关节盘及关节窝的压迫，有利于修复组织创伤，调整颌位。①松弛𬌗板，类似 Hawley 保持器，可解除𬌗干扰使下颌位置重新调整，适于张口受限、深覆𬌗及磨牙症患者；②稳定𬌗板，覆盖全牙弓𬌗面，厚度不超过息止𬌗间隙；③再定位𬌗板，覆盖全牙弓𬌗面，要求𬌗面为解剖式，有明显尖窝关系，颌间距离可加高，以缓解关节内压，后逐渐调磨，该𬌗板要求在𬌗架上按重建的正常咬合位置制作。

(3) 矫治器：应选择简单的装置矫正可能引起该疾病的错𬌗牙。除𬌗板外，也可开始时用活动矫治器附𬌗板治疗，待症状缓解后再用固定矫治器作全面调整。特别应强调的是，由于成人髁突生长已停滞，不宜再通过矫形治疗方法控制下颌生长及寄期望于关节的适应性改建。例如对于成年人下颌后缩的治疗，一般不宜再采用功能矫治器前导的方法，因即便下颌前导暂时到位，也多不能在此位置稳定，可出现复发性下颌后移，最终形成双重咬合，这种情况易引发及加重关节病。

(4) 调𬌗：是不可逆地使𬌗改变的治疗方法，目的是建立稳定的𬌗位，消除非正常𬌗力对组织造成的损伤。方法为调改正中𬌗及非正中𬌗的干扰点，对过度伸长、过度倾斜的牙尖等也应调磨。

（三）成人的辅助性矫治

在成人辅助性矫治的治疗中，最多见的是为修复而进行的正畸牙移动准备治疗，主要包括以下方面：

1. 开拓失牙间隙

适应证：切牙先天或后天缺失，邻牙向缺牙隙倾斜萌出，间隙缩小，中线偏移，影响美观者或后牙长期缺失后，间隙缩小，种植体或修复体难以设计及就位者。

矫治方法：通常采用螺旋弹簧来开拓失牙间隙，但开拓前应先矫正邻牙拥挤、扭转，然后再上螺旋弹簧扩大间隙。此时，选择的主弓丝应较硬，以防止变形，片断弓最好用方丝。螺旋弹簧推力不可太大，当间隙扩够后，还应在X线片下确定牙根的平行直立后再进行修复。

2. 竖直倾斜基牙　常见为第一恒磨牙缺失后，第二恒磨牙近中倾斜，或同时伴有第二前磨牙远中倾斜，造成修复体戴入困难，以及因后牙的牙轴不正，修复后可致咬合受力不均。矫治方法对第二磨牙近中倾斜的直立，常用局部弓加竖直弹簧的方法。对于同时伴有邻牙向缺隙侧倾斜及出现前牙散在间隙者，应先用弹性弓丝预排齐，然后换0.45 mm的硬不锈钢丝作主弓，在间隙处用开大螺簧加力，同时转正倾斜基牙并关闭前牙区散在间隙。对需将倾斜磨牙的根更多向近中移动者，可采用方丝T形曲。

3. 压入伸长的对殆牙　后牙早期丧失后，对殆牙大多伸长，不但可造成咬合创伤，而且给修复带来困难，可通过压低并调正伸长的对殆牙，为修复创造条件。矫治方法如第一恒磨牙的伸长，若第二恒磨牙存在，可直接用弹性主弓丝或设计水平曲压低；若第一恒磨牙为游离端牙则可用设计长臂水平曲，此时，主弓丝多采用方丝，前牙区应作垂直牵引，通过逐渐加大后倾度，压低并调正伸长的磨牙；对上颌双侧第一恒磨牙均伸长者，还可在其舌侧设计横腭杆，利用舌的压力压低磨牙。

4. 集中间隙修复缺牙　先天或后天失牙后常造成牙列间隙，临床上需将分散开的间隙集中于一处以便于修复。当分散的牙被移动集中后，还应使其牙轴直立、牙根平行，才能达到共同分担修复牙的受力负荷。矫治主要采用固定矫治器进行。先排齐整平牙列，然后换较粗的弓丝，在希望集中的间隙位置用螺旋弹簧拓宽间隙，并同时关闭不需要的牙隙。

5. 改善前牙深覆殆　深覆殆常给前牙修复带来困难，对于牙性的深覆殆，特别是前牙过长的深覆殆，可先通过正畸的方法压低前牙，改善覆殆并改善前牙暴露过多后，再修复前牙列，可起到美观、稳定的效果，但成人牙齿的压入移动应十分谨慎进行。矫治应根据修复要求选择是压低前牙，还是升高后牙。压低前牙的方法可采用水平曲、多用途弓、压低辅弓以及J形钩等。升高后牙的方法可采用平面导板、摇椅弓、多曲弓等。

6. 调整牙齿位置　扭转牙、错位牙、牙位牙常影响修复设计，故在修复前多需排齐。当中切牙缺失考虑用侧切牙代替，或侧切牙缺失需由尖牙前移代替时，都应先进行牙位置调正。矫治常用固定唇弓矫治器、固定舌弓矫治器、局部节段弓进行牙移动等，方法与常规矫治技术相同。

三、矫治后的保持

错殆经过正畸治疗后，虽然牙排列整齐，牙殆关系正常，但这个结果是不稳定的，往往有恢复至治疗前错殆情况的趋势，使治疗效果在矫治后丧失，这种现象在临床上称为复发。为了巩固矫治后的疗效，防止复发而采取的措施，称为保持。它是矫治过程中一个重要的阶段。因此，在诊断及治疗计划中应对保持给予充分地考虑。

（一）矫治后复发的原因

1. 新的动力平衡未能建立　错殆在矫治过程中，在改变牙、牙弓或颌骨位置的同时，也破坏了肌动力平衡。通常畸形形态矫治的完成往往早于功能和肌动力的改建，因此错位牙、异常牙弓及颌骨的位置和形态虽然已矫治完成，但新的肌动力平衡的建立仍需要一定的时间，从而导致错𬌗的复发。所以，必须保持矫治后的新位置和新形态，直至建立新的动力平衡。

2. 牙𬌗的平衡未能建立　通过对错𬌗的矫治，改变上下颌牙、牙弓或颌骨的位置关系，因而也就破坏了建立在错𬌗基础上的异常牙𬌗关系。因此必须保持一定的时间，以期待通过𬌗磨耗或人工调𬌗而建立新的平衡𬌗。

3. 牙周膜纤维的张力未能恢复平衡　牙经过矫治后，牙周间隙增宽，牙周膜中的主纤维束出现扭曲变形，正是由于牙周组织的这些变化，才使得牙得以移动，但在牙周膜纤维的张力建立平衡前，牙仍不能稳定于新的位置上。尤其是扭转牙更易复发。为此，必须保持一段应有的时间，以期待牙槽骨改建完成，牙周间隙恢复正常，牙周膜纤维的张力建立新的平衡。

4. 口腔不良习惯未能完全破除　口腔不良习惯是导致错𬌗的原因之一，它与建立错𬌗的肌动力平衡有关。因此，矫治后必须保持到口腔不良习惯彻底破除为止。

5. 第三磨牙的萌出　经矫治、保持后的上颌前突、下颌前突、前牙拥挤等错𬌗，当第三磨牙萌出时，尤其是在前倾和水平阻生时，有向前推压之力，可能引起复发。所以应密切注意第三磨牙的萌出情况，必要时应及时拔除，以得到稳定的治疗效果。

（二）保持种类

1. 自然保持因素　利用自然力来保持由于矫治移动所达到新的咬合状态的稳定，称为自然保持。如依靠肌功能保持，加强咀嚼肌、颜面肌（如唇肌）和舌肌的功能训练；依靠咬合关系及邻牙接触关系保持矫治获得的正常咬合关系及邻牙的接触关系，是巩固治疗效果的保证；依靠牙周软、硬组织保持，正常健康的牙周膜对矫治后牙的稳定性非常重要；依靠减数保持，也是一种加强保持、预防复发的方法。如下颌前牙拥挤，拔除一个或两个下切牙进行矫治，更有利于保持。

2. 机械保持因素　利用自然因素保持是最可靠的方法。在未能达到充分的自然保持时，为了形成自然保持状态而应用机械保持的方法称为机械保持，使用机械保持的装置称为保持器。

（三）保持的方法

错𬌗经过矫治后，通常需要戴用保持器来维持和稳定治疗效果。临床常用的保持器有固定保持器，可摘保持器及修复体保持器。

1. 固定保持器　固定保持器是由带环和钢丝组成（图 11-17）。带环起固位作用，用粘

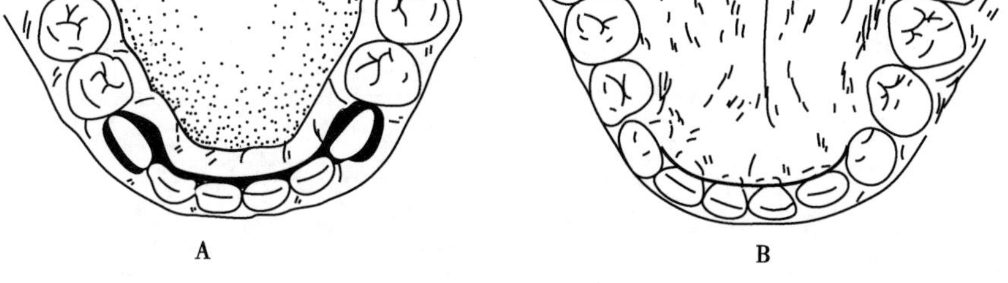

A　　　　B

图 11-17　下前牙区舌侧固定保持器

A. 带环式；B. 粘结式

结剂固定在一定位置的牙上。钢丝做成一定形状与牙接触，起保持作用。

2. 可摘保持器　可摘保持器是指患者能够自行取戴的一类保持器。其结构简单、便于清洁、容易调整，不易引起牙及牙周组织的病变。标准的 Hawley（霍利）保持器，Hawley 保持器于 1920 年设计，是目前最常用的可摘保持器，它由双曲唇弓、一对磨牙卡环及塑料基托组成。

3. 修复体式保持器　对于牙量小于骨量或因恒牙缺失牙弓内仍余留较大间隙者，一般均需要在矫治后应用固定或可摘修复体进行修复。这类修复体也可看作是一种永久性保持器。此外，矫治后个别牙的充填治疗或修复成形有时也是一种保持形式。

（四）保持时间

整个保持时间可分为两个阶段，如拟定保持时间为 1 年（12 个月），第一阶段为必戴期，即要求患者在矫治完成后最初 6 个月内，每天白天和晚上都戴用保持器（24 小时）；第二阶段为过渡期，即后 6 个月期间，可采取白天停，晚上戴，或可昼夜隔日戴；再后者为隔日晚上戴用 1 次，或每 3 日戴 1 次，再逐渐减为每周戴 1 次。在保持的过渡期内，应密切观察矫治效果的稳定情况，以决定是否延长保持时间，直到牙的位置稳定为止。另外，也有学者建议保持时间至少应等于或大于矫治时间。

由于成人的适应性改建能力不如青少年，骨组织的代谢慢，牙移动慢，口周肌的改建适应时间更长，因此与青少年相比，疗程和保持时间相对较长。对于有较严重牙周炎的患者的术后保持，还需考虑设计专门的保持器，如夹板式保持器，在进食时也需戴用。对一些失牙患者应设计修复体保持。对个别超限矫治的患者，如下尖牙区扩弓的患者甚至需要终身戴用保持器。

（郑敏玲）

12 第十二章 美容牙科保健

口腔是消化道的起始部位，健康的门户；它不仅行使咀嚼，参与消化，协助发音和言语动作，具有感觉和辅助呼吸功能，形成防止"病从口入"的屏障。而且，整齐洁白的牙齿作为人们日常生活中从事各项社会活动外在形式美的重要展现，它可以使美容美貌显得更加自然甜蜜。相反，如果患了牙齿或牙周疾病，不仅损害牙体牙周组织，还可能会进一步影响颌骨的生长发育，造成颌面部畸形，影响患者的身心健康。

第一节　刷牙与牙齿美容保健

损容性牙体疾病和牙周病或口气的发生与牙菌斑形成有着密切的联系。刷牙能有效地清除口腔内的食物碎渣、软垢和牙菌斑及色素，是保持口腔卫生和自我维护牙齿美容保健的常用手段。Loe 等学者（1965 年）在对口腔卫生情况良好、牙龈健康正常的青年人进行临床观察中发现，停止刷牙后牙齿表面很快会有菌斑沉积；停止刷牙 10～21 天，临床上会出现明显的牙龈症状；恢复刷牙 10 天后牙龈可恢复正常。

刷牙已成为预防牙齿疾病、保持口腔卫生的一个主要方法。但要真正达到牙齿美白美容保健的目的还应从刷牙的方法、牙刷和洁牙剂的选择等多方面来考虑。

一、刷牙方法

正确的刷牙方法应能有效地清除牙齿及牙周组织菌斑和软垢，可起到既能清洁牙齿又不损伤牙周牙体组织，还能按摩牙龈，增强口腔组织的防病抗病能力，从而减少各种口腔疾病发生，达到口腔和牙齿预防保健的作用。

刷牙的方法种类很多，有些方法既合理又方便，值得介绍与推广，但每种方法有它的特点和适用于不同年龄及不同的个体情况。目前常用的刷牙方法主要有以下几种：

1. 旋转刷牙法　又称 Roll 刷牙法或竖刷法（图 12-1）。选用中等硬毛牙刷，刷毛 2～3 排。刷牙时可先使牙刷的刷毛斜向根尖方向贴附于牙龈黏膜上与牙长轴约成 45°角，轻度加压使刷毛顺着牙间隙向牙冠方向旋转，连续的半圆弧形洗刷动作，重复 8～10 次。通常，刷上牙时，从上往下刷；刷下牙时，从下往上刷；刷上、下颌前牙时，可将牙刷竖起来，上前牙由上往下拉动；下前牙由下向上提拉。刷上、下颌后牙的𬌗面时，刷毛可压在𬌗面上前后来回往返。

此法操作简便，易于掌握，更适用于牙龈退缩者。对牙龈有良好的按摩作用，增进局部血液循环，有助于增强牙周组织的防御能力，清除牙间隙中的食物碎渣。

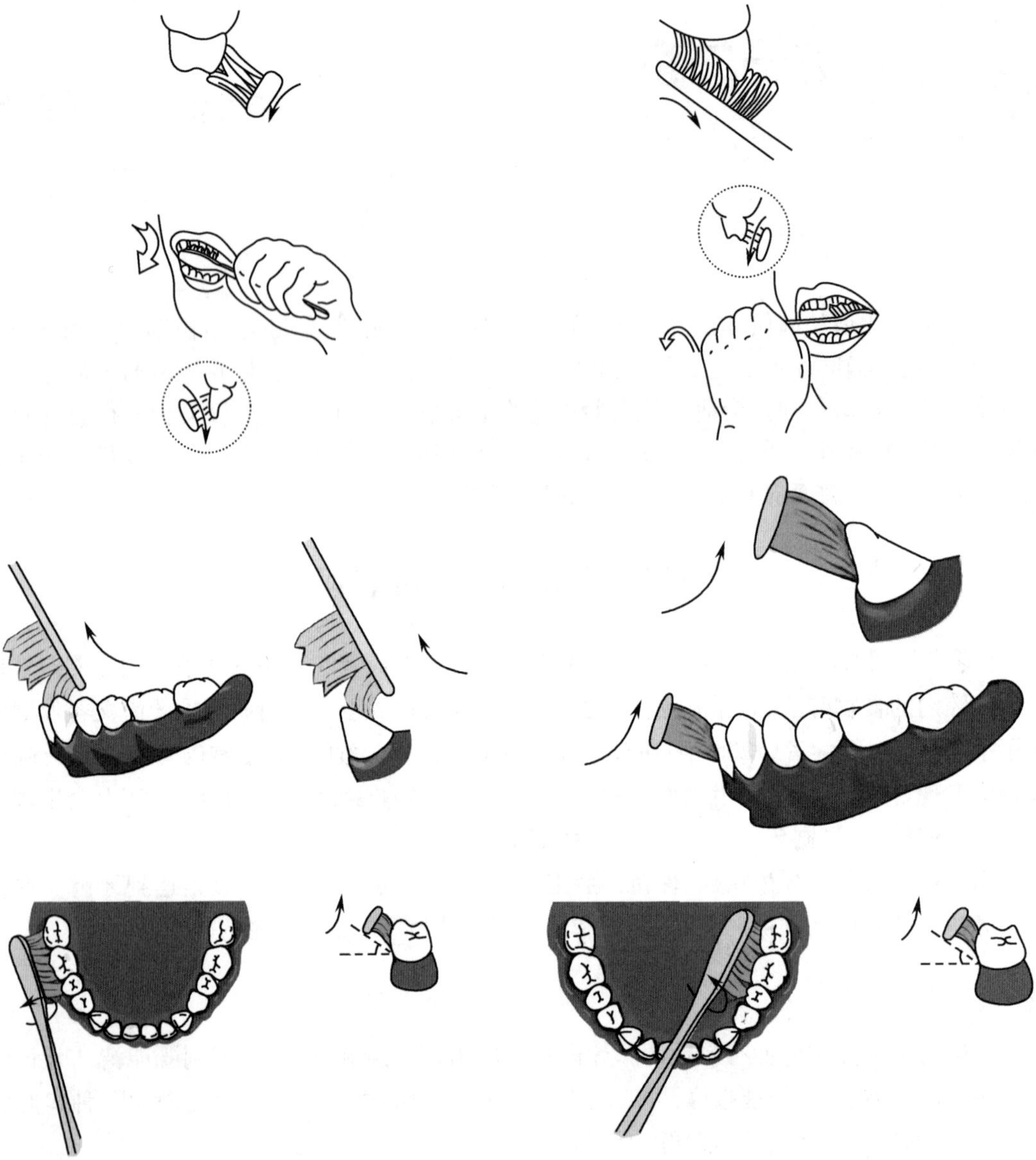

图 12-1　旋转刷牙法

2. Bass 刷牙法　又称龈沟清扫法或水平颤动法(图 12-2)。选择软毛牙刷，在竖刷法的基础上加上短距离的水平向颤动，即在进行旋转刷牙法洗刷唇舌面时，牙刷头指向牙龈方向，刷毛与牙长轴成 45°角，轻度加压使刷毛尖端进入龈沟和邻间区的同时，部分刷毛尖端深入裂沟区做短距离(2～3 mm)水平颤动拂刷。

这种刷牙方法重点在于刷毛尖端要进入龈沟以清除龈沟内的菌斑清洁能力较强，克服拉锯式横刷法造成牙颈部楔状缺损及牙龈萎缩的弊端。既起到按摩牙龈的作用又不损伤牙体组织，还能有效地清除颈部和龈沟内的牙垢、牙菌斑及牙间隙中的食物残渣。但需要注意的是不要用力太猛以免损伤牙龈边缘。

3. 生理刷牙法　又称 Smith 法(图 12-3)。是将牙刷刷毛置于牙冠处，刷毛尖端由牙冠

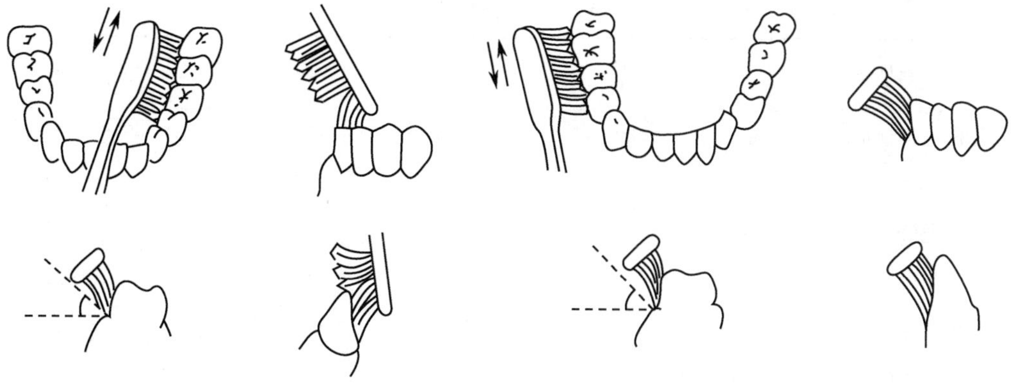

图 12-2　Bass 刷牙法

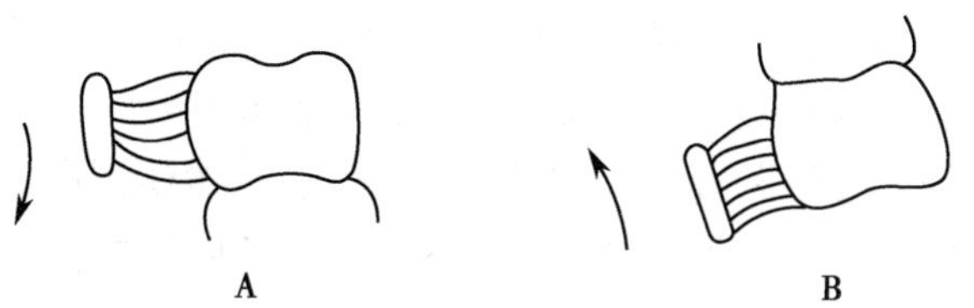

图 12-3　生理刷牙法
A. 下牙刷法；B. 上牙刷法

向牙龈弧形轻微拂刷，类似咀嚼纤维性食物对牙面的摩擦动作，清洁牙菌斑及牙间隙中的食物残渣。

这种方法对牙龈组织可产生生理性刺激作用，能清洁牙面，促进牙龈组织的血液循环，增进牙周组织健康，适用于口腔健康状况基本正常者。

口腔可分为上下左右四大区，每大区又可分为唇颊面、舌腭面、𬌗面三小区。人们刷牙时，牙刷头的基本动作有纵向、横向、旋转和颤动 4 种，上述几种刷牙方法应依照一定次序系统，分区进行和完成刷牙过程，以免遗漏。

口腔的解剖结构复杂，凹凸不平的区域较多，仅用一种刷牙方法或一个刷牙动作，较难以清除口内菌斑，尤其是牙齿的邻接面和最后部位磨牙的远中面，是最易堆积菌斑的区域。对其磨牙远中邻面刷洗时，从一个方向或从不同的方向、角度，尽量把刷毛伸进并与牙面紧贴，才能有效清洁。

刷牙用力要柔和，每天刷牙次数也不宜过多，以免损伤牙龈及牙釉质。一般以每天刷牙 1～2 次，每次刷牙不少于 3 分钟为宜。最好是做到"早晚刷牙，餐后漱口"或养成每次餐后和睡前刷牙的良好卫生习惯。

有人主张"三三"原则，即每天刷牙 3 次，每次 3 分钟，刷洗 3 个牙面（颊面、舌面、𬌗面）或餐后 3 分钟内刷牙，从 3 岁开始刷牙，每天刷牙 3 次，这样可有效地减少牙菌斑的形成。

二、牙刷的选择

牙刷是清洁牙齿必不可少的用具。据美国牙医学会的资料显示，世界上最早的牙刷是 1498 年中国皇帝明孝宗将猪鬃毛插进骨制手把上发明制作的。1938 年杜邦化工推出以尼龙丝作刷毛从而取代天然刷毛牙刷。尼龙丝细软而富有弹性，经过毛端圆滑处理，可进入龈沟清洁，对牙体或牙周组织损伤小，有利于口腔预防保健。

每个人应选择适合自己的牙刷，以便更好地保持口腔卫生，增进牙科美容与健康。由于牙周组织的健康状况不同，选择的牙刷刷毛的硬度也应有所区别。刷牙时应根据不同年龄选择不同规格的牙刷（表 12-1）。

表 12-1 牙刷规格

牙刷规格	幼儿	7～12 岁	13～18 岁	成人
牙刷全长(mm)	115～120	150～155	155～160	160～180
头长(mm)	16～18	24～28	26～30	30～35
刷头宽(mm)	8～9	9～11	9～11	10～12
毛束高度(mm)	8～9	9～10	10～11	10～12
毛束排数	2～3	3	3	3～4
刷毛直径(mm)	0.18	0.18	<0.2	0.2～0.3

（一）手动牙刷

手动牙刷的选用大多为中等硬毛牙刷，刷毛 2～3 排，其排列方式有十字交叉式、高低交错式、锯齿式、垂直平方式和凹槽式(专用于正畸患者)等。优质的尼龙丝细软，吸水性差，回弹力好，耐磨性强，可进入牙邻间区及龈沟，清除邻面及龈下菌斑。不久前，我国研制出一种改性聚酯丝作为刷牙材料，表面光滑度好，有锋性、韧性，无毒性，对儿童和牙周病患者较为适宜。

手动牙刷的刷柄具有适当弹性，可缓冲手动所施加的压力，保护牙龈健康。目前手动牙刷的刷柄形状有直柄或呈钝角的和 S 形双弯曲蛇型等。Kieser 报道，蛇型手柄牙刷比其他柄形的牙刷清除菌斑和控制炎症能力强。但大多数学者认为，刷牙者的认真态度和刷牙技巧是提高刷牙效率的关键。

（二）电动牙刷

电动牙刷是以电能为动力使刷头转动清洁牙齿的用具，主要有侧向移动式、旋转式和超声电动式三种。它大多由干电池、微型直流电机、电池盒、牙刷头、金属护板及套筒组成；直流电源的干电池与直流电机一起安装在电池盒中，电池盒上有控制直流电机电源通断的手动开关；还常配以各种不同型号的牙刷头适用于各种使用者。电动牙刷除日常用于刷牙还可通过有节律的轻敲和压摩用来按摩牙龈，增强口腔血液循环。刷牙时可电动、手动两用，并可纵横两向互换刷牙。当用手动刷牙时，方法与普通牙刷相同。电动牙刷与手动牙刷相比，电动牙刷清洁能力较强，特别是旋转式电动牙刷效果明显。

（三）电子牙刷

电子牙刷主要由刷毛、刷柄、握把、放大器、振荡器、电池、触头、导线和电极等组成。其原理是通过振荡器产生的脉冲经放大器放大后输出至电极，使刷毛上的氟离子增加对牙齿表面的渗透能力，加强牙齿和牙龈及口腔内皮层的电兴奋作用，同时，通过刷头提供电子降低菌斑的产酸能力，抑制和破坏菌斑的形成。

（四）磁疗牙刷

磁疗牙刷刷头内装有磁片，采用动磁法由微电机驱动牙刷头旋转产生磁场作用于机体，影响菌斑内乳铁质和转移铁，从而破坏牙菌斑滋生，促进牙周血液循环，以达到清洁牙齿及消除牙垢的目的。

复合型磁疗牙刷在刷体底部装有伸缩压气功能的气泵瓶，可将瓶内清洁液在气压的作用下，通过液管和喷口喷射在刷轮上，产生大量的泡沫，清洁牙面和牙间隙的软垢及食物残渣，同时对上下牙龈进行按摩，以改善牙龈的血液循环，起到预防与保健的功效。

牙刷是清洁口腔菌斑食物残渣和洁齿防龋重要的保健用具，如果使用或保护不当，易被细菌污染而导致细菌播散。美国牙科医生对使用1个月的牙刷进行检测发现有大量致病细菌，这些潜在的细菌，随时可以由破损的口腔黏膜和龋齿等环节侵入人体，引起多种疾病。潮湿的环境利于细菌的滋生繁殖，变形的牙刷毛尖易刺伤牙龈。因此，专家提倡刷牙后，应用清水反复冲洗牙刷，甩干刷毛，将刷头朝上放置于干燥或通风处。牙刷的刷毛发生变形或使用3个月左右的牙刷应及时更换。

三、洁牙剂的应用

洁牙剂是刷牙的辅助用品。按剂型分类主要有膏状、粉状和液状三种。膏状的洁牙剂目前应用最广泛的主要是牙膏，性能稳定，摩擦效果好；粉状的洁牙剂又称牙粉，使用时需要加水稀释，性能不稳定，使用和保存均不方便，目前已很少配置。液状洁牙剂不含摩擦剂和洁净剂，摩擦力小，流动性大，不方便使用，且没有足够的洁牙作用，目前几乎不用。

洁牙剂主要通过摩擦作用，去除牙面菌斑达到清洁口腔，帮助消除口气，使牙齿保持洁白、美观。近年来，为了加强口腔保健和常见病的防治，有在洁牙剂中添加各种药物的配剂，以期预防或减少龋病和牙周病的发生。

药物牙膏是具有预防或者辅助性治疗功效的洁牙剂，目前已在全世界广泛应用。在欧美国家，药物牙膏产量已占牙膏总产量的80%左右。我国常用的有以下几种类型的药物牙膏：

1. 氟化物牙膏是目前最常见的一种。早在1938年，人们就发现氟元素可以预防龋病，多年实践证明，含氟牙膏中的氟化物与牙齿接触后，会使牙齿组织中容易被酸溶解的羟基磷灰石变成不易被酸溶解的氟磷灰石，从而提高牙齿的抗腐蚀能力。同时氟化物还有抑制细菌繁殖、生长的作用，从而减少龋病的发生。

2. 氯己定(洗必泰)牙膏中有效成分氯己定是一种广谱抗生素，它能与唾液糖蛋白结合，使牙面吸附蛋白减少，干扰菌斑形成。另外，氯己定还可与细菌细胞外多糖结合，使细菌不易吸附到获得性膜上，达到预防和减少牙周病和龋病的目的。氯己定和氟化物并用可有协同作用。

3. 增白牙膏大多加有酸性氧化剂，与牙齿表面外源性着色物结合能获得增白牙齿的效果。由于这类牙膏化学成分含量少、一般刷牙时间短，所以增白的效果随使用时间而增强。但需注意的是这类牙膏常含有小颗粒的研磨物质，在使牙齿表面呈现增白效果的同时，也容易使牙釉质造成损害。

近年来，我国药物牙膏的种类很多，有的加入单味的中草药，如黄芩、厚朴等，也有一定的临床效果。但由于牙膏在口腔里的作用时间短，很难发挥出它应有的药效。所以关键还是要认真、仔细地按要求去刷牙。

四、牙线、牙签、牙间刷的应用

有时单靠刷牙方法难以清除牙齿邻面和牙间隙处的牙菌斑，采用牙线常是清除牙间隙菌斑的有效工具。临床研究表明，使用牙线可降低邻面龋50%左右。Bederson对10～12

岁儿童每月洁牙1次，邻面龋降低75%。

1. 牙线　是用尼龙线、丝线或涤纶线制成的用来清洁牙齿邻面的一种有效洁牙工具，有助于对牙刷不能到达的邻面间隙或牙龈乳头处的清洁，特别对平的或凸的牙面最合适。

牙线有上蜡和不上蜡两种。上蜡者一般用于去除牙间隙的食物残渣或软垢，不上蜡者易通过接触区，常用于去除菌斑。牙线有手持法和牙线手持器类及电动牙线型(图12-4)。牙

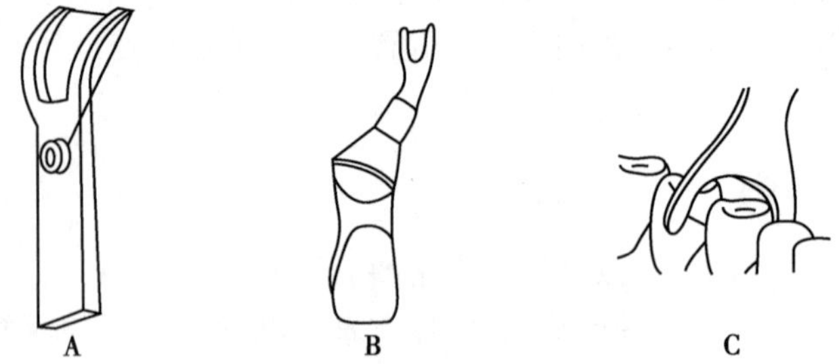

图12-4　牙线的类别

A. 牙线手持器；B. 电动牙线；C. 将牙线置于牙间隙

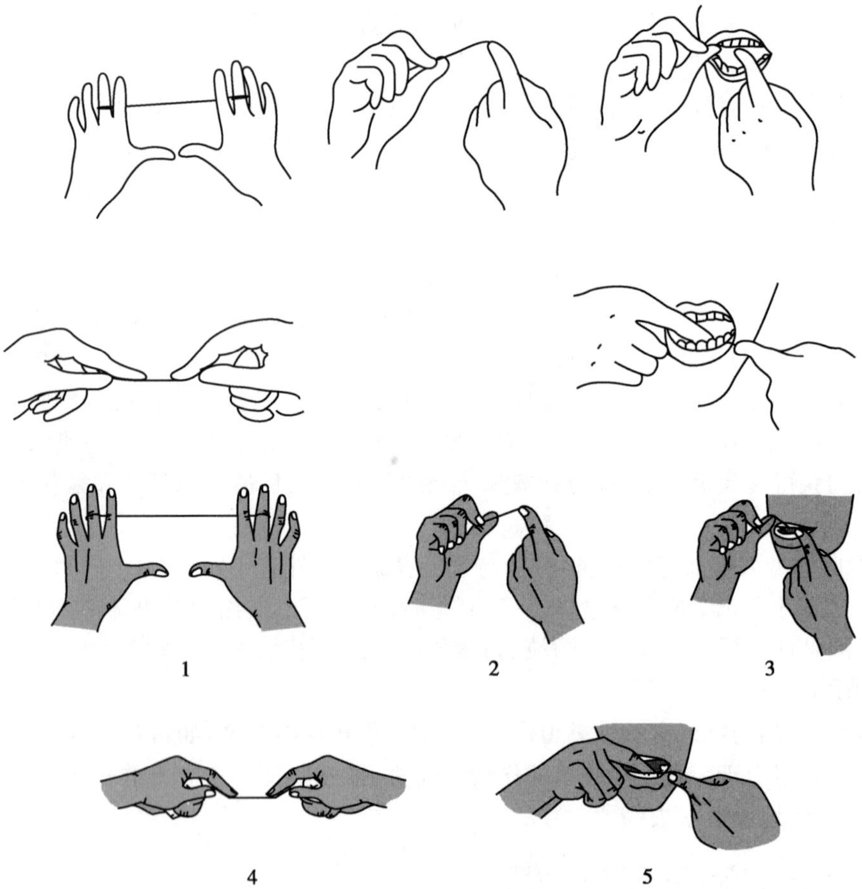

图12-5　牙线的使用方法

1. 绕线在中指上；2. 上牙的拿线法，用拇指与食指将线绷紧；3. 线在上后牙之间；4. 下牙的拿线法，双手食指将线绷紧；5. 线在下后牙之间

线使用方法也可先取一段长约 15～20 cm 线段，两端套在左右手的中指上，然后用食指或拇指顶出一段，将线轻轻从牙齿咀嚼面通过两牙间的接触点，使牙线紧贴牙齿颈部，在牙龈邻面做上下移动(图 12-5)。每个牙上下清洁 4～6 次。

2. 牙签　是一种常用的自我清洁牙间隙的工具。常用的牙签是木质制品，也有电动型(图 12-6)。对于牙间乳头退缩或牙间隙增大的情况下，可用牙签清洁邻面菌斑和牙根分叉区。将牙签末端置入龈沟底部，可清除嵌塞食物及邻面菌斑。木质牙签应有足够的硬度和韧性以避免折断，表面应光滑、没有毛刺，以免刺伤牙龈。横断面可呈扁圆形或三角形。使用牙签时动作要轻，以免损伤龈乳头或刺伤龈沟底。近几年又有采用软塑料制成中空弹性保健牙签，较适宜中、老年人使用。

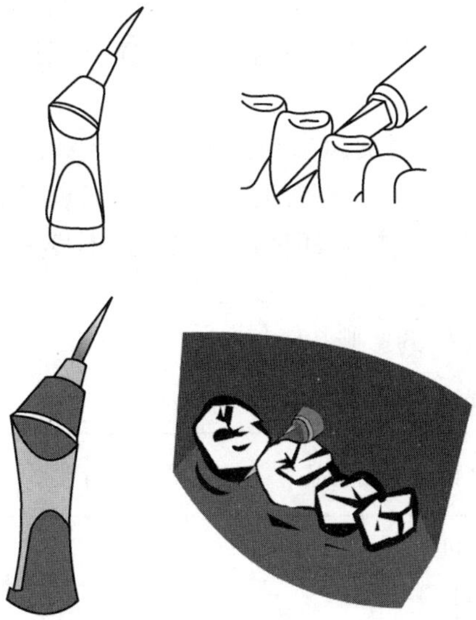

A　　B

图 12-6　电动牙签

A. 电动牙签；B. 电动牙签置于牙间隙

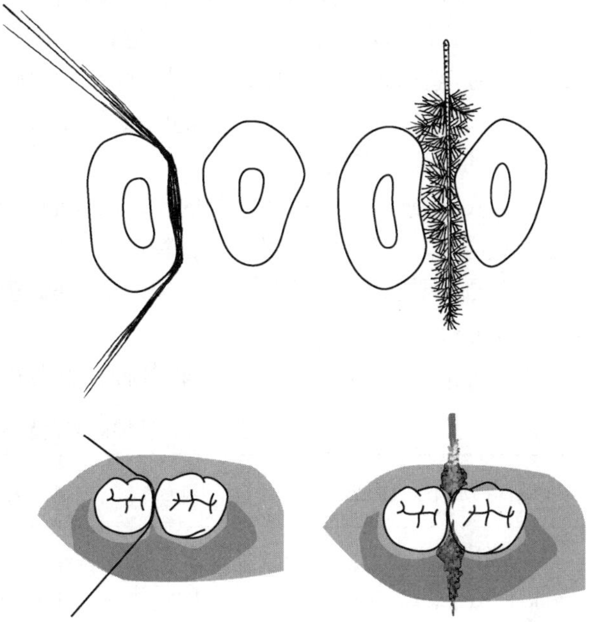

A　　B

图 12-7　牙间刷的使用

A. 用牙线不能清除邻面凹陷处的菌斑；B. 牙间刷的清洁效果良好

3. 牙间刷　又称邻间刷，可分为单束刷、小插刷、丝柄刷或手动和电动等(图 12-7)，主要用于清除牙龈乳头丧失的邻间区，以及暴露的根分叉和排列不整齐的牙邻面的菌斑与污垢及食物残渣。还可清洁口腔矫治器、固定修复体、种植体等普通牙刷很难洗刷到达的狭窄部位。特别是对去除牙邻面颈部凹陷处和根面上附着的菌斑，效果优于牙签或牙线。牙间刷的刷头普遍较细小，使用时将刷子插入牙间隙中，紧贴牙龈，可以轻轻地来回移动清刷。它可以和牙膏一起使用，且每周更换一次。

第二节　饮食营养与牙齿美容保健

食品营养与牙科美容保健关系密切。食品中的营养物质通过吸收可以增强牙科防病能力。但大量的流行病学与动物实验研究显示，以蔗糖为代表的各种糖类食品，不论天然或加工精制的都具有很强的致龋性。因此对食物的选用要有一个比较合理和全面的考虑。然而，由于年龄、生活习惯、民族特点、经济状况、个人嗜好各有不同，要规定一个美容牙科保健食谱则十分困难。经许多学者与专家研究，以下一些食品营养对牙齿美容保健作用可供参考。

一、碳水化合物

碳水化合物由碳、氢和氧三种元素组成，是人体提供热能主要的营养素。食物中人体可以吸收利用的碳水化合物，如单糖、双糖、多糖主要来源于蔗糖、谷物、水果、坚果、蔬菜等。

关于碳水化合物与龋病的关系，在瑞典进行的一个著名的实验，即用营养丰富的基础食谱以不同方式加入定量蔗糖，对 436 人进行实验和 5 年随访观察。结果发现，当蔗糖以液体形式供给时，龋病数没有增加；如以黏性糖供给，则患龋率显著增加；停止供给后，患龋率又降低到原来水平。如将蔗糖加入面包或者非黏性糖块中，其患龋发生率仍较液体形式供给严重，但较加入黏性糖块为轻。

专家认为，碳水化合物在口腔内停留时间越长，并有适当细菌参与发酵过程，牙齿龋坏可能性就越大。此外，食用碳水化合物次数频率多少与龋病发生也有关系。并指出，蔗糖是发生龋病的重要因素。专家建议：必须改变餐间吃甜食的习惯，尤其是睡前吃糖的不良习惯对牙齿危害很大。

1966 年，Stephan 通过实验，比较各种食物对龋病发生的影响（表 12-2）。

表 12-2　各种食物对龋病发生的影响

基础食物加下列食品	平均龋齿数	基础食物加下列食品	平均龋齿数
对照组	0	蜂蜜、饼干	19.2
苏打饼干	0.3	葡萄糖	30.6
洋芋泥	1.6	10%蔗糖水	32.2
白面包、花生酱	5.2	巧克力奶糖	34.1
白面包、山莓酱	10.2	蔗糖	62.1

从表 12-2 可以看出，食物中的碳水化合物，以蔗糖的致龋力最大。

为防止龋病，国内外学者试图以其他甜味剂代替蔗糖，现将常用的几种介绍如下：

1. 山梨醇存在于自然界中的水果如李子、生梨、苹果和草莓类植物中，在人体的代谢过程中不受胰岛素控制，不易被口腔中的细菌发酵而产生酸，因而具有“低热值、低糖、抗氧化、防龋齿”等特殊性能与功效。

山梨醇作为最佳原料已广泛应用于糖尿病、肥胖症患者食品的甜味剂和营养剂以及加工各种防龋食品和口香糖，有效地阻止牙菌斑和龋齿的发生。但用量过多可能会造成胃肠道功能紊乱。世界卫生组织（WHO）及联合国粮农组织（FAO）推荐山梨醇每日用量不得超过 150 mg/kg。

2. 木糖醇广泛存在于水果、蔬菜、蘑菇、谷类食物中，是一种具有营养价值和预防龋齿的甜味物质。商品木糖醇大多是从玉米芯、甘蔗渣等植物中提炼出来，经过深加工而制得。其甜度与蔗糖相似，但较蔗糖不易被口腔微生物发酵利用，抑制酸性物质产生。人体实验菌斑指数较食用蔗糖减少。

木糖醇可作为糖尿病患者糖的代用品，在欧美国家，被广泛使用于口香糖、牙膏、巧克力、糖果等食品中。但过度食用可能会引起腹泻等不良反应。

二、蛋白质、脂肪、维生素

牙釉质与牙本质有机质的大部分由蛋白质构成，并存有脂肪成分。动物实验已证明，蛋白质、脂肪、维生素等食品营养严重缺乏会影响牙齿的生长发育和唾液分泌，从而增加龋病的易感性。

1. 蛋白质　蛋白质对龋病的易感性尚无定论。但蛋白质严重缺乏可能会影响成牙质细胞和成骨细胞的活性，导致乳牙迟萌，牙釉质发育不全，牙本质钙化不良，甚至牙列拥挤、错𬌗，影响牙齿的美容美感。

Shaw(1970 年)与 Navia(1979 年)研究表明，老鼠在妊娠期和哺乳期蛋白质缺乏可导致牙齿变小，萌牙迟缓，易发生龋病。由此可知，在牙齿生长发育期，蛋白质营养缺乏可使龋病的易感性增加。故建议妊娠期的妇女和哺乳期的婴幼儿应适量补充蛋白质。

2. 脂肪　食品中的脂肪包括肉类、奶制品等多种来源，花生、胡桃、葵花子等果实作为非致龋性食物，可能与其中脂肪含量有关。

Williams(1982 年)动物实验表明，牙齿萌出后增加食物中的脂肪含量可降低患龋率。这可能是由于牙釉质表面形成脂肪膜的关系，从而起到防止牙釉质脱矿或隔绝碳水化合物与细菌接触的作用。

有学者报道，脂肪含量高的食物可使口腔菌丛明显减少。Schmeck(1980 年)实验报道，动物在吃糖后立即饲以乳酪可减少患龋率。

3. 维生素　维生素对牙齿的防龋能力有一定的关系。实验证明，适当食用富含维生素A、维生素 C、维生素 D、维生素 B 族维生素的食物，在抗龋和口腔美容方面有显著的作用。

维生素 B_6 属于维生素 B 族，可刺激非致龋菌的生长，减少龋齿的发生。酵母菌、肝脏、谷粒、肉、鱼、蛋、豆类及花生中含有较多量的维生素 B_6；维生素 D 可促进牙齿中钙、磷的沉积，提高牙齿的抗龋齿能力。富含维生素 D 的食物有鱼肝油、葵花子油、鸡蛋黄、小虾米、动物肝脏等；维生素 C 有助于口腔软组织中承担咬合力的胶原纤维的形成，能减轻牙龈出血的症状，维持牙龈组织的正常功能，增强口腔的美容美观。辣椒、菜花、香菜、苦瓜等蔬菜和鲜橘鲜枣、山楂、草莓、杨梅等水果及红薯富含维生素 C；维生素 A 有助于牙釉质发育，可提高牙齿的抗病能力。富含维生素 A 食物主要有动物的肝脏、鱼类、海产品、奶油和鸡蛋等。维生素 A 严重缺乏时可引起釉质发育不全、釉质器萎缩、造釉细胞变形，并对造牙本质细胞和牙本质都有一定影响。

三、矿物质

矿物质又称无机盐。人体必须摄取足够量的各种必需的矿物质，其中含有钙、磷、氟等元素是牙齿生长发育不可缺少的营养成分，对口腔保健和牙科美容均有着重要意义。矿物质可取自于各种食物，但不同的食物所含的矿物质种类不同，而同一种矿物质在不同食物中的含量也有很大差别。

1. 钙　是构成牙齿与骨骼的重要组成部分，其代谢对牙齿的生长发育影响有着重要意义。坚果、面包、乳类、豆类、海带、虾皮、橄榄等食物含有丰富的钙元素。人体补钙要根据不同的年龄和情况。特别是给孩子补钙时最好添加适量的维生素 D，使钙质更多地积聚于牙齿，有助于骨骼发育和有效地防止龋病发生。

2. 磷　是保持牙齿坚固不可缺少的营养素，在食物中分布很广(参见常用食物含磷量表 12-3)。正常食谱中增加适量的磷可降低患龋率。通常人体内的钙、磷比例约为 2∶1；如果比例不当，不仅影响钙、磷的吸收利用，还可能使牙齿的生长发育出现障碍，影响抗龋性能。在动物实验中钙含量高、磷含量低的食谱，对龋病易感性增加，可造成龋损。

常用食物含磷量见表 12-3。

表 12-3　常用食物含磷量表

食品	含磷量(单位：mg/100g)	食品	含磷量(单位：mg/100g)
鸭蛋	232	黄豆	506
鸡蛋	238	猪肝	521
鲨鱼	257	鸡蛋黄	547
红豆	318	芝麻	574
花生	392	干莲子	583
小麦	405	绿茶	550

3. 氟　是人体健康所必需的一种微量元素。通常以矿物质形式存在，与钙化组织有较强的亲和力。因此当牙齿内羟基磷灰石的羟基被氟取代时，容易形成氟化羟磷灰石，可终止或消除早期釉质龋，使已经脱矿软化的釉质发生再矿化，恢复牙齿的美观。但摄入过多或过少氟也会给人体健康带来不利影响，特别是发生在牙齿萌出之前牙釉质形成或矿化期间，如氟牙症等。

氟的摄入主要来源于饮水和食物。饮水氟含量是影响氟牙症和龋病的主要因素，并分别与氟牙症和龋病呈正负相关。不论全身用氟或者牙齿萌出后局部用氟，适量使用都可以起到预防龋病、保护牙齿健康作用。美国(1945 年)和加拿大(1946 年)先后在各自的 4 个城市展开了引人注目的氟化水源实验，其目的是将城镇或社会的供水系统的饮水氟浓度调整到适当水平，以预防龋齿的发生。15 年后的调查结果表明，12～14 岁组儿童与对照城镇比较，龋齿的减少率为 50%～70%；六龄牙丧失率减少 75%；上颌切牙邻面龋发生率减少 95%。以上统计说明氟化水源防龋效果显著。世界上许多地区广泛实施饮水加氟方法预防龋病。据美国有关部门调查，儿童在 6 岁时开始用氟化水，12 年后与基准对照，发现患龋牙面数减少 40%，其中已萌出第一恒磨牙的儿童组仅降低 31%，之后萌出的尖牙、前磨牙和第二恒磨牙其牙面患龋率可下降 57%。同时未发现有氟牙症。

在没有条件实施氟化水源的情况，可采用氟化物的补充，也是一种预防龋病有效的措施。面粉、食盐、牛奶等食物含有丰富的氟化物。茶叶中的茶多酚可以抑制或减少牙菌斑的数量及其在牙面上的黏附，具有良好的防龋功能。随着口腔致龋菌和菌斑研究的深入，茶多酚的防龋作用日益受到重视。当前已趋于局部用氟防龋。氟化物的防龋美容技术也获得世界卫生组织（WHO）和许多国家口腔医学界、卫生界权威机构的推荐，在世界范围内广泛应用。2006年世界卫生组织（WHO）、世界牙科联盟（FDI）、国际牙科研究学会（IADR）联合召开“使用氟化物促进口腔健康全球专家大会”，进一步首肯和强调氟化物预防龋病是目前降低人群患龋率最切实可行的方法，并倡导人们科学认识氟化物，除氟害、兴氟利，确保氟化物使用安全和有效。

（张秀华）

参考文献

1. 巢永烈. 口腔修复学. 北京:人民卫生出版社,2006
2. 冯海兰,徐军. 口腔修复学. 北京:北京大学医学出版社,2005
3. 冯海兰. 固定义齿修复学精要. 北京:人民军医出版社,2005
4. 傅民魁. 口腔正畸学. 北京:人民卫生出版社,2004
5. 樊明文. 牙体牙髓病学. 第 3 版. 北京:人民卫生出版社,2008
6. 李葛洪. 口腔疾病概要. 北京:人民卫生出版社,2006
7. 孟焕新. 牙周病学. 第 3 版. 北京:人民卫生出版社,2008
8. 马绪臣. 口腔颌面部医学影像学. 北京:北京大学医学出版社,2006
9. 米新峰,农一浪. 可摘义齿修复工艺技术. 第 2 版. 北京:人民卫生出版社,2008
10. 倪龙兴. 全牙列漂白. 北京:人民军医出版社,2006
11. 潘可风. 口腔医学美学. 北京:人民卫生出版社,2003,2009
12. 皮昕. 口腔解剖生理学. 第 6 版. 北京:人民卫生出版社,2007
13. 孙少宣. 创造美的微笑——评我国口腔医学美学的发展. 中华医学美学美容杂志,2002,8(4):173-174
14. 孙少宣. 美容牙科学. 北京:人民卫生出版社,2002
15. 徐普. 可摘局部义齿和全口义齿修复设计原理与应用. 北京:北京大学医学出版社,2001
16. 徐君伍. 口腔修复学. 第 4 版. 北京:人民卫生出版社,2000
17. 于江. 美容牙科技术. 北京:科学出版社,2006
18. 赵铱民. 口腔修复学. 第 6 版. 北京:人民卫生出版社,2008
19. 赵铱民. 口腔修复学. 北京:人民卫生出版社,2008
20. 张志愿. 口腔科学. 第 6 版. 北京:人民卫生出版社,2008
21. 曾祥龙. 现代口腔正畸学诊疗手册. 北京:北京医科大学出版社,2001
22. Chutinan S, Platt J A, Cochran M A, et al. Volumetric dimensional change of six direct core materials. Dent Mater, 2004, 20(4):345-351
23. Duret B, Duret F, Reynaud M. Long-life physical property preservation and postendodontic rehabilitation with the Composipost. Compend Contin Educ Dent Suppl, 1996, (20):S50-S56
24. Martelli R. Fourth-generation intraradicular posts for the aesthetic restoration of anterior teeth. Pract Periodontics Aesthet Dent, 2000, 12(6):579-584
25. Pegoretti A, Fambri L, Zappini G, et al. Finite element analysis of a glass fibre reinforced composite endodontic post. Biomaterials, 2002, 23(13):2667-2682
26. Stankiewicz NR, Wilson PR. The ferrule effect: a literature review. Int Endod, 2002, 35(7):575-581
27. Yalcin E, Cehreli M C, Canay S. Fracture resistances of cast metal and ceramic dowel and core restorations: a pilot study. J Prosthodont, 2005, 14(2):84-90